AVAUKSIA TYÖIKÄISTEN MASENNUKSEEN

KAIJA SUONSIVU

AVAUKSIA TYÖIKÄISTEN MASENNUKSEEN

AVAUKSIA TYÖIKÄISTEN MASENNUKSEEN

KAIJA SUONSIVU

Tekijä on saanut Suomen tietokirjailijat ry:n apurahan

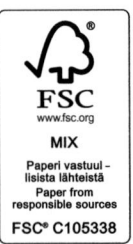

© 2018 Suonsivu, Kaija

Kustantaja: BoD – Books on Demand, Helsinki, Suomi

Valmistaja: Bod – Books on Demand, Norderstedt, Saksa

ISBN: 978-952-80-0460-8

Esipuhe

Muuttuvassa ja haasteellisessa maailmassa on mielenterveyden merkitys kasvanut entisestään. Mielenterveys luo perustan ja turvallisuuden elämälle ja vahvistaa voimavarojamme. Se, mitä ajattelemme ja tunnemme, on yhteydessä mielenterveyteemme. Tasapainoinen ihminen haluaa olla vuorovaikutussuhteissa toisten ihmisten kanssa. Hän välittää ja huolehtii toisista ja kykenee myös itse avun vastaanottamiseen. Mielenterveydeltään vahvalla henkilöllä on kykyä ja pitkäjänteisyyttä työntekoon ja hän omaa muutosvalmiuksia. Tunnusmerkkejä ovat myös riittävä stressin ja ahdistuksen hallinta ja niiden kanavointi myönteisiin ratkaisuihin. Mielenterveys on dynaaminen vaihdellen elämän eri ajanjaksoina hyvästä olosta ja terveydestä pahan olon, surun, stressin, uupumuksen ja masennuksen olotiloihin.

Voimavarojamme voidaan edistää vahvistamalla itsetuntoamme ja elämänhallintaamme. Tarvitsemme perusturvallisuutta edistäviä tekijöitä, taloudellista tasapainoa, toimeentuloa ja viihtyisyyttä koti- ja lähiympäristössämme. Mielekäs toiminta, rakastavat läheiset ja vahva itsetunto kuuluvat tasapainoiseen mielenterveyteen. Hyvän mielenterveyden omaava ihminen sietää vastoinkäymisiä ja omistaa selviytymistaitoja oman elämän hallintaan. Mielenterveyttä voi jokainen edistää pyrkimällä fyysisen, psyykkisen ja sosiaalisen terveyden tasapainoon. Syrjintä, kiusaaminen, aggressiiviset läheiset ja ongelmien kasaantuminen lietsovat pelkoja, jotka vähentävät mielenterveyttämme.

Nykyelämässä on haasteellista säilyttää mielemme tasapaino. Perusturvallisuutemme on koetuksella koko ajan muuttuvassa ympäristössä. Aivomme ja mielemme eivät tahdo kestää kasvavia vaatimuksia ja niiden yhtäaikaisuutta. Ihmettelemme, miksi esiintyy eri-ikäisillä runsaasti henkistä pahoinvointia, juurettomuutta, sosiaalisia ongelmia ja eristäytymistä yhteiskunnan ulkopuolelle. Ihmiselle on luontaista suojautua niin henkisesti kuin fyysisesti kivuilta ja loukkaantumisilta. Onko lopulta niin, ettemme pystykään tässä vaiheessa ihmiskunnan historiaa vastaamaan kiireeseen, paljouteen ja nopeaan kehitysvaateisiin? Ja lopulta, miksi pitäisi pystyä?

Sisältö

1 Johdanto

Maailman terveysjärjestö WHO on arvioinut, että masennus on yksi eniten toiminta-kyvyttömyyttä ja kustannuksia aiheuttavista sairauksista maailmassa. Ajanjaksolla 2005–2015 masentuneiden määrä maailmassa nousi 18 prosenttia, 300 miljoonaan ihmiseen. Ennustetaan, että masennus lisääntyy niin paljon, että vuonna 2030 se on suurin yksittäinen ihmisen kuormitustekijöistä. Masennus voidaan nimetä hiljaiseksi epidemiaksi, joka yleistyy enemmän kuin syöpä tai AIDS.

Maailmassa sairastaa noin 121 miljoonaa ihmistä masennusta. Masennus diagnosoidaan ja hoidetaan yleensä perusterveydenhuollon piirissä. Kehittyneestä tunnistamisesta ja hyvästä hoidosta huolimatta vain alle 25 % sairastuneista saa kyllin hyvää hoitoa. Masennustilat ovat naisilla noin 1,5–2 kertaa yleisempiä kuin miehillä. (Mielenterveyden keskusliitto 2017.)

Masennus on myös Suomessa merkittävä kansanterveysongelma, jonka esiintyvyys on yleistä ja koskee kaikkia ikäryhmiä. Se on yksi keskeisistä painopistealueista sekä perusterveydenhuollon että psykiatrisen erikoissairaanhoidon työssä. (Käypä hoito-suositus 2014.)

Sosiaali- ja terveysministeriön (2008) mukaan lääketieteellisesti todetun vakavan masennuksen esiintyvyyden väestössämme on arvioitu olevan 3-7 % (työikäisillä noin kuusi prosenttia). On arvioitu, että elämänikäinen riski sairastua masennukseen on naisilla noin 20-26 % ja miehillä noin 8-12 %. Perusterveydenhuollon potilaista noin 10 %:lla arvioidaan olevan kliininen masennustila. Vain osa masentuneista hakee tautiinsa aktiivisesti hoitoa, joten masennuksen tunnistaminen on usein vaativa tehtävä ja erotusdiagnostiikka on tärkeää. Psykiatrisen erikoissairaanhoidon potilaista noin puolella on depressio. (Käypä hoito-suositus 2014.)

Masennuksen tutkimus on laajentunut. Masennuksella tarkoitetaan sellaista yksilöllä esiintyvää masentuneisuuden tilaa, joka on lyhytkestoista masentunutta mielialaa vakavampi ja joka koetaan hyvinvointia ja toimintakykyä haittaavaksi (Sosiaali- ja terveysministeriö 2008). Nykyisin masennus käsitetään monikasvoiseksi oireyhtymäksi, johon vaikuttavat myös yksilön ulkopuoliset tekijät, esim. työhön liittyvät tekijät. Masennusta sairastaa noin 200 000 -240 000 kansalaista joka hetki, ja vuosittain noin 700 -750 henkilöä tekee itsemurhan masennuksen vuoksi. Jokaisella meistä on erittäin korkea riski sairastua masennukseen jossakin elämän vaiheessa. Masennus myös uusiutuu herkästi. Puhutaan jopa kansantaudista. Masennusta mielenterveyshäiriönä esiintyy eri-ikäisillä suomalaisilla. Nykyisin on todettu, että nuorilla on runsaasti mielenterveyden häiriöitä. Tunnistamattomana ja hoitamattomana häiriöiden määrä kasvaa ja usein pahenee tultaessa aikuisikään.

Työikäisillä työelämän paineet ja työstä johtuva psyykkinen kuormittuminen lisäävät psyykkistä oirehtimista. On tärkeätä, että nykyisten työikäisten mielenterveydestä huolehditaan, jotta he jaksavat työssä varsinaiseen eläkeikään asti. Itsemurhat lisäävät inhimillistä surua ja aiheuttavat kansantaloudellisia tappioita, koska itsemurhien tekijät ovat monesti nuoria ihmisiä. Masennus liittyy moniin muihin ongelmiin ihmisen elämässä, kuten alkoholismiin tai rikollisuuteen. (Suonsivu 2003.)

Mielenterveyshäiriöiden ja masennuksen vuoksi ollaan sairauslomilla, masennus heikentää työkykyä ja elämän hallintaa. Honkosen (2008) mukaan masennus on yleistymään päin länsimaissa ja niissä kehittyvissä maissa, jotka ovat ryhtyneet länsimaistamaan talousjärjestelmäänsä. Neljäkymmentä vuotta sitten ensimmäinen masennus sairastettiin keskimäärin 40-50-vuotiaana, mutta nykyään se koetaan noin 25-vuotiaana. Masto-hankkeen (2011) loppuraportin mukaan masennustilojen määrä ei ole kuitenkaan väestötutkimusten perusteella viime vuosikymmeninä juurikaan muuttunut. Masennuksen tietoisuuden ja tunnistamisen lisääntyminen oletettavasti aiheuttaa masentuneiden määrän lisäyksen.

Viime aikoina masennuksesta on tullut yleisin sairauslomaan johtava diagnoosi: se on syynä kolmasosasta puoleen määrätyistä sairauslomista. Masennustilojen merkitys työkyvyn kannalta on hyvin moninainen. Syinä ovat työelämävaatimusten lisääntyminen, jolloin työnteko vaikeutuu, koska masennus heikentää keskittymiskykyä ja kykyä ylläpitää tarkkaavaisuutta, heikentää oppimiskykyä ja muistia, vaikeuttaa päätöksentekokykyä ja heikentää omien suoritusten positiivisia arviointeja.

Masennuksen vuoksi sairauspoissaolojen määrää on selitetty muun muassa lamakausilla, työttömyydellä, nopeilla yhteiskunnallisilla muutoksilla ja koventuneilla kansakunnan arvoilla. Masennus aiheuttaa huomattavaa työ- ja toimintakyvyn heikkenemistä. Sen taloudelliset vaikutukset ovat suuria. Kelan selvitysten mukaan jo joka viides sairauslomapäivä johtuu mielenterveysongelmista. Masennuksen takia alkaneiden sairauspäivärahakausien lukumäärä on lähes kaksinkertaistunut 1990-luvun loppupuolelta alkaen. (Sosiaali- ja terveysministeriö 2008.) Masennus heikentää myös työssäkäyvien tuottavuutta ja vaikuttaa elämänlaatuun. Masennusperusteisten sairauspäivärahakausien määrä on vähentynyt viime vuosina.

Mielenterveyshäiriöiden vuoksi jäädään myös ennenaikaisille eläkkeille. Mielenterveyden häiriöiden takia varsinaisille työkyvyttömyyseläkkeille siirtyneiden määrät ovat Kansaneläkelaitoksen pitämien tilastojen mukaan kasvaneet 1990 – luvulla (Repo 1995, Tuori 1996). Masennusperusteisten sairauspäivärahakausien ja työkyvyttömyyseläkkeiden määrä kaksinkertaistui. (Masto-hankkeen (2008-2011) loppuraportti). Masennustiloista aiheutuvat työkyvyttömyyseläkkeet lisääntyivät myös voimakkaasti Vuoden 2010 lopussa masennuksen vuoksi eläkkeellä oli yhteensä 38200 henkilöä eli 14 prosenttia kaikista työkyvyttömyyseläkkeellä olleista. Masennuksen perusteella eläkkeelle siirtyi samana vuonna työeläkejärjestelmästä 3761 suomalaista. Eläketurvakeskuksen ja Kelan tilastojen mukaan masennustilan vuoksi eläkkeelle siirtyi vuonna 2011 kaikkiaan 3973 henkilöä, joista naisia oli 2481 ja miehiä 1492. Työeläkejärjestelmästä eläkkeelle siirtyneitä oli yhteensä 3596 henkilöä. Kaikkiaan vuoden 2011 lopussa työkyvyttömyyseläkkeellä masennuksen vuoksi oli 37467 henkilöä. (Työterveyslaitos 2013.)

Vuonna 2015 alkoi 12 100 uutta Kelan työkyvyttömyyseläkettä. Ryhmässä korostuvat nuoret: kaksi kolmasosaa uusista eläkkeistä alkoi 40 vuotta täyttäneille. Tässä ikäryhmässä alkaneiden eläkkeiden yleisimmät sairausdiagnoosit olivat toistuva masennus, masennustila, polven nivelrikko, hartianseudun pehmytkudossairaus ja muu nikamavälilevyjen sairaus. Kaikkiaan 85 000 henkilöä sai vuonna 2015 Kelan työkyvyttömyyseläkettä mielenterveyden tai käyttäytymisen häiriön perusteella. Alle 40-vuotiaista kahdeksan kymmenestä sai Kelan eläkettä mielenterveyden tai käyttäytymisen häiriön perusteella. Määrä on lisääntynyt viidessä vuodessa 13 prosenttia.

Vuonna 2012 runsas neljännes työssä olevista suomalaisista koki työnsä henkisesti rasittavaksi. Psyykkisiä oireita kokeneiden määrä on lisääntynyt vuodesta 2009. Yleisimpiä psyykkisiä oireita olivat voimattomuus ja väsymys, ärtyneisyys sekä unettomuus. Stressin oireet ja masennuksen perusteella alkaneiden työkyvyttömyyseläkkeiden ja sairauspäivärahakausien määrä on vähentynyt aikaisempiin vuosiin verrattuna. (Kauppinen ym. 2013.)

Vuonna 2013 masennuksen perusteella alkoi noin 24 100 sairauspäivärahakautta ja noin 2 200 osasairauspäivärahakautta. Uudelle masennusperusteiselle työkyvyttömyyseläkkeelle (kuntoutustuelle tai toistaiseksi myönnetylle eläkkeelle) siirtyi noin 3 600 henkeä. Kaikkiaan vuoden 2013 lopussa masennuksen vuoksi oli työkyvyttömyyseläkkeellä (kuntoutustuella tai toistaiseksi myönnetyllä) noin 35 500 henkeä. (Käypä hoito -suositus 2014.)

Vuonna 2016 työeläkejärjestelmästä sai työkyvyttömyyseläkettä 152 900 henkilöä. Heistä 19 800 (13 %) sai osatyökyvyttömyyseläkettä. Työkyvyttömyyden aiheuttaneen sairauden suurimmat ryhmät olivat mielenterveyden häiriöt (42 %), tuki- ja liikuntaelinten sairaudet (27 %), hermoston sairaudet (9 %) ja verenkiertoelinten sairaudet (6 %). Mielenterveyden häiriöiden osuus on ollut suurin vuodesta 2000 lähtien. Vuonna 2016 jäi työkyvyttömyyseläkkeelle 18 800 ja kaikkiaan työeläkkeelle siirtyi 76 000 henkilöä. (Eläketurvakeskus 2017, Kauppinen ym. 2013, Tilastokeskus, Findikaattori 2017.)

Yhteiskunnalle masennuksen sairastamisen seuraamukset ovat pääasiassa taloudellisia menetyksiä. Vuonna 2010 masennusperusteiset eläkemenot olivat 523 milj. euroa ja sairauspäivärahakustannukset 116 milj. euroa (yhteensä 639 milj. euroa). (Sosiaali- ja terveysministeriön selvityksiä 2011:15, Masto-hankkeen loppuraportti 2008-2011.) Eläketurvakeskuksen ja Kansaneläkelaitoksen tietojen mukaan vuonna 2013 masennusperusteiset työkyvyttömyyseläkemenot olivat Suomessa 509 miljoonaa euroa ja sairauspäivärahakustannukset 108 miljoonaa euroa. (Käypä hoito -suositus 2014.)

Miksi masennus vie työkyvyttömyyseläkkeelle? Se on monimuotoinen ongelma, jonka tärkeitä solmukohtia ovat työn ja muun arkielämän muutokset ja paineet sekä hoidon ja kuntoutuskäytäntöjen ongelmakohdat. (Honkonen 2008.) Masennuksen vuoksi eläkkeelle siirtyneissä on enemmän naisia, alle 50-vuotiaita, sosioekonomisesti hyvässä asemassa olevia ja paremmin koulutettuja (Gould ym. 2006, Työkyvyttömyysasiain neuvottelukunta 2007).

Työssä olevien ja joidenkin kansalaisryhmien jaksamiseen on viime vuosina kiinnitetty huomiota valtakunnallisella tasolla. Masennukseen liittyvät alkoholin ja muiden päihteiden sekä huumeiden käyttö nostavat onnettomuusriskiä ja –määriä. Rikollisuus lisääntyy. Kuten on todettu, masennus herkistää somaattisiin sairauksiin ja itsemurhiin. Niiden hoito on yhteiskunnalle kallista. Masennuksen vaikutukset yksilöön eivät ole erillinen ongelma, vaan ne ovat kokonaisvaltaisia ja saattavat aiheuttaa esimerkiksi työttömyyden ja syrjäytymisen.

12

Suomessa onkin toteutettu useita kehittämisprojekteja kansalaisten työkyvyn turvaamiseksi ja jaksamisen tukemiseksi. Monissa työorganisaatioissa toimitaan samalla tavoin. (Matikainen & Männistö 2000.) Masennuksen hoito on tähän saakka pääasiassa ollut yksilöön kohdistuvaa, kuten lääkehoito tai psykoterapia. Merkittävää on masennuslääkkeiden runsas käyttö, joka lisääntyy vuosi vuodelta. Vuonna 2015 käytti 426 000 suomalaista masennuslääkkeitä. Masennuksen hoito kuitenkin kannattaa, koska valtaosa masennuksesta kärsivistä hyötyy hoidosta merkittävästi. Oikea-aikaisella, aktiivisella ja monipuolisella hoidolla voidaan tukea työ- ja toimintakykyä. Honkonen (2008) tähdentää, että pelkkä sairauspoissaolo ei ole asianmukaista hoitoa ja että työterveyshuollolla on keskeinen rooli työn ja sairauksien asiantuntijana.

Tässä kirjassa tarkastelen työssä käyvien masennusta eri näkökulmista. Nykyisin todetaan, ettei masennus ole yksi sairaus, vaan monia eri sairauksia kutsutaan masennukseksi. Kirjassani erilaisten näkemysten tarkoituksena on toimia keskustelun avauksina silloin, kun pohditaan masennuksen monimuotoisuutta. Tutkimukset antavat uusia näkemyksiä ja tietoja masennuksesta. Tietous elää ja laajenee koko ajan. Kirjan alussa tarkastelen masennusta perinteisen mallin mukaisesti. Tässä yhteydessä se tarkoittaa lääketieteellisesti diagnosoidun masennuksen ilmenemisen, yleisyyden, tunnistamisen, oireiden ja syiden käsittelyä. Toisessa vaiheessa siirryn pohtimaan masennusta kokemuksellisena ilmiönä. Luvuissa käsittelen masennusta yksityiselämässä ja työssä. Kolmannessa vaiheessa kuvailen masennuksen ehkäisyä, hoitomuotoja ja kuntoutusta sekä yksilöllisinä että työyhteisöllisinä toimenpiteinä. Kirja pohjautuu osin väitöskirjassani esiin tulleisiin tutkimustuloksiin ja masentuneiden kokemuksiin (Kun mikään ei riitä 2003) ja muihin tekemiini masennus- ja työuupumustutkimuksiini sisältäen otteita eri tutkimuskoosteista. Lisäksi käsittelen joitain uusia tutkimustuloksia ja hoitomuotoja sekä työn arjessa esiin tulleita asioita ja masennuksen ehkäisyyn ja hoitoon liittyviä tekijöitä. Kirjan kontekstina toimii julkinen terveydenhuolto. Kirjassa masentuneen ja auttajan äänet vuorottelevat.

2 Masennuksen monimuotoisuus

Masennus käsitteenä on tunnettu lääketieteessä pitkään. Jo Hippokrates antiikin Kreikassa kuvasi alakuloisuutta, jonka hän oletti olevan ruumiillista alkuperää. 1900-luvun alkuvuosina otettiin käyttöön sana depressio, joka laajeni lääketieteen ulkopuolellekin. Nykyisin käytetään myös muita käsitteitä, kuten työmasennus ja työdepressio (Salokangas 1997). Masennusta on eri tieteissä määritelty monin eri tavoin (Achte & Tamminen 1993). Määrittelyjen lähtökohtina ovat esimerkiksi lapsuuden kokemukset, jotka vaikuttavat tiedostamattomina aikuisiällä tai vietit, opitut uskomukset ja asenteet tai tunteiden ja elämän hallitsemattomuus. Biologiset tai sosiaaliset lähtökohdat ovat myös määrittelyjen perustoina. Käypä hoito-suosituksen (2014) mukaan:

> "Masennustilat ovat monitekijäisiä sairauksia. Niiden syntyyn liittyy biologisia, psykologisia ja sosiaalisia vaaratekijöitä.
>
> Vaaratekijöistä monet liittyvät pitkäaikaiseen yksilölliseen depressioalttiuteen, kun taas jotkin ovat luonteeltaan laukaisevia.
>
> Keskeisiä ovat perinnöllinen taipumus, altistavat persoonallisuuden piirteet ja laukaisevat kielteiset elämäntapahtumat.
>
> Perinnöllinen alttius on todennäköisesti sitä merkittävämpi tekijä, mitä vaikeampia ja toistuvampia masennusjaksot ovat".

Masentunutta mielialaa synnyttävät, ylläpitävät ja vahvistavat monet mekanismit, kuten sosiaaliset ja psykologiset tekijät. Oleellisia ovat myös biologiset, kuten neurokemialliset ja geneettiset mekanismit. (Käypä hoito-suositus 2014).

Vuorovaikutuksen epäonnistumiset, yksinäisyys ja hylätyksi tulemisen kokemus tai turvattomuus ovat oleellisia masennuksessa. Masennus-käsitettä käytetään sekä viittamaan sairauteen että tunnetilaan. Vakava masennus ei yleensä mene itsellään ohitse eikä sitä voi poistaa tahdonvoimalla. Mielialaa ei kukaan pysty väkisin muuttamaan apeasta hilpeäksi. Monesti ihminen huomaamattaan sopeutuu elämään masentuneena. Yksilön näkökulmasta masennus on kokemuksellinen ja tunnetasoinen. Se luo tunteiden välityksellä

14

käyttäytymismalleja ja ilmenemismuotonsa olemukseen, kyvykkyyteen, asioiden päättämiskykyyn sekä joustavuuteen. (Suonsivu 2003.)

Marjovuo (viitattu 2017) kuvaa masennuksen historiaa seuraavasti:

> "Maailman ehkä ensimmäisestä eeppinen teos on nimeltään Gilgamesh. Se on 4-5000 vuotta vanha tarina, jonka päähenkilössä on "kaksi osaa jumalaa, ihmistä yksi". Hän on ylivertainen muihin nähden, ja hallitsee rautaisella ja vaativalla otteellaan Urukia. Ihmiset kuitenkin valittavat hänestä jumalille. Siitä alkavat Gilgameshin koettelemukset, joiden seurauksena hänellä voisi nykykäsityksen mukaan tulkinta olevan selviä masennusoireita. Masennus näyttäisi ilmiönä siis olevan yhtä vanha kuin on ihmiskunta. Väitetään, että Gilgames-eepoksen taustalla olisi oikea ja todella elänyt ihminen, mutta hänestä emme voi tietää juuri mitään. Mutta varmaa on se, että masennusoireita on kuvattu siitä alkaen, kun ihminen oppi kirjoittamaan. Sitä ennenkin epäilemättä, mutta suullisesti. Masennus ilmiönä on siis vanha. Itse käsitteenä masennus on kuitenkin paljon uudempi. Aiemmin puhuttiin melankoliasta, joka tunnistettiin jo Antiikin Kreikassa. Melankoliaa ei kuitenkaan voi samaistaa täysin nykyisen masennus-käsitteen kanssa, sillä sanalla oli – tosin historian eri vaiheissa hieman muuttuva – merkitys. Se tarkoitti jotain laajempaa, eräänlaista maailmantuskaa, villiä sielua ja ehkä maanista olemista. Sanalla depressio viitattiin eräässä vaiheessa sydämen vajaatoiminnasta johtuvaan tilaan, ei siis sielulliseen tai psyykkiseen tekijään sinänsä. Freudin ajatusten myötä yleistyi käsitys mielenterveydellisten ongelmien psyykkisestä perustasta. Vähitellen myös käsitys masennuksesta ihmisen mielestä ja sielunelämästä johtuvana asiana valtasi alkaa. Varsinainen suuri muutos alkoi kuitenkin 1900-luvun puolivälissä, jolloin masennuslääkkeitä alettiin markkinoida yhdessä uusien tutkimustulosten kanssa tehokkaasti. Näin masennuksen biopsykiatrinen selittäminen sai alkunsa".

Arkipuheessa masentuneisuus voi tarkoittaa monia asioita. Masennus-sanalla viitataan sekä tunnetilaan että mielenterveyden häiriöön. Masennus käsitteenä on rajoiltaan epäselvä ja moniulotteinen. Sillä on monia eri merkityksiä. Lehtosen (1995) mukaan masennus -

käsitteen määrittely onkin sopimuksenvaraista. Arjessa masennukseksi voidaan kutsua kohtalaisen nopeasti ohimenevää pahaa oloa, eli elämään normaalisti kuuluvia pettymyksen, väsymyksen, alakuloisuuden ja surullisuuden tunteita. Tällaiset tuntemukset kuuluvat kuitenkin yksilön elämään ja ne auttavat ihmistä muuttumaan ja kehittymään.

Suomen kielen substantiivi masennus johdetaan adjektiivista masea, joka tarkoittaa kesyä, rauhallista, hiljaista ja sävyisää. Masennusta määritellään esim. alistuneisuutena, herpaantumisena, raukeutena, lannistumisena, lamaannuksena, alakuloisuutena ja apeutumisena (Tamminen 2001). Masennusta kuvataan myös psyykkisenä oireena, oireyhtymänä, sairautena tai tunteena. Joskus masennuksella tarkoitetaan masentunutta mielialaa, joka voi kestää muutamasta päivästä jopa kuukausiin, mutta siihen ei liity muita elämää vaikeuttavia oireita. Ohimenevä, esimerkiksi pettymyksen tuoma paha olo ja masentunut mieliala eivät ole mielenterveyden häiriöitä, niiden kokeminen ei ole sairautta eikä niitä hoideta sairautena.

Niskasen ja Mikkosen (1999) mukaan masennuksesta käytetyt erilaiset nimitykset viittaavat siihen, että masentuneisuudessa on ulottuvuuksia tai osia, joita voidaan sanoa kuolleisuudeksi, estyneisyydeksi, pysähtyneisyydeksi ja rikki menneeksi (Suonsivu 2003). Masentuneena ihminen ei tunne mielenkiintoa mihinkään tai iloitse mistään, hänellä on voimakkaita syyllisyyden tai arvottomuuden tunteita, uni- tai syömishäiriöitä, hänen energiatasonsa on matala ja keskittymiskykynsä heikko. Jos masennus muuttuu krooniseksi tai uusiutuu, se voi heikentää huomattavasti henkilön kykyä selviytyä päivittäisistä tehtävistään.

Masennusta ilmenee riippumatta iästä, sukupuolesta tai sosiaalisesta taustasta. Yleensä masennus aktivoituu silloin, kun tapahtuu jotain ikävää ja äkillistä elämässä. Masennus voi olla seurauksina nöyryytyksiin, pettymyksiin, hallitsemattomiin muutoksiin, menetyksiin tai esimerkiksi äkillisiin taloudellisiin tappioihin, ihmissuhteiden tai työpaikan menetyksiin. Masennusta koskevassa tutkimuksessani (2003) totesin, että lääketieteellisen nykytiedon valossa tiedetään, että masennus ei ole vain mielen sairaus, vaan se on oireyhtymä. Sen lopullista taustaa ei vielä tunneta. Masennus ilmenee monin oirein. Se saattaa ilmetä ajattelun, tunteiden, käyttäytymisen alueilla sekä sairausoireina. Se näyttäytyy myös aivoissa vastineena. Belgialainen neuropsykiatrian professori Michael Maes on esittänyt, (2011) että masennus on luonteeltaan krooninen tulehdustila. Maes työryhmineen on tutkinut kauan masennuksen ja kroonisen väsymyksen biologiaa ja osoittanut verestä mitattavissa olevia muutoksia, joiden korjaaminen nopeuttaa potilaan paranemista:

"Masennus on biologinen sairaus, ei pelkästään ulkopuolisista ihmisistä ja olosuhteista johtuva psykologinen häiriö, kuten vielä yleisesti luullaan. Psykiatrit ja psykologit eivät ole yleensä ymmärtäneet taudin neurokemiaa, vaikka sitä on tutkittu jo paljon. Hoito on kohdistunut ja kohdistuu edelleen vain osittain oikeisiin asioihin, siksi hoitotulokset ovat kehnoja".

Masennus voi ilmetä myös ns. piilomasennuksena. Ilmeneminen on aina yksilöllistä. Masennuksen tunnistaminen on viime vuosina parantunut, mutta on edelleen osittaista. Tunnistaminen on vaikeaa, koska tunnusmerkit ovat moninaiset ja yksilölliset. Masennus liittyy myös moniin fyysisiin sairauksiin. Masennus voi olla kriisinomainen, jolloin jokin tekijä aktivoi masennuksen äkillisesti tai se voi hiipiä hiljalleen esim. työuupumuksen pahetessa, jolloin asianomainen huomaa jaksamisensa vähenevän, oireiston lisääntyvän ja elämäntilanteen kapeutuvan. Suomessa on havaittu tehtyjen itsemurhien ja masennusten väliset yhteydet. Masennus on yksilön sairaus, mutta se voi "laajeta" perheen tai työyhteisön sairaudeksi. (Suonsivu 2003.)

Masennustilan oireet voivat yhdistyä hyvinkin monikasvoisiksi oireyhtymiksi. Masennus ilmiönä on moniselitteinen ja monitasoinen. Se on monimuotoinen häiriötila, joka saattaa olla lyhytaikainen tai hyvin pitkään jatkuva toivottomuuden kokemus. Sillä voidaan tarkoittaa hyvin erilaisia olotiloja. Masennusta on historiansa alkuvaiheessa luonnehdittu muun muassa melankoliaksi, johon on liitetty useita oireita kuten unettomuus, ärtyisyys, pelot ja ahdistuneisuus tai jopa psykoottiset harha-ajatukset. (Salokangas 1997.)

Nykyisin masennusta voidaan tarkastella esim. biologisista, psykologisista, sosiaalisista ja kulttuurisista tekijöistä ja niiden vuorovaikutuksesta käsin (Lehtonen 1995, Kiikkala 1995). Poutanen (1996) on tutkimuksensa kirjallisuuskatsauksessa käynyt lävitse depressiokäsitteitä eri malleina: Kognitiivinen, psykoanalyyttinen, biologinen, kliininen, sosiaalinen ja antipsykiatrinen (Lehtinen ym. 1991). Masennusta tarkastellaan myös piilomasennuksena (Lehtinen 1994), etiologisena luokitteluna ja deskriptiivisinä diagnoosiryhminä (Salokangas 1997).

Työstressi, (työ)uupumus ja masennus ovat käsitteitä, jotka herkästi arkikielessä menevät sekaisin. Tilapäinen työstressi on varsin tavanomaista eikä se ole vaaraksi terveydelle. Mikäli työstressi muodostuu hyvin pitkäaikaiseksi, se saattaa johtaa työuupumukseen, ellei tilannetta pystytä yhteistoiminnassa muuttamaan tai voimavaroja lisäämään (Honkonen

2008). Työuupumus on seurausta pitkittyneestä työstressistä. Työterveyslaitoksen (2018) mukaan uupumisen riskiä lisäävät:

- työntekijän korkeat henkilökohtaiset tavoitteet, voimakas sitoutuminen ja korostunut velvollisuudentunto

- kuormittavat työolosuhteet, joissa työn tavoitteita ei kyetä saavuttamaan ja/tai

- riittämättömät yksilölliset tai yhteisölliset ongelmanratkaisukeinot ristiriitatilanteissa.

Muilla elämänalueilla ilmenevät ongelmat eivät yksinään aiheuta työuupumusta, kun työolosuhteet ovat hyvät. Ne voivat nopeuttaa työuupumuksen kehittymistä silloin, kun työkuormitus ei ole kohdallaan.

Työuupumuksen oireet:

- Voimakas yleistynyt väsymys: lepo ei enää virkistä. Väsymys ei liity mihinkään yksittäiseen urakkaan.

- Kyynisyys: asenteet työtä kohtaan muuttuvat. Työllä ei tunnu enää olevan merkitystä.

- Alentunut aikaansaamisen tunne: "Olen huonompi työntekijä kuin muut. Olen huonompi työntekijä kuin aiemmin."

Lääketieteellisessä tautiluokituksissa ei ole diagnoosia työuupumukselle. Se voidaan kirjata diagnoosin liitteeksi terveysongelmaan liittyvänä tekijänä. Työuupumus voi johtaa sairastumiseen tai olemassa olevien sairauksien pahenemiseen ja työkyvyttömyteen. (Työterveyslaitos 2018.) Seurauksena voi olla masennukseen sairastuminen.

Stressin, työuupumuksen ja masennuksen tutkimustulokset ovat osin erilaisia ja päällekkäisiä verrattaessa tuloksia toisiinsa. Kyseisiä käsitteitä määritellään toisinaan epäselvästi ja toisistaan poikkeavasti. Tulokset ovat pääosin kokemukselliseen tietoon pohjautuvia. Stressi, uupumus ja masennus ovat yksilöllisesti koettuja ja ihmisen ulkopuolelta osin vaikeasti todennettavia. (Suonsivu 2009.)

Masennusta yleisesti on tutkittu vuosikymmenien ja vuosien aikana runsaasti. Tutkimus on pääasiallisesti ollut lääketieteellistä. Masennus on todettu tällöin yksilön sairaudeksi, joka on yksilöä hoidettaessa parannettavissa. Masennuksen lisääntymisen yhteydessä sen tutkimus on laajentunut. Nykyisin masennus käsitetään oireyhtymäksi, johon vaikuttavat myös yksilön ulkopuoliset tekijät. Tutkimus on laajennettu käsittämään muun muassa

18

terveyden ja työn välisiä yhteyksiä. Muutokset ja sen jälkeinen työn rasittavuus- ja vaatimustason kohoaminen ovat tärkeitä masennuksen selittäjiä (Suonsivu 2003). Toisinaan yksilöllä voi ilmetä masennus, mutta hän pystyy kompensoimaan heikentyneitä ulottuvuuksiaan eri hallintakeinoja käyttämällä niin, että säilyy työkykyisenä (Matikainen 2000). Tämä vaatii runsaasti resursseja, koska masennusoireet heikentävät yleensä keskittymiskykyä, tarkkaavaisuutta, reaktionopeutta, muistitoimintoja ja ajattelun toimintoja. Tällainen tilanne jatkuessaan pitkään saattaa lopulta masentaa ihmisen ja työkyvyn menetys ajankohtaistuu. Haakanan (2000) mukaan työntekijä tällöin kokee olevansa ansassa, josta ei tunnu olevan ulospääsyä. Työyhteisössä henkilöstö on saattanut reagoida masennuksella ulkoapäin tuleviin muutoksiin ja vaateisiin tai työyhteisön sisällä oleviin ongelmiin. Sisäisinä tekijöinä yksilöiden kokema masennus voi yleistyä työyhteisöissä yleiseksi, yhteiseksi alavireisyydeksi ja toimimattomuudeksi. Usein työyhteisössä tapahtuvan toiminnan huonontumiseen, lamaannukseen tai kaoottisuuteen liittyy työyhteisön/organisaation menetelmien puutteellisuus ongelmien hoitamiseksi. (Suonsivu 2003.)

Masennusta sairastavan yksilön näkemyksen lisäksi pitää masennusta tarkastella myös yhteiskunnallisesta näkökulmasta. Masennus on ilmiö, jota on todettu olevan kaikkina aikoina ja kaikissa kulttuureissa. (Marjovuo 2017.) Hän pohtii masennusta yhteiskunnallisesta näkökulmasta seuraavasti:

"Yhteiskunnallisella tasolla masennus voidaan nähdä laajemminkin osana kulttuurimme ja maailmamme rakenteita. Tämä näkökulma auttaa ymmärtämään masennuksen luonnetta. Esimerkiksi masennus sairautena on jossain määrin yhteiskunnallisesti sovittu asia. Vaikka siis masennuksen ydin onkin osin samanlainen aikakaudesta toiseen, on masennusdiagnoosi yhteiskunnallisesti muuttuva asia. Esimerkiksi aiemmin läheisen kuoleman jälkeen katsottiin, että suruvaihe voi kestää melko pitkäänkin. Nykyisin läheisen kuoleman jälkeen saatetaan määrätä masennuslääkitys huomattavasti nopeammin. Kyse on masennuksen muuttuvista yhteiskunnallisista reunaehdoista. Yhteiskunnallinen näkökulma tuo esiin myös eriarvoisuuden masennuksen hoidon suhteen. Jos ajatellaan, että masennus on yleistä kaikkialla, ja siitä kärsivät erityisesti köyhät ja huonoissa oloissa elävät ihmiset, jakautuu masennukseen saatu apu epätasa-arvoisesti. Varakkaiden maiden keskiluokalla on paljon paremmat mahdollisuudet etsiä apua kuin köyhillä.

Suomessakin tilanne on osin samankaltainen, mutta suomalainen terveydenhuolto mahdollistaa kuitenkin avun periaatteessa jokaiselle. Kela-terapia edellyttää kuitenkin edelleenkin mahdollisuutta panostaa itse omaan hoitoonsa yhteiskunnallisen tuen lisäksi."

Sosiaali-ja terveysministeriö asetti vuonna 2007 Masto-hankkeen (2008 -2011) edistämään työhyvinvointia lisääviä käytäntöjä työelämässä, masennuksen ehkäisyä, hyvää hoitoa ja kuntoutusta sekä työssä jatkamista ja työhönpaluuta masennuksen yhteydessä, ja vähentämään masennusperusteista työkyvyttömyyttä (STM089:00/2007). Hankkeen ohjausryhmässä olivat edustettuina keskeiset hallinnonalat, työmarkkinajärjestöt ja kolmassektori. Hankkeessa edistettiin erityisesti toimenpiteitä, jotka tukevat eri toimijoiden yhteistyötä ja hyvien käytäntöjen leviämistä valtakunnallisesti. Ohjausryhmä laati vuosille 2008–2011 ajoittuvan toimintaohjelman. Siihen koottiin 20 osahanketta ja toimenpidettä, joiden toteuttamisesta vastasivat hankkeessa mukana olleet organisaatiot. Hankkeen toimintaohjelma sisälsi neljä osa-aluetta: työhyvinvoinnin ja mielenterveyden edistäminen, masennusta ehkäisevä toiminta, masennuksen varhainen tunnistaminen ja hoito sekä masennuksesta toipuvien kuntoutus ja työhön paluu. Käytännössä Masto-hanke on pyrkinyt edistämään työhyvinvointia tuomalla mielenterveyteen liittyviä teemoja työterveys- ja työsuojeluhenkilöstön koulutuksiin sekä esimiesvalmennuksiin.Yksi merkittävä hankkeeseen liittyvä kokonaisuus on ollut työterveyshuollontoiminnan kehittäminen ja siihen liittyen työpaikan, työterveyshuollon ja psykiatrian yhteistoiminnan edistäminen. Keskeistä toiminnassa oli myös masennuksen alkuvaiheen hoidon tukeminen peruspalveluissa. Masto-hankkeessa on pidetty monin tavoin esillä työkyvyn varhaisen tuen ja työhönpaluun hyviä käytäntöjä. Teemat olivat esillä valtakunnallisissa ja alueellisissa koulutus- ja muissa tilaisuuksissa sekä työpaikoille suunnatussa MastDo-kampanjassa. Kolmen viime vuoden aikana masennusperusteinen työkyvyttömyys kääntyi laskuun. Masto-hankkeessa tehtiin ehdotuksia myös jatkotoimenpiteistä. (Sosiaali- ja terveysministeriön selvityksiä 2011:15, Masto-hankkeen loppuraportti 2008-2011.)

Oksasen (2012) tutkimuksen mukaan runsas neljännes suomalaisista kokee työnsä henkisesti rasittavaksi ja puolet työssä käyvistä ei täysin palaudu työpäivän tai työvuoron jälkeen työn aiheuttamasta kuormituksesta. Koko 2000-lukua tarkasteltaessa vaikuttaa siltä, että työn koettu henkinen rasittavuus on hieman vähentynyt verrattaessa lukuja vuoteen 2009. Sama pätee oireina ilmenevään stressiin. Psyykkinen oireilu näyttää puolestaan hieman lisääntyneen. Sen sijaan masennusperusteinen työkyvyttömyys on vähentynyt vuodesta 2008 alkaen. Samoin Kunta10-tutkimuksessa tuli esille, että esim. Sairaalahenkilöstön hyvinvointi tutkimuksessa havaittiin työstressin vähentyneen vuosien 2000 ja 2012 välillä. (Oksanen 2012.)

Terveys 2011 -tutkimuksessa selvitettiin suomalaisen 30 vuotta täyttäneen väestön terveyttä, toimintakykyä ja hyvinvointia. Sen perusteella psyykkistä kuormittuneisuutta ja työuupumusta näyttää esiintyvän nyt hieman vähemmän kuin vuonna 2000 (Suvisaari ym. 2012). Julkisuudessa on paljon keskusteltu työpahoinvoinnista ja työhyvinvoinnin kehityksestä. Alasoinin (2011) mukaan väestötason tutkimusten tulokset eivät ole samansuuntaisia julkisen keskustelun kanssa. Pikemminkin näyttäisi siltä, että julkinen keskustelu ei niinkään heijastaisi työ oloja sinänsä vaan ennemminkin työntekijöiden suhdetta työelämän nykyisiin pelisääntöihin. (Alasoini 2011.) Tuloksia selittää osaltaan se, että toimenpiteitä mielenterveyden ja työkyvyn tukemiseksi on käynnistetty ja toteutettu niin paikallisesti kuin valtakunnallisestikin. Masennusperäisen työkyvyttömyyden vähenemiseen on vaikuttanut aktiiviset toimenpideohjelmat ja työkykyä edistävät toimintamallit työpaikoilla, työterveyshuollossa sosiaalivakuutuksen alueella. (Honkonen & Gould 2011, Forma 2012.) Masennustoipilaiden asteittaisen työhön paluun helpottamiseksi on hyödynnetty muun muassa osasairauspäivärahaetuutta ja ammatillisena kuntoutuksena toteutettavaa työkokeilua (STM 2011).

2.1 Diagnosoitu masennus

Tässä luvussa tarkastelen masennusta pääosin lääketieteellisenä häiriönä ja sairautena. Masennustila on oireyhtymä. Masennusta diagnostisoitaessa ihminen todetaan sairaaksi. Näkemys perustuu luonnontieteelliseen ihmiskäsitykseen, johon sisältyy terveys- ja sairauskäsitys toisensa poissulkevana näkemyksenä (Syvälahti 1994).

Tarkasteltaessa masennusta lääketieteellisenä sairaustilana voidaan sitä luonnehtia ihmisen mielialan häiriöksi, johon liittyy masentuneisuuden kokemus ja ruumiilliset häiriöt. Mieliala on yksilöllä vaihteleva, joko äkillisesti tai pitkäjaksoisesti. Lehtisen (1996) mukaan masennus on koko ihmisen sairaus. Se vaikuttaa ruumiin toimintoihin, mielialaan, ajatuksiin ja käyttäytymiseen. Masennuksen keskeisiksi taustatekijöiksi määritellään perinnölliset tekijät, vaikeat elämäntapahtumat ja tietyt persoonallisuuden piirteet. Persoonallisuuden osuutta on tutkittu paljon maailmalla ja lisääntyvästi nyt Suomessakin (Jylhä 2008). Masentuneen persoonallisuus saattaa muuttua, mutta persoonallisuuden muutokset eivät ole pysyviä. Näyttää siltä, että muutokset eivät aiheuta sairastavalle "arpea", vaan persoonallisuuden piirteet palautuvat ennalleen, kun masennuksesta toivutaan. (Jylhä 2008.) On verrattu persoonallisuuspiirteitä masennusta sairastavilla sekä terveellä väestöllä, ja todettu, että nämä tietyt persoonallisuuspiirteet korostuivat masennuspotilailla. Persoonallisuuspiirteet korostuvat erityisesti stressitilanteissa, esimerkiksi neuroottisuuteen liittyvät ahdistusherkkyys ja huolestuminen. Stressitilanteessa neuroottisuus ja masennus voimistuvat. (Jylhä 2008.) Nykyään ollaan jokseenkin yhtä mieltä siitä, että masennus ei ole vain mielen sairaus vaan siihen sisältyy eri ulottuvuuksien muutoksia, jotka ilmenevät terveysongelmina. Masennuksen keskeisiksi taustatekijöiksi määritellään perinnölliset tekijät, vaikeat elämäntapahtumat ja tietyt persoonallisuuden piirteet.

Olipa syy mikä tahansa niin tutkimuksissa on todettu masennuksen oireiden johtuvan aivojen kemiallisten prosessien muutoksista ja aivojen välittäjäaineiden epätasapainoisuuksista (Syvälahti 1994). Aivojen kemiallisten prosessien muutokset vaikuttavat erityisesti hermoston välittäjäaineisiin, jotka puolestaan vaikuttavat hermosolujen väliseen impulssitoimintaan (Langer 2000). Tehdyt tutkimukset tuloksineen tukevat oletusta, että korkea neuroottisuustaso ja matala ekstroversiotaso saattavat altistaa masennukselle. Neuroottisuuden ja ekstraversion piirteitä mittaamalla voi jonkin asteisesti myös ennustaa sairastuvuutta masennukseen. (Jylhä 2008.)

Aivokemian lisäksi mielen sairastumiseen vaikuttavat pettymykset ja vastoinkäymiset. Nykyisin Suomessa masennusta sairastaa noin 9 % kansalaisista (Mielenterveyden keskusliitto 2017). Miehistä noin 8%:lla ja naisista alle 2%:lla esiintyi alkoholismia. Alkoholin käyttöön liittyvän kuolleisuuden voimakas lisääntyminen viimeisen 10 vuoden aikana on todettava huolestuttavaksi ongelmaksi.

Vain 20 prosenttia masennuspotilaista sairastaa puhdasta masennusta. Jotkut persoonallisuuden piirteet altistavat masennukselle. Persoonallisuuden häiriöistä puhutaan silloin, kun ne aiheuttavat yksilölle voimakkaasti haittaavaa ahdistuneisuutta, jonka seurauksena on esimerkiksi vetäytyneisyys ihmissuhteista. Erilaiset pelot ja pelkotilat, jolloin puhutaan voimakkaasta pelosta jotakin asiaa, toimintaa tai tilannetta kohtaan, liitetään masennukseen. Kun järjenvastainen pelko esim. sosiaalisia tilanteita kohtaan alkaa rajata ihmisen toimintakykyä, voi seurauksena olla masennus. Siihen liittyy syyllisyyden, vihan ja häpeän tunteita. Itsetunto ja luottamus itseen katoavat tilanteen jatkuessa. (Jylhä 2008.) Marjovuon (2017) mukaan:

"Masennuksen näkeminen sairautena on tärkeää siksi, että se auttaa ymmärtämään kyseessä olevan vakavan, kivuliaan, todellisen ja ihmisen omasta tahdosta riippumattoman ongelman. Sairausnäkökulma on tärkeää siksikin, että se avaa mahdollisuudet yhteiskunnan tarjoamiin palveluihin, esimerkiksi Kelan kuntoutuspsykoterapiaan, jonka edellytyksenä on lääkärin b-lausunto ja siinä oleva virallinen icd-koodiston mukainen diagnoosi. Tämä näkökulma auttaa ymmärtämään sitä, että ihminen kokee usein olevansa avuton ongelman edessä. Psykoterapiassa on mahdollista tutkia ja hoitaa tätä sairautta. Myös lääkityksen käyttämisen edellytyksenä   lääkärin toteama sairaus".

Masennusta kuvataankin lääketieteessä eräänlaisena jatkumona (taulukko 1), jonka toisessa päässä on normaali tunnetila ja toisessa ääripäässä hyvin vakava masennustila (Lehtinen 1994). Tammisen (2001) mielestä kuka tahansa meistä voi sairastua masennukseen. Masennus on mahdollista tunnistaa jo vauvaikäisellä lapsella. Kun masennuksella tarkoitetaan mielenterveyden häiriötä, siihen liittyy pitkäkestoinen mielialan lasku sekä muita ajatteluun, tunteisiin, käyttäytymiseen ja koko kehoon liittyviä oireita. Masennushäiriöt ovat yleisiä elämän eri vaiheissa lapsuudesta vanhuuteen. Niille on ominaista mielialan häiriintyminen, mikä ilmenee moninaisina oireina, erityisesti mielialan laskuna ja mielihyvän menetyksenä. Niillä on usein taipumus toistua. Vaikeusasteen perusteella masennustila luokitellaan joko lieväksi, keskivaikeaksi, vaikeaksi tai psykoositasoiseksi. Masentuneella voi siten olla myös psykoosioireita. Taulukossa 1. kuvataan monimuotoista masennusta. (Tamminen 2001.)

Taulukko 1. Monimuotoinen masennus

Monimuotoinen masennus	NORMAALI (EI-DEPRESSIIVINEN)	RAJA-ALUE NORMAALIN ALAKULOISUUDEN JA MASENNUKSEN VÄLILLÄ	LÄÄKETIETEELLINEN, KLIININEN MASENNUS
VAKAVUUS	Murheellisuus, suru	Lievä masennus	Kohtalainen, varsinainen tai vaikea
PITUUS	Lyhyt (tunteja, päiviä)	Päiviä, viikkoja	Viikkoja, kuukausia, vuosia
TOIMINTAKYKY	Normaali	Alentunut	Selvästi alentunut
OIREET - masennusmieliala - masennusajattelu - masennus-käyttäytyminen - itsetunnon häiriö	Ei oireita	Lisääntyneet	Selvästi lisääntyneet
TAUSTATEKIJÄT	Peruspersoonallisuus, perusterveydentila	Peruspersoonallisuus, perusterveydentila, ihmissuhteet, olosuhteet	Peruspersoonallisuus, perusterveydentila, ihmissuhteet, olosuhteet Biologinen alttius Geneettinen alttius
HOITO	Ei mitään	Psykoterapia eri muodoissaan, lääkkeet, harvoin	Psykoterapia, lääkkeet, sähköhoito

Ohimenevät surun ja masennuksen tunteet ovat tavallisia nuoruusiässä, mutta kehityskauteen liittyvä ajoittainen alakuloisuus on erotettavissa masennusoireyhtymästä. Masennusoireyhtymässä nuoren henkilön psykososiaalinen kehitys on lukkiutunut ja toimintakyky heikentynyt. Masennusoireyhtymässä ydinoireisiin liittyy samanaikaisesti myös muita oireita. Ydinoireita ovat:

- masentunut tai ärtynyt mieliala
- mielenkiinnon tai mielihyvän kokemisen menetys.

Masennustilan diagnoosi (ICD 10:n mukaan) edellyttää seuraavia samaan aikaan esiintyvä oireita (vähintään kaksi seuraavista masennuksen ydinoireista on kestänyt vähintään kahden viikon ajan ja ilmenneet suurimman osan ajasta):

1. Masentunut mieliala.

2. Kiinnostuksen tai mielihyvän menettäminen sellaisia asioita kohtaan, joista henkilö on tavallisesti ollut kiinnostunut tai jotka ovat tuottaneet hänelle mielihyvää.

3. Vähentyneet voimavarat tai poikkeuksellinen väsymys.

Jokin tai jotkin seuraavista oireista ovat kestäneet vähintään kahden viikon ajan ja ilmenneet suurimman osan ajasta niin, että oireita on yhteensä vähintään neljä (mukaan lukien yllä mainitut ydinoireet):

1. Ruokahalun lisääntyminen tai väheneminen, johon liittyy muutos

2. Unettomuus tai liiallinen nukkuminen, unihäiriöt, nukahtamisvaikeudet, öiset heräilyt

3. Alentunut itsetunto tai arvottomuuden tunteet

4. Perusteettomat tai kohtuuttomat itsesyytökset ja syyllisyydentunteet

5. Koettu tai havaittu keskittymisvaikeus, joka voi ilmetä päättämättömyytenä tai asioiden jahkailuna

6. Fyysinen kiihtymys tai hidastuneisuus, joka voi olla koettu tai havaittu

7.   Toistuvat kuolemaan tai itsemurhaan liittyvät ajatukset tai itsetuhoinen käyttäytyminen.

Yleisiä oireita, jotka saattavat viitata masennukseen, ovat

1.unihäiriöt

2. pitkittynyt kipuilu ja

3. ahdistuneisuuteen liittyvät fyysiset oireet, esim.

- hengenahdistus
- sydämen tykyttely
- hikoilu
- vapina.

Lähde: Käypä hoito -suositus 2014

Masennus on hyvin yksilöllinen eikä aina vastaa sitä stereotyyppistä kuvaa henkilöstä, joka on jatkuvasti surullinen ja ei pääse ylös sängystä. Masennuksen oireet vaihtelevat ja surullisuus, toivottomuus ja vähentynyt energian määrä ovat vain muutama mahdollinen oire. (Myrthy 2017.) Seton Mind Instituten psykiatri Smitha Murthyn mukaan (2017):

"Osa masennusta sairastavista ei edes koe siihen yhdistettyä alhaista, tyhjää oloa. Masentuneista osa kokee vähemmän tunnettuja merkkejä, jotka on helppo ohittaa, jos masennus ja kaikki sen toistuvat oireet eivät ole tuttuja. Masennus vaikuttaa tiettyihin aivojen välittäjäaineisiin, jotka sääntelevät mielialaa ja muita toimintoja, kuten unta ja ruokahalua. Vähemmän tunnettuja masennuksen oireita voi olla ärtyvyys, joka saattaa masentuneella näyttää enemmän suuttumukselta kuin surulta, muutokset unirytmissä, muutokset ruokatottumuksissa, koska osa masentuneista voi kokea ruokahaluttomuutta, mikä johtaa painon alenemiseen tai haluaa tai halua syödä emotionaalisista syistä, mikä voi saada painon nousemaan, keskittymisvaikeudet, jolloin huolimattomat virheet ja ilmiselvien asioiden unohtaminen ovat asioita, joiden on helppo kuvitella liittyvän ADD:hen, mutta ne voivatkin olla peräisin myös masennuksesta. Vaikeudet tavallisten päätösten teossa, kuten minkä kokoisen kahvin tilaisi kahvilassa, voivat olla toinen merkki masennuksesta, selittämätön kipu, joka esiintyy masentuneena kipuina ja kolotuksina, mitä ei voi selittää fyysisin syin. Tämä voi tuntua kuin yleiseltä kivulta ympäri kehoa, kun taas toisinaan se ilmenee selkä- tai pääkipuna. Joka tapauksessa fyysiset oireet pitäisi selvittää pois laskuista ennen kuin mielenterveysvaivoja aletaan syyttää".

Lähde: Myrthy, Glamour 2017

Oireina voi esiintyä myös jatkuva arvostelu, valittaminen, negatiivinen suhtautuminen, avuttomuus, lisääntynyt tuen tarve, asioiden liiallinen varmistelu, takertuminen, jumiutuminen, vetäytyminen, eristäytyminen, omissa oloissa viihtyminen tai Itsestä huolehtimisen laiminlyönti (Kiviniemi 2015). Masennus on vakava sairaus, joka tarvitsee hoitoa mahdollisimman pian. Taudin oireisiin kuuluvat esimerkiksi jatkuva negatiivinen ajattelu, itsesyytökset, itsetuhoiset ajatukset, heikko itseluottamus ja mielenkiinnon katoaminen itselle tärkeisiin asioihin. (Glamour 2017, Kiviniemi 2015.) Masennuksen eri tyyppejä on useita, kuten melankolinen masennus, joka ilmenee kyvyttömyytenä tuntea mielihyvää positiivisista asioista. Se yhdistyy fyysiseen levottomuuteen, vähentyneeseen ruokahaluun tai unettomuuteen. Dystymia on usein nuoruudessa alkava masennus. Siinä oireet ovat lievempiä kuin vakavassa masennuksessa. (Kiviniemi 2015.)

Vuodenaikamasennus (kaamosmasennus) on vuodenaikaan liittyvä mielialahäiriö, joka toistuu tiettynä vuodenaikana. 1960-luvulta lähtien on biologinen aivotutkimus osoittanut, että osalla pohjoisten leveysasteiden ihmisistä toistuu vuosi vuodelta tietyn tyyppinen masentuneisuus, jonka syy on nimenomaan riittävän kirkkaan päivänvalon puute. Tällainen masentunut olo on mahdollisesti kaamosmasennusta. Ihmisten herkkyys valon vähenemiselle vaihtelee suuresti, mutta varsin monet kokevat energiamääränsä vähenevän syksyn myötä. Kaamosmasennusta näyttäisi Suomessa esiintyvän 5-10%lla väestöstä. (Pfizer 1998.) Tavanomaisesta masennustilasta poiketen oireet voimistuvat iltapäivisin. Oireet alkavat ilmetä yleensä lokakuussa, ovat voimakkaimmillaan marraskuusta tammikuuhun ja lievittyvät helmi-maaliskuun aikana. Kesällä oireet häviävät. Kaamosmasennus voimistuu yleensä iän myötä. Ensimmäiset oireet ilmenevät keskimäärin 20–30 vuoden iässä. Iän myötä oireet usein voimistuvat; osalla oirekuva kuitenkin häviää vuosien myötä. (Huttunen 2017.)

Pfizerin (1998) mukaan:

"Kaamosmasennukselle ovat tyypillisiä masennusoireet, jotka esiintyvät vain tiettynä vuodenaikana. oireina esiintyy ilottomuus, masennus, ärtyneisyys, univaikeudet, epätavalliset kivut, ruokahalun lisääntyminen, painonnousu talvella (yli 5 kg), energiatason lasku, jatkuva väsymys ja uneliaisuus, sosiaalisen aktiivisuuden väheneminen. Lievempinä oireita valittaa vielä huomattavasti useampi. Vaiva on yleisempi naisilla ja alttius jokasyksyiseen oireiluun näyttäisi pahenevan iän karttuessa. Taipumus kaamosmasennukseen näyttää olevan melko voimakkaasti periytyvää, eikä se siis johdu esim. menetyksistä, paineista tai elämäntilanteesta."

"Ihmisten rytmien säätelyssä toimivat monenlaiset mekanismit, mutta keskeisenä näyttää olevan aivojen käpylisäke ja etenkin sen vaikutus aivojen melatoniini- ja serotoniinitoimintaan. Melatoniini- eli unihormoni muodostuu aivoissa serotoniini-välittäjäaineesta. Serotoniini on ravinnon typofaani-aminohaposta (valkuaisaineen osa) muodostuva keskushermoston välittäjäaine, jolla on monenlaisia vaikutuksia ihmisen ja eläinten viettitoimintojen (aktiivisuus, ravinnonhaku, aggressiivisuus, pelokkuus, seksuaalisuus) säätelyssä. Serotoniini toiminnan puutteen ajatellaan ihmisillä liittyvän monenlaisiin psykiatrisiin häiriöihin, kuten masennukseen, jatkuvaan ahdistuneisuuteen ja paniikkireaktioihin. Myös tietyt hillitsemishäiriöt (ahmimishäiriö, tuurijuoppous, impulsiivinen aggressiivisuus) liitetään serotoniinipuutokseen. Lisääntynyt ruokahalu (pasta, leipä, suklaa, makeiset...) lisää insuliinieritystä, parantaa serotoniini vaihdantaa ja aiheuttaa painonnousua. Alkoholikin parantaa hetkeksi serotoniini aineenvaihduntaa, mutta kuluttaa serotoniinia ja pahentaa edelleen masennusta."

Kevään koittaessa ja valoisuuden lisääntyessä kaamosmasennus yleensä haihtuu. Kaamosmasennusta hoidetaan kirkas valolla, lääkehoidolla ja psykoterapialla. Myös liikunnan hyöty on osoitettu.

Synnytyksen jälkeinen masennus ilmenee lievänä monilla äideillä. Varsinainen synnytyksen jälkeinen masennus ilmenee yleensä neljän viikon kuluttua synnytyksestä. Kyseessä on keskivaikea tai vakava masennustila. Synnytyksen jälkeinen masennuksen taustalla voivat olla mm. omat aiemmat masennuskokemukset, psyykkinen oirehdinta jo raskausaikana, erityisen vaikea raskaus, traumojen aktivoituminen synnytyksessä tai raskauden aikana, vaikea elämäntilanne, itse synnytys on voinut olla vaikea ja traumaattinen, mielikuvien ja odotusten ristiriita todellisen tilanteen kanssa, ongelmallinen vuorovaikutus puolison kanssa, jääminen ilman tukea ja hormonaaliset tekijät. Masentunut äiti on usein huolissaan siitä, miten hänen masennuksensa vaikuttaa vauvaan. Oleellista on kuitenkin se, että äiti voi toipua ja luoda mahdollisimman hyvän suhteen vauvaan. Isän apu on tärkeää, myös ammattiapu tai psykoterapia voi olla tarpeellista riippuen masennusoireiden voimakkuudesta. Psykoottinen masennus on vaikein masennustila. Siihen liittyvät psykoottiset oireet tyypillisen masennusoireilun lisäksi. Kaksisuuntaisessa mielialahäiriössä mielialat vaihtelevat jaksoittain kohonneena mielialana, masennus jaksoina tai sekamuotoisesti maanisuuden ja masennuksen välillä. Niillä on taipumus toistua. (Käypä hoito -suositus 2014.)

Masennuksen tutkimuksen ja uuden tiedon myötä diagnoosit uusiutuvat, tarkentuvat ja muuttuvat tai lukumääräisesti lisääntyvät. Katherine Grisanzion ja Leanne Williams (2017) ovat tutkijaryhmineen tutkineet masennukseen tai ahdistukseen liittyviä diagnooseja. Heidän tutkimustuloksissaan masennus lajiteltiin viiteen uuteen alakategoriaan. Tutkimuksen yhtenä tavoitteena oli, että diagnooseja uudistamalla hoitomuotoja voidaan tulevaisuudessa kohdistaa entistä paremmin sairauden tyypin perusteella. Tutkimus kohdistui yhteensä sekä terveisiin että joko masennuksesta tai ahdistuksesta kärsiviin osallistujiin (N=420) ja uusintakierroksella oli mukana 318 uutta henkilöä. (Koski 2017.)

Katherine Grisanzion (2017) mukaan tutkimuksessa mukana olleista henkilöistä ei moni täyttänyt minkään aiemmin tunnistetun diagnoosin kriteereitä. Kaikilla oli kuitenkin jonkinlaisia oireita, jotka liittyivät melko usein jännittyneisyyteen. Diagnoosit määriteltiin tutkimuksessa seuraavasti (Koski 2017):

"Jännittyneisyys (19 %)

Jännittyneisyydestä kärsivät ovat usein ärtyneitä, yliherkkiä sekä arkoja. Ahdistus saa hermoston erityisen herkäksi.

Korkea ahdistuneisuus (13%)

Keskittymiseen sekä ajatusten hallitaan liittyvät kognitiiviset kyvyt ovat heikkoja. Fyysisiä oireita on paljon, ja ne liittyvät sydämen hakkaamiseen, hikoiluun sekä stressin tuntemiseen. Potilaat myös saattavat kokea, että he ovat menettämässä järkensä.

Melankolia (9%)

Potilailla on ongelmia sosiaalisissa tilanteissa toimimisessa. Rajoitetut sosiaaliset vuorovaikutukset myös aiheuttavat potilaille lisää stressiä.

Anhedonia (7%)

Anhedonian pääoire on onnellisuuden tunteiden kokemisen puute. Tämä masennuksen tyyppi jää usein diagnosoimatta, sillä potilaat pystyvät usein toimimaan suhteellisen normaalisti vaikeasta ahdingostaan huolimatta. Williamsin mukaan anhedoniasta kärsivien aivotoiminta on ylikierroksilla, sillä potilaat pakottavat itsensä toimimaan normaalissa elämässä vaikka ovatkin samaan aikaan lähes turtia. Hänen mukaansa anhedoniapotilaiden ongelmat ovat usein kaikista vaikeimpia.

Yleinen ahdistus (9%)

Ahdistuksen yleismuodosta kärsivä on jatkuvasti huolissaan, ja sen oireet ovat myös fyysisen ahdistuneisuuden kaltaisia. Yleinen ahditus voidaankin nähdä stressin fyysisempänä muotona".

2.1.1 Aivotietous ja masennus

Neurotieteessä ollaan tutkittu runsaasti aivoja viime vuosina. Aivoista ja niiden rakenteista tiedetään yhä enemmän. Tutkimusmenetelmien kehittymisen myötä tutkimustuloksia ilmestyy enenevästi ja osin uudet tulokset korvaavat vanhoja tietoja. Aivojen ulkoisen kerroksen aivokuoren tehtävänä on puhe ja luovuus, abstraktinen ajattelu ja tietoinen havaitseminen. Aivojen keskialueet ovat keskeisiä emotionaalisten tarpeiden ja muistitoimintojen kannalta. Aivojen pohjalla sijaitsevat aivorunko ja takana isoaivot ja niiden alla isoaivojen kaltaiset pikkuaivot. (MacDonald 2010.) Isoaivojen kuoriosa sisältää harmaata ainetta, joka muodostuu hermosolujen soomaosista. Kuoriosan alla on valkeaa ainetta, joka on muodostunut hermosolujen aksoneista. Isoaivokuoressa tapahtuu erilaisia toimintoja. "Isoaivot ovat jakautuneet kahteen aivopuoliskoon, joita yhdistää aivokurkiainen oikeaan ja vasempaan aivolohkoon". Pikkuaivot ovat puolestaan vastuussa nopeista liikkeistä, "valmiiden liikemallien tuottamisesta ja lihasten synkronisaatiosta ja koordinoinnista liikkeiden aikana". Keskiaivoissa sijaitsee hermoratoja ja sen tumakkeet ovat vastuussa unentuoton ja univaiheiden säätelystä ja vireystilasta. Aivorunko muodostuu aivosillasta, ydinjatkeesta ja keskiaivoista. (MacDonald 2010, ks. Ilmoniemi 2016.)

Väliaivojen tärkeimpiä yksiköitä ovat talamus ja hypotalamus. Talamuksessa alkaa tiedon muokkaus. Hypotalamus puolestaan säätelee aivolisäkettä, jonka erittämät hormonit vaikuttavat kaikkialle ruumiiseen, myös vireystilan ja vuorokausirytmin säätely tapahtuu siellä. Limbinen järjestelmä on aivoalueiden joukko, joka osallistuu mm. autonomisten toimintojen, tunteiden ja motivaation säätelyyn. Se yhdistää tunnetiloja muistiin tallentuneisiin fyysisiin tuntemuksiin. Aivojen kehityksen myötä ovat ensin kehittyneet tunnekeskukset ja myöhemmin kehittyivät ajattelevat aivot. (mm. MacDonald 2010, Ilmoniemi 2016.)

Ihminen voi vastata tunteisiinsa eläimiä tarkemmin ja monipuolisemmin. Hätätilanteissa limbinen järjestelmä ottaa vallan. Esimerkkinä tästä on raivostuminen, itkuun tai nauruun purskahtaminen. Limbiset rakenteet ovat suurelta osin myös vastuussa muistamisesta ja oppimisesta. Limbisen rakenteen mantelitumake ja sen yhteistoiminta aivokuoren kanssa liittyvät olennaisesti tunneäly -ominaisuuteen. Sen toiminta on kuitenkin melko summittaista, koska sen muisti perustuu nopeuteen. Hyötynä on vaaratilanteissa nopea, refleksinomainen toiminta. Ihmiselle on ajan mittaan kehittynyt tapa uudistaa sisäisiä kuvia olosuhteiden muuttuessa. Tämän itsetarkkailun kyvyn mahdollistavat etuotsalohkon aivokuori ja pihtipoimun etuosa. Nämä aivojen osat pitkittävät tunnetta, jolloin yksilön on mahdollista harkita vaihtoehtoja ennen toimimista. Hippokampus vaikuttaa voimakkaasti minätunteeseen, koska se pystyy valikoimaan ja tallettamaan kokemuksen merkityksellisiä tekijöitä. Jatkossa ne varastoidaan ihmisen pitkäaikaiseen muistiin. (MacDonald 2010.)

Aivot ovat kehittyneet pitkän historiallisen ajanjakson ajan. Aivojen lokerot sisältävät erilaisia, keskenään kilpailevia tehtäviä. Aivojen eri osat voivat reagoida esimerkiksi vaaraan eri tavoin eli korkeammat toiminnot sammuvat ja syvemmällä olevat osat reagoivat eloonjäämisstrategioilla ja vaativat ihmistä juoksemaan pakoon. (MacDonald 2010.) Aivot toimivat luultua joustavammin. Kuitenkaan kaikkia asioita ei voi muuttaa. Ihminen ei voi pakottaa itseään olemaan hengittämättä tai sulattamaan ruokaa nopeammin. On myös pohdittu, sopiiko aivot nykyaikaiseen elämään. On arvioitu, että ihmisen aivot ovat muuttuneet merkittävästi yli 100 000 vuotta sitten. Tämä tarkoittaa sitä, että käytössämme on vanhat aivot, jotka pakotamme elämään nykyistä kiireistä ja nopeaa elämänrytmiämme. (MacDonald 2010.) Tämä voi vaikuttaa osaltaan stressin sietokykyymme ja masennuksen laajuuteen.

Aivot vaikuttavat mieleen, niin myös mieli vaikuttaa aivoihin. Näin ei vain lääkkeellisillä, vaan myös psykoterapeuttisilla hoidoilla on aivojen toimintaa ja rakennetta parantava ja korjaava vaikutus. Uuden tutkimustiedon mukaan näyttäisi siltä, että masennukselle altistavat perintötekijätkin muuttuvat merkityksellisiksi vasta, kun ihminen kokee jatkuvaa stressiä esimerkiksi työssä tai ihmissuhteissa. Tarja Melartin mukaan (2017) masennus vaikuttaa aivojen toimintaan ja rakenteeseen:

> "Tieto siitä, miten psykiatriset sairaudet näkyvät aivojen toiminnassa ja rakenteessa lisääntyy koko ajan. On merkityksellistä, että aivojen hoito on saamassa asenteellisesti saman aseman kuin muiden sisäelinten hoitaminen. Depressioon liittyvistä aivomuutoksista on saatu tietoa muun muassa uusien aivokuvantamismenetelmien avulla. Depressiopotilaiden aivojen rakenne on yleensä normaali, mutta lieviä poikkeavuuksia voi esiintyä. Useimmin todettu löydös on muistin kannalta tärkeän aivojen osan, hippokampuksen tilavuuden pienentyminen etenkin toistuvia ja vaikeita masennuksia sairastavilla. On ajateltu, että depressioon liittyvä pitkään jatkunut stressi ja korkeat

stressihormonipitoisuudet (kortisoli) voivat vaurioittaa hippokampusta. Masennuksen hyvä hoito ja stressin välttäminen suojaavat todennäköisesti aivoja näiltä muutoksilta".

Melartin mukaan (2017) mukaan masennus vaikuttaa tunne-elämän säätelystä vastaavan aivojen osaan niin, että aivokuoren aineenvaihdunta on vaimentunutta ja limbisen (tunne-elämä) järjestelmän aineenvaihdunta on vilkastunutta. Toisin sanoen tunne-elämän näkökulmasta näiden aivoalueiden kiihtynyt toiminta ei pysy sen säätelystä vastaavien aivoalueiden hallinnassa. Masennusalttius vaikuttaa siis siten, että masentunut reagoi herkemmin negatiivisin tuntein erilaisiin asioihin. Tutkimustuloksissa on todettu, että masennuslääkitys vaikuttaa reagointiherkkyyteen sitä vähentävästi hyvinkin nopeasti. (Melartin 2017.)

Masennus on aivojen toimintaan ja rakenteeseen vaikuttava sairaus. Aivojen toiminnalliset muutokset ovat yksilölliset ja ne yleensä korjaantuvat hoidon myötä. On todettu, että psyykkiseen hyvinvointiin tai pahoinvointiin vaikuttaa eri aivoalueiden muodostaman hermoverkoston kokonaistila ja sisäisten yhteyksien eheys. Aivojen välittäjäaineiden kuten serotoniinin ja noradrenaliinin pitoisuuksien vähenemisen on pitkään tiedetty liittyvän masennukseen.

Masennuslääkkeet todennäköisesti lisäävät hermokasvutekijöiden aktiivisuutta kohentamalla hermosolujen välistä serotoniinin ja noradrenaliinin välittymistä. Masennuksesta toipuminen tapahtuu, kun harventuneet ja lamaantuneet hermoverkkojen solujen väliset yhteydet hoidon vaikutuksesta lisääntyvät ja vahvistuvat. (MacDonald 2010, Käypä hoito -suositus 2014, Ilmoniemi 2016.)

Aivoissa tapahtuu muutoksia myös neurobiologisella tasolla. Masennusta sairastavilla havaitaan kohonneita kortisolin (stressihormonin) tasoja ja serotoniinivajetta. Tutkimuksissa on todettu, että masentuneilla hippokampus on pienentynyt ja että masennuksen kesto on suorassa suhteessa tähän pienentymiseen. Se johtuu hermosolujen kuolemisesta. Miten tähän tilanteeseen tullaan? Kun ihminen altistuu jatkuvasti stressille, hänen kehonsa erittää stressihormonia kortisolia. Pieni määrä kortisolia ei aiheuta aivoille mitään riskiä, mutta suuret määrät ovat tuhoisia. Kortisolin erityisenä kohteena ovat hermosolujen yhteydet, synapsit, joita stressi katkaisee.

Seurauksena masentuneet jäävät helposti negatiivisen ajattelun voimistuvaan kierteeseen. Pahenevasta kierteestä on vaikea päästä eroon, koska vaihtoehtoiset hermoradat ovat minimoituneet. Oireet pahenevat, jos tilanne on kestänyt kauan ja hermosolujen tuhoutumistaso on korkea. (MacDonald 2010, Käypä hoito -suositus 2014, Ilmoniemi 2016.) Tämän vuoksi on tärkeää tarttua nopeasti masennuksen hoitoon sen ilmennettyä.

2.2 Masennuksen esiintyvyys, tunnistaminen ja tunnusmerkit

Joka viides suomalainen sairastuu masennukseen elämänsä aikana ja yli puolella heistä se uusii. Joillakin se kroonistuu pysyväksi. Naisilla sairastuminen on tavallisempaa kuin miehillä. Masennus lisää myös fyysisen sairastuvuuden riskiä; masennuksesta kärsivän ihmisen riski saada esimerkiksi sepelvaltimotauti on muuhun väestöön verrattuna jopa 2-3-kertainen. Vakavimmillaan masennus voi johtaa itsemurhaan. Masennuksen taustalla on biologisia riskitekijöitä ja ulkoisia laukaisevia sekä altistavia tekijöitä. Masennusalttius on suurempi niillä, joiden suvussa on masennusta. Yli kaksi kolmasosaa masennustiloista ilmaantuu merkittävän kielteisen elämäntapahtuman jälkeen. Honkosen (2008) mukaan:

> "Masennuksesta kärsivien vanhempien lapset, alkoholin suurkuluttajat tai riskikuluttajat, pitkäaikaisesti somaattisesti sairaat, matalassa sosioekonomisessa asemassa olevat, pitkäaikaistyöttömät, henkilöt, joilla on traumaattisia elämäntapahtumia tai psykososiaalisia kuormitustekijöitä, ovat vaaravyöhykkeessä. Masennuksen taustalla on biologisia riskitekijöitä ja ulkoisia laukaisevia ja altistavia tekijöitä Masennusalttius on suurempi niillä, joiden suvussa on masennusta. Yli kaksi kolmasosaa masennustiloista ilmaantuu merkittävän kielteisen elämäntapahtuman jälkeen."

Vuonna 2002 julkaistussa Terveys 2000 -tutkimuksen perusraportissa selvitettiin suomalaisten stressi- ja masennusoireita sekä työuupumusta. Tulosten mukaan väestön (ikäryhmä 30-64 -vuotiaat) mielenterveys on säilynyt pääosin samantasoisena kuin 20 vuotta aiemmin tehdyssä Mini-Suomi tutkimuksessa on todettu. Psyykkinen oireilu todettiin melko yleiseksi, sillä 20-25% vastaajista ilmaisi sitä. Lievää työuupumusta ilmaisi vastaajista 25%. Vakavaa työuupumusta kertoi tuntevansa 2-6%. Työuupumusta kysyttiin henkilöiltä, jotka olivat olleet ansiotyössä viimeksi kuluneiden 12 kuukauden aikana. Lievää työuupumusta ilmaisivat 55-64 -vuotiaat naiset (37,3%) selvästi miehiä (27,7%) enemmän. Vakavaa työuupumusta sairastivat naiset kaikissa ikäryhmissä miehiä enemmän. Vakavaa masennusta sairasti tutkimukseen osallistuneista ansiotyössä olevista 5%. (Suonsivu 2003.) Omassa tutkimuksessani (Suonsivu 2003) masentuneeksi itsensä tuntevia työntekijöitä oli aineistossa 21,6% ja uupuneeksi koki itsensä 54,1% vastaajista.

Tammisen (2001,7) mukaan mielen masennus on Suomessa todellinen kansansairaus:

> "Henkinen pahoinvointi tuntuu vain kasvavan, stressi, unettomuus ja uupumus kanavoituvat masennukseksi, vaikka yhteiskuntamme on vaurastunut ja teknologia edistynyt ennen näkemättömällä tavalla."

Masennuksen ohella esiintyy ihmisten arjessa alakuloisuutta ja masennusoireilua, jotka ilman varsinaista sairautta ilmentävät elämän moninaisuutta. Rajan vetäminen masennussairauden ja ohimenevän oireilun välillä saattaa toisinaan olla vaikeata. Tästä seuraakin masennuksen tunnistamisvaikeuksia. (Poutanen 1996.) Sen diagnostiikassa keskeistä on yksittäisten masennusoireiden tunnistamisen ohella nimenomaan itse oireyhtymän toteaminen (Käypä hoito-suositus 2014).

Masennuksen tunnistamista ja hoitoa on kehitelty sekä tutkittu monissa maissa jo 1980-luvulta alkaen. Ruotsissa on koulutettu yleislääkäreitä masennuksen parempaan tunnistamiseen. Koulutuksen seurauksena sairaalapaikkojen tarve ja itsemurhien määrä laski aiempaan verrattuna. Iso-Britanniassa on julkaistu konsensuslausuma masennuksen tunnistamisesta ja hoidosta. Tunnistamis- ja koulutusohjelmat on havaittu hyviksi, vaikeutena on niiden vaikutusten lyhytaikaisuus. 1990-luvun alussa yleislääkärille tulevista potilaista noin 10%:lla esiintyi kliininen masennus ja noin 10%:lla on masennusoireilua. Suomessa Salokankaan (1996) alkuperäistutkimuksen, jossa tutkittiin masennuksen hoidon toteutumista terveyskeskuksessa, mukaan prosenttiluvut ovat 10,8 ja 8,4. Kyseisen tutkimuksen pohdintaosuudessa todetaan keskeiseksi tulokseksi se, että vain pieni osa kliinistä masennusta sairastaneista sai tarpeelliseksi katsottavaa hoitoa. Pääasiallinen syy oli masennuksen puutteellisessa tunnistamisessa. Poutanen (1996) pohti tutkimuksessaan asioita, joita masennuksen tunnistamisen parantamiseksi tarvitaan; eli tietoa, lääkäreiden kykyä tunnistamiseen, hyviä vuorovaikutus- ja asiakaskeskeisiä haastattelutaitoja sekä riittävästi vastaanottoaikaa. Yksilöiden alkoholiongelma pitäisi pystyä tunnistamaan entistä paremmin. Myös Käypä hoito suosituksessa (2014) painotetaan päihteiden käytön (esim. alkoholi, kannabis tai amfetamiini) aiheuttamien masennustilojen tunnistamisen tärkeys. Tutkimuksen johtopäätöksissä otettiin kantaa myös masennuksen hoidon toteutuksen parantamiseen, lääkehoidon käytön tärkeyden huomiointiin, vakavien masennusten tunnistamiseen liittyviin vaikeuksiin ja masennustutkimuksessa tunnistamiseen käytettävien mittareiden rajaamiseen ja perustelemiseen.

Käypä hoito -suositukseen (2014) on koottu masennuksen seulontaan ja tunnistamiseen liittyviä asioita, joihin tulisi kiinnittää huomiota terveydenhuollossa. Masennuksen riskiryhmiin kohdistuva seulonta saattaa parantaa depression tunnistamista perusterveydenhuollossa. Seulonnasta on hyötyä vain silloin, jos siihen kuuluvat toimiva paikallinen hoitomalli ja mahdollisuus konsultoida erikoislääkäriä, potilaan hoitomyöntyvyyttä ja hoidon tehoa seurataan systemaattisesti:

> Jos seulontaa toteutetaan, se on syytä kohdentaa vain niihin ryhmiin, joissa masennuksen esiintyvyys on todennäköisesti suuri.

> Näitä ryhmiä ovat muun muassa: masentuneisuudesta tai ahdistuneisuudesta kärsivät, aiemmin masennuksen sairastaneet, hiljattain synnyttäneet naiset, somaattisista pitkäaikaissairauksista, kiputiloista tai unihäiriöistä kärsivät, epäselvistä somaattisista oireista kärsivät, terveyspalveluja paljon käyttävät, työstressistä tai työuupumuksesta kärsivät, alkoholin riskikäyttäjät, muista mielenterveyshäiriöistä, kuten ahdistuneisuus-,syömis- tai päihdehäiriöistä, kärsivät, pitkäaikaistyöttömät ja sosiaalisesti moniongelmaiset.

> Masennuksen tunnistamisen avuksi on kehitetty monia käyttökelpoisia lyhyitä ja pidempiä seulontamenetelmiä. Perusterveydenhuollossa seulontamenetelmänä voidaan käyttää esimerkiksi PRIME-MD:n kahden kysymyksen seulaa:

1. Oletko viimeisen kuukauden aikana usein ollut huolissasi tuntemastasi alakulosta, masentuneisuudesta tai toivottomuudesta?

2. Oletko viimeisen kuukauden aikana usein ollut huolissasi kokemastasi mielenkiinnon puutteesta tai haluttomuudesta?

Jos potilas vastaa vähintään toiseen kysymykseen myöntävästi, kyseessä voi olla masennus ja asian selvittäminen edellyttää tarkempia tutkimuksia.

Seulonnassa voidaan käyttää myös muita menetelmiä, esimerkiksi

PHQ-9 kyselyä **2**

Beckin depressiokyselyä **1**

Suomalaista DEPS-seulaa **5**

EPDS-seulaa (Edinburgh Postnatal Depression Scale) juuri synnyttäneille naisille **3**

GDS-15- tai GDS-30-kyselyä (geriatrinen depressioasteikko, Geriatric Depression Scale) yli 65-vuotiaille **4**.

Riskiryhmiin suunnattu seulonta saattaa lisätä masennuksen tunnistamisen herkkyyttä, mutta se tuo esiin myös vääriä positiivisia tapauksia. Positiivinen seula ei vielä merkitse depressiodiagnoosia.

Seulontamenetelmät eivät voi korvata potilaan kliinistä haastattelua. Kliinikoiden tulisi muutenkin olla valppaita tunnistamaan depressio, jos potilas kuuluu johonkin masennuksen riskiryhmään tai hänellä ilmenee masennuksen oirekuvaan kuuluvia oireita.

Depressiodiagnoosi perustuu aina haastattelussa todettuihin oireisiin, joiden lukumäärä, vaikeusaste, kesto ja ajallinen vallitsevuus johtavat F32–F33-diagnoosiin. Sitä ei voi tehdä kyselylomakkeella. (Käypä hoito -suositus 2014.)

Käypä hoito -suosituksen (2014) mukaan on tärkeätä myös selvittää, etteivät masennuksen oireet johdu suoraan jostakin somaattisesta sairaudesta tai sen takia käytetystä esim.

kortikosteroidi lääkkeen käytöstä, foolihapon tai B12-vitamiinin puutoksesta, sydän- tai aivoinfarktista, endokrinologisista häiriöistä, pahanlaatuisesta kasvaimesta tai neurologisesta sairaudesta. Somaattisesti sairaan ihmisen tapauksessa ei aina ole helppoa erottaa somaattisen sairauden ja depression oireita toisistaan. Somaattisesti sairaan ihmisen ollessa kyseessä on siis syytä kiinnittää huomiota erityisesti kognitiivisiin ja affektiivisiin oireisiin.

Suomessa toteutettiin vuonna 1994 Suomen Akatemian ja Suomalaisen Lääkäriseura Duodecimin Konsensuskokous, jossa keskeisenä teemana oli masennuksen tunnistamisen problematiikka (Suomen Akatemian julkaisuja 1995). Stakes toteutti laajan väestön masennusta eri näkökulmista tarkastelevan Mieli Maasta! -valtakunnallisen depressioprojektin 1994 -1998. Lääkäreitä ja hoitotyöntekijöitä koulutetaan edelleen yhä parempaan masennuksen tunnistamiseen. Masennuksen tunnistaminen on vaikeaa, jos se kehittyy hitaasti. Vaikka masennus on yleinen sairaus, sen moninaisen oireiston huomiointi on vaikeaa. Masennuksen varhaisen tunnistaminen on tärkeää, jotta tilanne ei pääsisi vaikeutumaan ja kroonistumaan.

Lievä masennus voidaan selittää elämän kuormittavuudella ja kiireellä. Se voidaan sekoittaa nk. elämäntapasairauksiin. Lievän masennuksen, stressin tai uupumuksen oireet voidaan samaistaa. Stressin, uupumisen ja masennuksen onkin huomattu olevan toistensa riskitekijöitä. Lehtisen (1994) mukaan joissakin masennustiloissa tyypillisinä oireina ovat somaattiset oireet ja tuntemukset varsinaisen mielialahäiriön sijasta. Tällaisina oireina saattaa esiintyä esimerkiksi väsymystä, hikoilua, kutinaa, erilaisia vatsaoireita, verenkierto- tai hengitysoireita, erilaisia kipuoireita tai virtsa- ja sukuelinten oireita. Tällainen nk. piilomasennus on vaikeata tunnistaa, koska samanlaisia oireistoja esiintyy useissa somaattisissa sairauksissa.

Toisinaan tunnistamista vaikeuttaa se, että masentuneella on havaittavissa yksi voimakas oire, joka ilmenee esimerkiksi persoonallisuuden muuttumisena, elämän kapeutumisena, asianomaisen sosiaalisuuden muutoksena suhteessa ympäristöön, mielialan, aistitoimintojen, kognitiivisten toimintojen tai ajattelun muutoksena. Tunnistamisen vaikeuksista johtuen masentuneiden lopullinen määrä on arvioitua. Tutkimusten mukaan on syytä epäillä masennusta, jos olo on surullinen, alakuloinen ja keskittymiskyvytön. Masentuneella usein aloitekyky heikkenee, arkiaskareet eivät kiinnosta, elinvoima tuntuu olevan vähissä, itseluottamus vähenee, omatunto on huono ja on syyllinen olo. Masentuneella myös elämänhalu vähenee tai on nollassa, ajatukset harhailevat, ratkaisujen tekeminen tuntuu ylivoimaiselta ja on vaikeaa nukahtaa, yöunet jäävät vähiin. Masentunut kokeekin yleensä itsensä väsyneeksi, jännittyneeksi, ärtyisäksi ja elämäänsä tyytymättömäksi. Toisilla masentuneilla saattaa esiintyy kipuja, ruokahaluttomuutta, itsekriittisyyttä, oman terveydentilan tarkkailua ja todellisuudentajun hämärtymistä (Langer 2000).

Masennuksen tunnistamista voidaan helpottaa käyttämällä keskustelevaa ja ihmistä kuuntelevaa työskentelytapaa ja perheen ja läheisten kuulemista. Tärkeätä on haarukoida nykytilanne ja sen mahdolliset muutokset. Millaisena toimintakyky näyttäytyy arjessa, kotona ja työssä tai opinnoissa ja millaista on psyykkinen ja fyysinen oireilu? On tärkeää kartoittaa sosiaalinen tilanne sekä kuormittavat tekijät, kuten perhetilanne, tuen saanti, ihmissuhdeverkosto, työ- tai opiskelu- ja taloudellinen tilanne. On tärkeätä myös tunnistaa kokemukset pitkäaikaisesta stressistä tai traumatisoivista tilanteista joko nykyhetkessä tai aiemmin elämänhistoriassa. Masennuksen tunnistamiseksi on kartoitettava mahdolliset somaattiset sairaudet, päihdekäytön määrä ja laatu, itsetuhoisuuden mahdollisuus ja sen vakavuusaste tai psyykkinen, käsittelemätön trauma. Pitkäaikaisen tai vakavan fyysisen tai henkisen väkivallan tai kaltoinkohtelun kohteeksi (esimerkiksi koulukiusaaminen, perheväkivaltakokemukset, seksuaalinen hyväksikäyttö, lapsuuden aikainen vaille jääminen) joutuminen aiheuttaa usein elämänmittaisia muutoksia henkilön käyttäytymis- ja ajattelumalleihin. Tällaisten kokemusten tunnistamiseksi tarvitaan tarkkaa elämäntarinan tutkimusta. Nämä kokemukset saattavat olla hyvin tuskallisia ja vaativat vahvan psyykkisen suojauksen. Ihmistä pitää kuunnella tarkkaan ja osata lukea myös rivien välistä. Masennus voi näyttäytyä taudinkuvaltaan epätyypillisenä. Masennuksen johtava traumatisoituminen voi syntyä myös vakavasta väkivaltatilanteesta tai henkeä uhkaavasta tilanteesta, jossa ei ole mahdollista oman toiminnan avulla suojata itseään vaaralta ja vahingoittumiselta. Samoin traumatisoitumista voi syntyä ihmisten välisissä vuorovaikutustilanteissa, joissa oma turvallisuus ja toimintakyky ovat uhattuina. Perheväkivalta voi olla syynä masentuneisuuteen. Myös uhkaa aiheuttavat arkiset, toistuvat ja tavanomaiset vuorovaikutustilanteet perheessä, koulussa tai työssä voivat herättää ihmisessä tunnetta tulla arvostelluksi, mitätöidyksi tai hylätyksi. Jos henkilö on aiemmin elämässään vakavasti traumatisoitunut, voi vähäiseltäkin näyttävä traumatisoiva tilanne laukaista vakavan masennuksen. (Honkonen 2008.)

2.3 Masennuksen syyt

Masennustilojen syyt ovat monitekijäisiä (Honkonen 2008). Masennuksen perimmäiset syyt ja syntytapa ovat toistaiseksi ratkaisematta (Langer 2000, Tamminen 2001, Seppälä 2015). "Masennukseen voi olla perinnöllisiä taipumuksia, voi olla laukaisevia elämäntapahtumia, kuten menetyksiä, persoonallisuus voi vaikuttaa, ja sitten on biologisia syitä, kuten suolistobakteerit ja tulehdus. Riskitekijät voivat vaihdella yksilöillä todella paljon". (Seppälä 2015.)

Masennusta sairautena tarkasteltaessa on tutkimuksissa etsitty viime vuosiin asti pääasiassa yksilöllisiä syitä sairastumiselle. Yksilön omat voimavarat, eletty elämänhistoria kokemuksineen, geneettinen tausta, nykyinen elämäntilanne ja saatavilla tai käytössä olevat tukimuodot ovat tärkeitä syiden tarkastelussa. Yksilö ei ole kuitenkaan irrallinen omassa elämäntilanteessaan, johon kuuluvat sekä asianomaisen yksityiselämä ja työelämä. Syiden tarkastelu tulisikin olla laajaa ja peilautua masennuksen hoitomuotojen etsintään. Masennukselle ei yleensä löydy yksittäistä syytä vaan se on tulos syiden kasaumasta, jonka laukaisevana syynä saattaa olla yksittäinen tekijä. Hoitoa suunniteltaessa tulisikin miettiä asianomaisen koko tilannetta ja mahdollisia muutoksia siinä, jotta tilanne ei uusiutuisi hoidon jälkeen. Masennuksen puhkeamiseen liitetään laukaisevien tekijöiden ja psykologisen alttiuden yksilöille, jotka ovat masennukselle alttiita eikä suojaavia tekijöitä ole tarpeeksi.

Masennukselle altistavista tekijöistä puhutaan silloin, kun tekijöiden on todettu esiintyneen keskimääräistä useammin elämän varrella ja aiheuttaneen pysyvän alttiuden reagoida masennuksella ko. rasituksiin. Jotkut ihmiset ilmeisesti reagoivat vaikeisiin elämänasioihin masennuksella. He tarvitsevat muita lievempiä rasitustekijöitä masentuakseen. Lääketieteessä pidetään perinnöllisyyttä ehkä tärkeimpänä altistavana tekijänä. Näyttäisi siltä, että tietyissä suvuissa esiintyy muita enemmän masennusta. Lähiomaisen sairastama mielialahäiriö moninkertaistaa riskin sairastua masennukseen. Mitään geneettistä mekanismia tai geeniä ei ole kuitenkaan löydetty. Aikaisemmin eroteltiin nykyistä selkeämmin nk. sisäsyntyinen (masennukselle ei löydy kohdennettavaa syytä) ja ulkosyntyinen (masennuksen aiheuttaa elämänlaatua heikentävä tekijät, menetys) masennus. (Salokangas 1997, Suonsivu 2003.)

Toisinaan yksi elämäntapahtuma, kuten aviopuolison tai oman lapsen kuolema, saattaa laukaista masennuksen (Vahtera & Pentti 1999). Viinamäen (1998) tutkimuksessa työkykyisistä potilaista arvioi masennuksensa johtuneen vaikeista elinolosuhteista ja stressistä (88%), lapsuuden tai nuoruuden ikävistä kokemuksista (52%), ihmissuhteiden katkeamisesta (48%), lähiomaisen menetyksestä ja kuolemantapauksesta (38%), työpaikan menettämisestä (38%) ja perintötekijöistä (37%). Nykytiedon mukaan masennukseen liittyvät myös ihmisen elämäntilannetekijät. Ihminen viettää runsaasti aikaa työssään, joten luonnollisesti työn ja työelämän olosuhteet ja kokemukset siitä vaikuttavat yksilön mielialaan.

Omassa tutkimuksessani (Suonsivu 2003) tutkimukseen osallistuneista hoitoalan työntekijästä 69,2% koki masennuksensa johtuvan organisaationsa tekijöistä ja 30,8 % yksityiselämän ja muista syistä. Työelämäperäiset syyt jakaantuivat työyhteisöllisiin, työperäisiin, johtamisen, koulutuksen ja kehittämisen sekä organisatorisiin syihin. Eniten esitettiin työyhteisöperäisiä syitä, koska kaikki työelämän syyt vastaajien ilmaisuissa peilautuivat vahvasti siihen työyhteisöön, jossa he työskentelivät. On huomattava, että huolimatta vastaajien nimeämästä yhdestä tai useammasta masennuksen aiheuttajasta, masennuksen kokemuksen aktivoi monet tekijät, jotka saattavat olla tiedostamattomia masentuneelta itseltäänkin. Masennusta aiheuttavien muiden syiden ryhmään erittelin niitä tekijöitä, jotka tulkitsin joko elämän kulkuun tai sen kriiseihin liittyviksi, kuten ikääntyminen, hormonaaliset tekijät tai fyysiset sairaudet, tai osin tiedostamattomiin tekijöihin liittyvät, kuten yhteiskunnan epätasa-arvoisuus, sodat tai julkinen vallankäyttö. Jotkut kertoivat masentuvansa syksyisin. Pimeys aktivoi masennuksen. Kolme vastaajaa kertoi vuodenaikojen ylipäätään vaikuttava heidän mielialansa vaihteluihin.

Osa vastaajista ilmaisi masennuksensa syyksi yksityiselämän epätasapainoisuuden, jolloin heitä eniten masensivat ihmissuhteisiin liittyvät ongelmat. Ne saattoivat merkitä vahvoja epäsuotuisuuksia kokemisen eri alueilla. Jotkut vastaajista kertoivat, että avioero tai lapsen sairaus tai kuolema oli niin satuttava kokemus, että se muutti lopullisesti suhteen itseen ja elämään. Elämä tuntui hajoavan lopullisesti. Vastaajat ilmaisivat ihmissuhteisiin liittyvinä asioina: Sekava perhetilanne/avioero, ei ystäviä/yksinäisyys, aviopuolison/lapsen/omaisen kuolema, omaisen mielenterveysongelmat tai lapsen sairaus. Taloudelliset ongelmat olivat lisääntyneet lamavuosien aikana. Vastaajien mukaan lama-ajan mukanaan tuomat vaikeudet olivat yllättäneet. Monien perheissä esiintyi työttömyyttä. Joidenkin aviopuolisot oli irtisanottu tai lomautettu työstä. Jotkut olivat itse jäämässä työttömiksi. Toiseksi eniten vastaajat ilmaisivat erilaisia taloudellisiin ongelmiin liittyviä tekijöitä. Masentuneet toivat esille taloudellisina syinä: Epävarmuus tulevaisuuden suhteen, rahattomuus/ takausten maksaminen, aviopuolison työttömyys ja oman työn menetys.

Fyysisiä/psyykkisiä ongelmia ilmaistiin myös paljon. Vastaajat toivat esille masennuksensa syinä: Fyysiset sairaudet /hormonaaliset tekijät, vaikeuksiin reagointi masentuneisuudella, väsymys, graviditeetti/ kohdun ulkoinen raskaus, ikä, alkoholin käyttö, jännitys- ja pelko-oireet sekä kahvikuppineuroosi. Osalla vastaajista esiintyi useampia sekä fyysisiä että psyykkisiä syitä. Jotkut ilmaisivat yhden masennuksen laukaisseen syyn, esim. kohdun ulkoinen raskaus. Vapaa-ajan ja työn suhde masensi. Kolmivuorotyö ja työn epäsäännöllisyys aiheutti vapaa-ajan puutetta. Säännöllisesti toistuva harrastaminen ei onnistunut ja seurauksena oli harrastamisen vähäisyys. Itsensä arvostamiseen liittyvinä ongelmina vastaajat toivat esille: Oma arvottomuuden- tai tarpeettomuudentunne/huono itsetunto ja vaikeat lapsuusolosuhteet. Jotkut toivat esille uuden asuinpaikkakunnan masennusta aiheuttavana tekijänä. (Suonsivu 2003.)

Omassa (Suonsivu 2003) tutkimuksessani masennus esiintyi pääasiassa pahenevana prosessina. Itsensä hoitaminen, sisäiset ja/tai ulkoiset tukimuodot ja erilaiset väliintulot pysäyttivät/hidastivat masennuksen pahenemisen prosessin yksilöllisesti. Kuitenkin masennuksen kokemukset olivat tiukasti sidottuja työyhteisön tilaan. Jos tila ei muuttunut, ei irrallisilla masennuksen hoito- tai tukimuodoilla ollut tervehdyttävää vaikutusta (väliaikainen tilanteen helpottuminen oli tavallista).

Keskusteluissa mahdollisista työperäisistä syistä masennukseen, tutkimukseeni osallistuneet ilmaisivat työn olevan sekä suojaava tekijä että toisinaan valtavasti voimia vievä tekijä. Yhtään masennuksen laukaisevaa syytä ei tullut esille. Vastaajat toivat esille työstä puhuttaessa työssä pärjäämättömyyden tunteen, työssä epäonnistumiset ja työttömyyden pelot. Vaikeina koettiin hoitotyöntekijän roolin kantamisen vastuullisuus, työhön urautuneisuus ja uusien asioiden oppimattomuus. Edelleen irrallisuuden- ja yksinäisyyden tunne, koulutuksen ja käytännön ristiriidat koettiin masentaviksi tekijöiksi. Edellä esitetyt tekijät viittaavat mielestäni masennuksen seuraamuksiin eli niihin tunnelmiin ja pelkoihin, mitä masennus saattaa ilmentää.

Surun ja masennuksen välinen ero on siinä, että surulla on yleensä kohde ja syy, kuten esimerkiksi läheisen ihmisen tai työpaikan menetys. Sureva ihminen käsittelee yleensä mielessään menetykseen liittyviä tunteita ja muistoja. Masennuksella sen sijaan on harvemmin yhtä selvää syytä. Masennusta ei tule myöskään sekoittaa suruun ja kriiseihin eli elämän traagisia tapahtumia seuraavaan ei-patologiseen reaktioon. Kriisillä on yleensä jokin selkeä syy, tärkeä menetys joka laukaisee oireet, esimerkiksi läheisen kuolema, avioero tai työpaikan menettäminen. Masennuksen syyt ovat taas usein aika epäselviä, joskus ihminen ei edes osaa sanoa, miksi on masentunut. Kriisistä toipuminen vie omaa aikaansa ja se tapahtuu tiettyjen vaiheiden kautta. Ensimmäinen vaihe on sokki, järkytys tai pettymys, sitten ahdistus, sen jälkeen mieli alkaa vähitellen sopeutua tilanteeseen.

Valtaosa masennuspotilaista kärsii ns. monihäiriöisyydestä eli samanaikaisesti jostain muusta mielenterveyden häiriöstä tai pitkäaikaisesta ruumiillisesta sairaudesta. Masennuksen syynä tai laukaisijana tai yhdistyneenä masennukseen voivat olla somaattiset sairaudet (muun muassa kilpirauhasen vajaatoiminta, tulehdukselliset sairaudet, diabetes), neurologiset sairaudet (esimerkiksi Parkinsonin tauti, muistisairaudet), lääkehoidon vaikutukset (muun muassa kortikosteroidit, beetasalpaajat), ravitsemuksellinen puutostila (esimerkiksi B12-vitamiinin tai foolihapon puutos), päihdeongelma tai -riippuvuus ja/tai epävakaapersoonallisuus ja muut persoonallisuushäiriöt. (Käypä hoito -suositus 2014.)

Markus Rantala, Severi Luoto, Indrikis Krams ja Hasse Karlsson pohtivat (2018) masennusta koskevassa tutkimuksessaan masennuksen aiheuttajia ja sen mukaisesti valittavaa hoitoa. Heidän mukaan masennuksen hoito ja kuntoutus vaatii aina yksilöllisen suhtautumisen. Esimerkkinä tästä on, että jotkut masentuneista tarvitsevat lepoa, toiset haluavat ja pystyvät käymään työssä, niinpä hoitomuoto, kuten lääkitys, on valittava sen yksilöllisesti, sen toimivuuden mukaisesti. On myös huomioitava se, millainen masennus ihmisellä on. Rantalan, Luodon, Kramsin ja Karlssonin (2018) yhteistyössä tekemän tutkimuksen mukaan masennusta on olemassa 12 erilaista tyyppiä. Nämä tyypit voidaan määrittää sen mukaan, mistä masennus pohjimmiltaan johtuu. Tulosten mukaan masennuksen voi aiheuttaa: Kehon tulehdustila, (tulehdus on kehon ikiaikainen puolustusmekanismi, mutta nykymaailmassa se voi olla myös monien mielenterveysongelmien syy), pitkäaikainen stressi, yksinäisyys, traumaattinen kokemus, hierarkiaristiriita, esimerkiksi työttömyys tai muu kova kolaus uralla, suru, hylätyksi tuleminen rakkaudessa, synnytys, vuodenaika, erilaiset kemikaalit, esimerkiksi päihteet, ruumiillinen sairaus ja nälkiintyminen.

Tutkijoiden (2018) mukaan eri syistä syntyvät masennukset aiheuttavat erilaisia oireita. Tressistä johtuva masennus voi nostaa kortisolin tasoa. Sitä vastoin traumaperäinen masennus aiheuttaa kortisolitason laskun. Aivojen serotoniinitasot saattavat vaihdella masennusta sairastaneiden kesken paljonkin. Monilla masentuneilla esiintyy kehon matala-asteista tulehdusta. (Rantala, Luoto, Krams ja Karlsson 2018.)

2.3.1 Masennus työssä

Työhyvinvointitutkimus Suomessa ja sen painoalueet terveyden ja turvallisuuden näkökulmasta -selvityksessä vuonna 2005 todettiin, että työhyvinvointitutkimukseen tulisi sisältyä välittömät ja välilliset terveysriskit, haitalliset fyysiset ja henkiset kuormitustekijät ja niiden poistaminen sekä työ- ja toimintakykyä ja hyvinvointia edistävät tekijät, sisältäen myös hyvät johtamiskäytännöt. Tehtävän tutkimuksen yhteisenä näkökulmana olisi tuottavuuden parantaminen. Työhyvinvointitutkimuksen yleisenä tavoitteena oli tunnistaa, arvioida ja poistaa työympäristössä esiintyviä epäkohtia ja vaaratekijöitä sekä edistää hyvien työolojen syntymistä. Silloiset hallitusohjelman tavoitteet, valtakunnalliset toimintapoliittiset ohjelmat sekä työsuojeluhallinnon strategiset tavoitteet painottivat erityisesti tuki- ja liikuntaelinsairauksien ehkäisyä, henkisen hyvinvoinnin ja työssä jaksamisen sekä työstä selviytymisen edistämistä sekä työtapaturmien ja ammattitautien torjumista. Raportissa käsiteltiin työhyvinvointitutkimuksen visioita ja strategiaa vuoteen 2015 asti. Raportissa todetaan, että tulevien hallitusohjelmien painostusten ja työsuojelustrategian mahdollisten tarkennusten vaikutukset tutkimusstrategiaan tullaan arvioimaan määräajoin. (Sosiaali- ja terveysministeriö 2005.)

Työhyvinvointitutkimus Suomessa ja sen vuonna 2014 valmistuneen selvityksen tavoitteena oli kuvata, millaista tutkimusta Suomessa on tehty työhyvinvointiin liittyen vuosina 2010 - 2013. Selvityksen tulosten mukaan työhyvinvointitutkimuksen teemat ovat tällä hetkellä: Työolot, työ eri aloilla, työn uudemmat muodot, työn epävarmuus ja määräaikaisuus, työn ja muun elämän suhde, temperamentti ja persoonallisuus, ikä ja elämänkulku, sukupuoli, sosioekonominen asema ja etninen tausta, esimiestyö, oikeudenmukainen kohtelu, organisaatiomuutokset, tuloksellisuus, työstressi, työuupumus, varhainen eläköityminen, työn imu, palautuminen, hyvinvointiteknologiat, kuntoutus, työterveyshuolto ja kehittäminen. (Bordi, Heikkilä-Tammi, Laine, Mäkiniemi & Seppänen 2014.)

Masennus, työuupumus, työstressi, työn ja perheen yhteensovittaminen sekä työhyvinvoinnin ja tuloksellisuuden yhteydet ovat olleet viime vuosien tutkimusaiheina. Samoin kuin varhainen eläköityminen sekä positiivinen ja voimavarakeskeinen näkökulma työhyvinvointiin. Näyttäisi siltä, että yritys- ja organisaatiokulttuuriin, johtamiseen sekä tukijärjestelmiin liittyvät tutkimustavoitteet ovat jääneet vähemmälle toteutukselle. Lisäksi osaamisen ja työhyvinvoinnin tai tasa-arvokysymysten ja työhyvinvoinnin yhteydet eivät ole saaneet selvityksen perusteella kovinkaan suurta tutkimuksellista huomiota. (Bordi, Heikkilä-Tammi, Laine, Mäkiniemi & Seppänen 2014.)

Tasa-arvon kokeminen työssä on erittäin tärkeä asia masentuneelle työntekijälle. Juha Sipilän hallitus on tarttunut tutkimuksellisesti ohueksi jääneisiin tasa-arvokysymyksiin ja laatinut Hallituksen tasa-arvo-ohjelman 2016–2019. Tasa-arvo-ohjelma koostuu noin kolmestakymmenestä toimenpiteestä, jotka koskevat työelämää, samapalkkaisuutta, taloudellista päätöksentekoa, vastaanotto- ja kotouttamispalveluja, työn ja perhe-elämän yhteensovittamista, vanhemmuutta, ammatti- ja opintoalojen eriytymistä, koulutusta, liikunta ja kirjastotoimintaa, naisiin kohdistuvaa väkivaltaa ja lähisuhdeväkivaltaa sekä miesten hyvinvointia ja terveyttä. Ohjelman taustalla on valtioneuvoston selonteon linjaukset sekä kansainvälisiin velvoitteisiin vastaaminen. Hallituksen tasa-arvo-ohjelma 2016–2019 on hyväksytty 4.5.2016 valtioneuvoston periaatepäätöksenä. (Sosiaali- ja terveysministeriö 2016.)

Sosiaali- ja terveysministeriön selvityksessä Hyvinvointi on toimintakykyä ja osallisuutta tulevaisuuskatsauksessa (2014) todettiin, että sosiaali- ja terveysministeriön tavoitteet ja toiminta ovat tiiviisti mukana kaikkialla yhteiskunnassa, eikä niitä voida erottaa irralliseksi muista toimialoista. Väestön ikärakenteen muutoksen myötä sosiaalimenot kasvavat, mutta rahoituspohja kapenee. Sosioekonomiset, alueelliset ja sukupuolen mukaiset terveys- ja hyvinvointierot ovat edelleen suuria. Väestön polarisaatiokehitys uhkaa yhteiskunnan perusteita. Panostus terveyteen, hyvinvointiin ja osaamiseen tukee talouskasvua ja hyvinvoinnin rahoitusta. Väestön elintapojen kohentaminen ja kansansairauksien ehkäisy on edelleen tarpeellista. Yhteiskunnan toimivuus edellyttää sosiaaliturvan, erityisesti sosiaali- ja terveyspalvelujen uudistamista. Katsauksen mukaan sekä tuotantotapoja että tehtävärakennetta ja työnjakoa on uudistettava. Yhteistyön merkitys lisääntyy niin alueellisesti, yli hallinnonalan rajojen kuin kansainvälisestikin. Keskeisimmät lähitulevaisuuden haasteet ovat, että jokaisella kansalaisella on oikeus hyvinvointiin, uudistuminen lisää tehokkuutta ja vaikuttavuutta, teknologian ja tiedon mahdollisuuksien hyödyntäminen, työssäolovuosien lisääminen ja elinympäristömme tärkeyden huomioiminen hyvinvoinnin ja terveyden voimavarana. (Sosiaali- ja terveysministeriö 2014.)

Organisaation rakenteet ja siellä vallitseva työ- ja organisaatiokulttuuri, sen normit, arvot, metaforat, piilotetut ja ilmi viestit luovat sen pohjan, jossa yksilö ja työryhmä toimivat. Organisaation tila on dynaaminen, alati vaihtuva. Myös yksilön ja organisaation suhde merkityksineen on muuttuva. Tällainen organisaation konteksti sisältää sen erityisyyden. Jokainen organisaatio muodostuu oman historiansa, nykyisyytensä ja tulevaisuutensa erityissuhteina. Työntekijän kokemuksille, ammatillisuudelle, kyvykkyydelle ja jaksamiselle on organisaatiolla keskeinen merkitys. Yksilö ei esimerkiksi ole hyvinvoiva irrallisena työympäristöstään, vaan hyvinvointi peilaantuu sekä ihmiseen itseensä, työryhmään ja työyhteisöön kokonaisuutena (Lindström 1994, Lindström & Kandolin 1996, Vuori 1995). Objektiivinen työympäristö voi olla joko samanlainen tai erilainen kuin mitä siellä työskentelevät sen kokevat. Kokemus siitä muodostuu yksilölliseksi.

Masentuneena kokemukset itsestä ja ympäristöstä muuttuvat. Työyhteisössä myös masentuneeseen saatetaan suhtautua eri tavalla kuin ennen hänen masentumistaan. Työntekijä tuo työyhteisöön oman masennuksensa. Jos hän ei tunnista eikä hyväksy masennustaan vaan yrittää piilottaa sen, se pyrkii näyttäytymään siitä huolimatta. Masennus ilmenee esimerkiksi vetäytymisenä, yhteistyökyvyttömyytenä, jaksamattomuutena, sairaus poissaoloina, "ylipirteytenä", touhukkuutena, hajanaisuutena, päättämättömyytenä, keskittymiskyvyttömyytenä tai arkuutena. Masentunut saattaa vetäytyä rutiinitehtävien pariin. Hän saattaa piiloutua ainutlaatuisuutensa peittävän ja haavoittuvuutta suojaavan roolin taakse. Jos työyhteisössä ei ymmärretä mistä on kyse, voi masentuneen tilanne edelleen vaikeutua. Häntä kohtaan saatetaan olla tyytymättömiä. Häntä voidaan kohdella alentuvasti, toisarvoisesti tai hylätä työryhmän ulkopuolelle. Esimies saattaa huomauttaa tehdyistä virheistä. Seurauksena saattaa masentuneen itsetunto huonontua entisestään ja kärsimyksen tunne voimistua. Työssä tulee esille dynaamisuus ja vuorovaikutuksellisuus, koska jokainen ihminen tuo omat vuorovaikutuksensa ja omat tapansa kohdata toista.

Työterveyslaitos (2018) on määritellyt työpaikalla esiintyviä erilaisia ongelmia ja niiden yleisiä hälytysmerkkejä. Seuraavat merkit viestivät mahdollisesta ongelmasta:

- väsyvyys, kuormitusherkkyyden lisääntyminen
- tahattomat virheet tai laiminlyönnit
- vetäytyminen ja eristäytyminen
- ilmapiiriongelmat ja toistuvat riidat
- vaikeus hallita tunteita, herkistyminen tai ärtyneisyys
- työroolissa ja asiatasolla pysymisen vaikeus

- kielteinen asiakaspalaute

- huolestuttava muutos käyttäytymisessä

- työn hallinnan vaikeudet

- työsuorituksen hidastuminen ja muuttuminen

- poissaolojen ja sairastavuuden lisääntyminen.

Terveydenhuoltoon hoitoon tulevat ovat pääasiassa menettäneet tai vaarassa menettää jotain elämässään. Ihmiset ovat erilaisia, vaikka heillä on samantyyppisiäkin häiriöitä. Tämä vaikuttaa osaltaan työyhteisöön, sen ryhmädynamiikkaan ja ilmapiiriin. Työntekijä kohtaakin työssään lähes aina epätasapainoisessa situaatiossa olevan ihmisen. Yksilöitä kuuleva ja ymmärtävä kohtaaminen vaatii häntä toiselta tasapainoisuutta ja jaksamista kohdata alati uusi ihminen odotuksineen. Työ vaatii työntekijältä sisäistä eheyttä, jotta itse jaksaa.

Terveydenhuollossa toimivien työntekijöiden masennusta leimaa ihmisen kohtaamisessa ja hoitamisessa arvojen, etiikan, moraalin, aidon vuorovaikutuksen ja ristiriitaisuuksien pohdiskelu ja jopa syyllisyydentunteet. Työyhteisössä on vuorovaikutusten verkosto. Siellä käyvät omaiset, muut ammattiryhmät, alan opiskelijat ja opettajat, muut vierailijat, johto, luottamushenkilöt, kunnan johtohenkilöt, organisaation muiden työryhmien ja tiimien jäsenet ja jopa yhteiskunnallinen ympäristö luovat omia odotuksiaan ja paineita työntekijöille. Ilmenevät ristiriidat ovat seurauksia ulkopuolisten tavoitteiden ja työntekijän sisäisten tavoitteiden erilaisuudesta ihmisen hoitamiseksi, rakenteellisista ratkaisuista sekä arvovalinnoista. (Suonsivu 2003.)

Työolojen on todettu olevan erityisen merkityksellinen masennuksen kannalta. Aikaisempina vuosikymmeninä on työoloja tutkittu laajoin otoksin. Tilastokeskuksen toimesta on jo 1980 luvulta lähtien kartoitettu työntekijöiden jaksamiseen liittyviä työoloja ja palkansaajien kokemuksia fyysisestä, psyykkisestä ja sosiaalisesta työympäristöstä. Tulosten mukaan viimeisten vuosikymmenten aikana työolojen kehittäminen on tuottanut hyviä tuloksia. Työtehtävät ovat monipuolistuneet ja työpaikkakoulutukseen osallistuminen on lisääntynyt ja erilaiset työhyvinvointikehittämisprosessit ovat saaneet jalansijaa.

Työ ja Terveys Suomessa 2012 -tutkimusraportissa tarkastellaan seurantatietoa työoloista ja työhyvinvoinnista. Tulosten mukaan kolme neljäsosaa työssäkäyvistä arvioi todennäköisesti kykenevänsä terveytensä puolesta työskentelemään ammatissaan vanhuuseläkeikään saakka. Asenteet työssä jatkamiseen ovat muuttuneet. Vuonna 2012 terveys ja taloudelliset tekijät koettiin tärkeimmiksi seikoiksi työssä jatkamisen kannalta, mutta erityisesti mielekäs, mielenkiintoinen ja haastava työ, joustava työaika, työn keventäminen ja hyvä ja kannustava työyhteisö koetaan entistä merkityksellisemmiksi.

Työympäristötekijöissä työympäristön ahtaus, pimeys, kolkkous, kapeat käytävät ja synkkä väritys vaikuttavat mielialaan. Ilmastoinnit saattavat toimia huonosti. Työhuoneet saattavat olla ahtaita ja täynnä tavaroita. Niitä on vaikeata siivota ja pitää puhtaina rakenteellisista tai materiaalisista syistä. Ne voivat olla myös meluisassa paikassa, jolloin keskittymistä haittaavat melut ja toistuvat keskeytykset. Pesu-, toilettitilat voivat olla epäkäytännöllisiä ja ahtaita.

Työn kuormitustekijät ja masennus

Työterveyslaitos (2018) on määritellyt ja koonnut työhön ja työn sisältöön liittyviä psyykkisiä kuormitustekijöitä. Itse tekijän esiintymisen lisäksi kuormittumiseen vaikuttavat työolojen kokonaistilanne ja kuormitusta mahdollisesti lieventävät tekijät. Seuraavat tekijät voivat pitkään jatkuessaan tai äärimmäisinä olla terveyden kannalta haitallisia:

- Työn tavoitteet ovat epäselvät

- Työtä on liian paljon tai siinä on jatkuvasti kiire

- Työmäärää tai työtahtia ei voi itse säädellä

- Työssä ei ole mahdollisuutta kehittyä tai oppia uutta

- Työ keskeytyy jatkuvasti tai siinä on häiritseviä esteitä

- Vastuu toisista ihmisistä tai taloudellisista tekijöistä on epäsuhdassa toimintamahdollisuuksien kanssa

- Työstä ei saa riittävästi palautetta ja arvostusta

- Myös jatkuvat muutokset ja pitkittynyt epävarmuus työssä voivat kuormittaa työntekijää. (Työterveyslaitos 2018)

Sosiaaliset kuormitustekijät työssä liittyvät työn kannalta olennaiseen vuorovaikutukseen työyhteisössä. Seuraavat tekijät ovat aina terveydelle haitaksi:

- epätasa-arvoinen kohtelu iän, sukupuolen, kansallisuuden, uskonnon, yksityiselämän tai muun työhön liittymättömän tekijän vuoksi

- epäasiallinen kohtelu tai seksuaalinen häirintä

Seuraavat tekijät voivat pitkään jatkuessaan tai äärimmäisinä olla terveyden kannalta haitallisia:

- työskentely tapahtuu yksin, erillään muista

- ihmisten välinen yhteistyö työpaikalla ei suju

- tiedonkulku on heikkoa

- esimiestyö on epäjohdonmukaista

- työhön sisältyy runsaasti kielteisiä tunteita herättäviä vuorovaikutustilanteita asiakas-, potilas- tai oppilassuhteissa.

Itse tekijän esiintymisen lisäksi on syytä arvioida työolojen kokonaistilannetta ja kuormitusta mahdollisesti lieventäviä tekijöitä. (Työterveyslaitos 2018.) Työn kuormittavuustekijöihin vaikuttaa myös taloudellinen niukkuus. Tutkimukseni tulosten (2003) mukaan organisaatioiden taloudelliset ongelmat ja säästötoimenpiteet olivat työyhteisöjen arkea. Taloudellisuus, säästöt ja tuloksellisuus olivat vastaajien mielestä toisinaan jopa potilashoitoa puhutuimmat työelämän aiheet. Ne muodostivat organisaatioiden vahvimmat arvot. Taloudelliset tavoitteet muodostuivat muita tavoitteita tärkeimmiksi. Ne ohjasivat vastaajien kokemuksina toimintaa. Joissain työyksiköissä taloudellinen niukkuus vaikutti koulutus- ja kehittämismäärärahojen pienentymiseen. Ongelmaksi nousi sijaisina toimivien vähyys, joka osaltaan vähensi intoa lähteä organisaation ulkopuolisiin koulutuksiin. Tällöin koettiin, että työ kuormittui liiaksi työyksiköihin jääville, eikä sitä haluttu. Vastaajien mukaan rahan niukkuus johti myös palkkojen alhaisena pysymiseen. Palkankorotuksia ei oltu saatu vuosiin. Sijaisille maksettiin alinta mahdollista palkkaa. Vakinaisia toimia ei täytetty ja sijaisten palkkaaminen minimoitiin. Vaikka taloudellinen niukkuus tiedostettiin, niin joidenkin vastaajien mielestä niukentunut tilanne aktivoi kokemuksen, että alhaiseksi koettu työn ja alan arvostus aleni entisestään. Vaikka toisaalta tunnetaankin, että tehdään erittäin arvokasta työtä terveyden hyväksi.

Henkilöstön määrällisten resurssien niukkuus tuovat lisää työtä ja uusia työtehtäviä. Oman tutkimukseni (Suonsivu 2003) mukaan vastaajista noin 80% tunsi nykyisen työnsä liian kuormittavaksi (jokseenkin sitä mieltä 41,8% ja täysin sitä mieltä 38,2%). Noin joka kymmenes vastaajista koki, ettei työ nykyisellään ollut erityisen kuormittavaa. Eniten kuormitus koettiin psyykkiseksi kuormitukseksi, johon vaikuttivat mm: Työyksikköjen väliset ongelmat ja kilpailu, työyhteisöjen ilmapiirien huonontuminen ja yhteistyön ongelmat johdon ja henkilöstön välillä, jotka olivat seurausta taloudellisista säästöistä sekä kiire, joka ilmaistiin tuttuna ja jokapäiväisenä asiana. Kiire oli työn oleellisimpia tunnusmerkkejä. Kiireeseen liitettiin turhautumisen tunne, työn liiallinen vaativuus ja epäselvä johtaminen. Edelleen kiireeseen liitettiin työn vaatimukset ja työkuormitus, jotka vastaajien mukaan olivat liiallisia heidän voimavaroihinsa nähden. Ongelmia esiintyi myös työaikamuodoissa, sillä resurssien niukkuuden seurauksena jäljelle jäävä henkilöstö joutui joustamaan eri työvuorojen suhteen, koska sijaistyövoimaa sai harvoin työyksikön minimivahvuuden turvaamiseksi. Työkuormitukseen yhdistettiin uupuminen ja masennus. Työkuormitukseen liittyivät 1) kiire työssä ja työmäärän lisäys niukkuuden seurauksina, 2) työn hallinnantunteen menetys, 3) uudet tehtävät ja vaatimukset, työn organisointi, perehdytyksen/koulutuksen puute, 4) toiminnallinen - ja työympäristö, 5) työn uudistuminen, muutokset, prosessit ja välillinen työ, siirtyminen työtyypistä toiseen, työskentelyn itsenäisyyden aste, tiimi- ja verkostointityö ja koko tiimin työn hallinta ja 6) yksilölliset tekijät ja elämäntilanne (esimerkiksi ikääntyminen, sairaudet).

Työyhteisön ilmapiiri, tunneilmastolliset tekijät sekä yhteistyö masennuksen kannalta

Työyhteisön toimivuuden kannalta on avainasiana avoin yhteistyö. Siihen liittyy sekä työyhteisön sisäinen että ulkopuolinen koko organisaatiota koskeva sosiaalinen avoimuus työntekijöiden ja johdon kanssa. Epävarmuudet ja tiheät muutokset tuovat julki tarpeen avoimuuteen. Jos muutoksiin, työnkuormitukseen tai toiminnan organisointiin liittyvistä tekijöistä ei puhuta ja tilanteita ei arvioida, voi seurauksena olla työyhteisön sulkeutuneisuus. Monesti työyhteisöissä puuttuvat pääsääntöisesti systemaattisesti toimivat areenat, joissa yhteiskeskustelut voivat toteutua. Avoimen keskustelun ja luottamuksen puuttuessa ei juurikaan löydetä keinoja ristiriitojen ratkaisemiseksi. Monesti hyväksi havaittu keino olisi työnohjaus tai erilaiset valmennus- tai tukitilanteet. Näin kenties voidaan välttyä mahdollisista työyhteisöongelmista. Keskustelun puuttuessa henkilökunnan väliset suhteet saattavat tulehtua, joista seuraa tunteiden patoutumista, konflikteja ja ongelmia. Ongelmat näkyvät paitsi avoimen keskustelun puutteena, työntekijöiden huolimattomuutena tai työhön sitoutumattomuutena.

Seuraavassa esimerkkejä siitä, miten työyhteisön sulkeutunut ilmapiiri ilmeni (Suonsivu 2003) työntekijöiden ilmaisemina:

"Huono työilmapiiri, ihmissuhde- ja muut ongelmat, kollegiaalisuuden ja avoimuuden puute Työpaineista, ei jakseta enää keskustella ja paneutua asioihin.

Ehkä työhön liittyvistä linjoista. Niissä keskustellaan suoraan ja ollaan eri mieltä. Pidetään kyllä palavereja, jossa oh keskustelee eli sanoo, kuinka toimitaan. Muut uskaltavat sanoa mielipiteensä vasta jälkeenpäin, koska halutaan välttää yhteenottoja helpompi ärtyneisyys, keskusteluhaluttomuus, ehkä välinpitämättömyys, toisaalta muun henkilöstön tiiviimpi yhtenäisyys, ongelmissa, jotka koskevat esimiestä.

Se, että joskus ongelmia on, joskus ei - ilmapiirissä näkyy välien kiristyminen; asioista ei puhuta, vaan työtä tehdään enemmän yksinäisinä kuin yleensä.

Se, että asioista ei pystytä keskustelemaan avoimesti vaan ne henkilöityvät ja pelätään toisen loukkaantumista, vaikka kyseessä puhtaasti työasia, johon pitäisi saada ratkaisu.

Takanapäin puhumista

Mm se, ettei sovittuja asioita hoideta, eikä mistään puhuta

Työyhteisön sulkeutuneisuus toi siis esille paljon ongelmia. Vaikeina asioina pidettiin kollegiaalisuuden puutetta ja palautteen vähyyttä. Jotkut ilmaisivat vaikeana asiana sen, että työtoverit arvostelivat toisiaan yksityiselämän kautta tai juoruina kuultujen asioiden vuoksi. Tällaisessa työyhteisössä työntekijän persoonallista tapaa tehdä työtä ei hyväksytty. Erilaisuus ja erilaiset näkemykset asioista aiheuttivat kiistoja."

Sihvonen (1997) on koonnut henkisen väkivallan muotoja, joita ovat: 1) mustamaalaaminen, 2) eristäminen, 3) työtehtävien yksipuolistaminen tai vähentäminen, 3) uhkailu ja huutaminen, 4) fyysinen väkivalta tai sen uhka, mielenterveyden kyseenalaistaminen ja 5) sukupuolinen häirintä. Henkisen väkivallan syiksi hän listaa epäselvät työn tavoitteet ja tehtäväkuvat, vähäiset vaikuttamismahdollisuudet omaan työhön, kilpailu, itsenäisyyden puute, työn yksipuolisuus ja koulutus- ja kehittymismahdollisuuksien puute. Sihvonen toteaa, että henkistä väkivaltaa näyttäytyy autoritaarisissa yhteisöissä. Yhteisen keskustelun ja avoimuuden puute aktivoi myös henkisen väkivallan muotoja. Sosiaalinen alistuminen aiheuttaa pahimmillaan masennusta. Kun ihminen joutuu perhepiirissä, työssä tai jossain muussa ryhmätilanteessa toistuvasti kohteeksi sosiaalisen ryhmänsä voimakkaamman jäsenen hyökkäykselle, jota hän ei voi voittaa, hän vetäytyy ryhmästä ja jopa omaan sisäiseen maailmaansa.

Tutkimuksessani (Suonsivu 2011) kävi ilmi, että työntekijöiden mukaan olisi hyvä, jos masentunut henkilö tunnistaisi oman uupumuksensa ja hakeutuisi sairaslomalle. Esimerkiksi monet yhteistyöongelmat esimiehen tai työtovereiden kanssa ovat olleet hoitotyöntekijöiden uupuneisuudesta johtuvia. Työyhteisössä masentunut henkilö tuo muillekin hätää. Työyhteisössä tiedostetaan, että työtoveria pitäisi auttaa, mutta lähestyminen on vaikeata. Asia koettiin kiusalliseksi ja "araksi." Keinot masentuneiden auttamiseksi koettiin vähäisiksi. Tämä lisäsi työyhteisöissä paineita ja jännitettä, seurauksena oli entistä vahvempi yhteisön reaktio, jolloin vaikeiden asioiden yhteistä käsittelyä vältettiin entistä enemmän. Masennus näyttäytyi toisinaan kireytenä tai yliaktiivisuutena ja saattoi aiheuttaa sen, etteivät työtoverit alkuvaiheessa tunnistaneet työtoverin masennusta. Se saatettiin tiedostaa vasta sen jälkeen, kun asianomainen kertoi itse asiasta ja jäi sairaslomalle. Osa vastaajista tähdensi sitä, että työyhteisöongelmien lähtökohtana oli yksilöllisyyden vähättely ja vähäinen erilaisuuden sietokyky. Työyhteisössä työskentelevien piti olla "ikään kuin massaa", yksilöllisesti ei saanut kohota näkyville. Työyhteisössä ei siedetty kenenkään hyvää taitoa tai tietoa missään asiassa. Vastaajien mukaan tähdennettiin sitä, että piti olla tasavertaisia (haluttiin olevan tasapäisiä) ja demokraattisia. Joidenkin vastaajien mukaan työyhteisössä syntyikin silloin ongelmia, kun asioita pyrittiin tulkitsemaan omasta yksilöllisestä ja ammatillisesta näkökulmasta. "Työyhteisön henkilösuhteet ovat avainasemassa." "Unohdetaan se, etteivät kaikki voi olla toistensa sydänystäviä," eräs vastaaja ilmaisi asian. " Ei osata olla työtovereita, jotka ponnistelevat yhteisen asian eli potilaan hyväksi." Kateus oli myös läsnä työyhteisössä. Se aiheutti ristiriitoja ja jännitteitä. Seurauksena sairaslomat lisääntyivät, jolloin muille työssä käyville työt lisääntyivät entisestään. Ajan mittaan konfliktit, syyllisyydentunteet ja sairaana työssä käyminen lisääntyivät. Alun perin hyvä työilmapiiri huononi. Entisestä tutusta, turvallisesta ja viihtyisästä työpaikasta oli muodostunut riitaisa, kilpaileva, joskus melkein toimintakyvytön yhteisö. Muutoksiin liittyivät uhat ja pelot siitä, että tulevaisuudessa organisaatiossa on vielä vaikeampi työskennellä. "Masennus lisääntyi, kaikki asiat nähtiin huonossa valossa, työmotivaatio heikkeni ja masentunut ilmapiiri tarttui" kuvasi eräs masentunut asiaa.

Työolojen laatutekijät

1990-luvulla käynnistettiin useita valtakunnallisia kehittämisohjelmia työelämän laadun, tuloksellisuuden ja masennuksen yhteyksien tarkastelemiseksi. Tällöin tutkittiin esimerkiksi työelämässä tapahtuneita muutoksia ja niiden toteuttajia suhteessa työelämän laatuun. Kunnallisen palveluorganisaatioiden tuloksellisuuden ja työelämän laadun kehittämisohjelma (Laatu-projekti) toteutettiin Tampereen yliopiston Työelämän tutkimuskeskuksen tekemänä vuosina 1990-1993. Siihen sisältyi useita toimintatutkimuksellisia kehittämishankkeita, joita toteutettiin yksittäisillä kunnallisilla työpaikoilla. Tutkimuksen teoreettisina lähtökohtina olivat yhteistoimintatutkimus ja henkilöstövoimavarajohtaminen. Sosiaali- ja terveystoimen alue oli eräänä tutkimuskohteena. Tutkimuksen avulla seurattiin muun muassa työelämän laadun yleistä muutosta, jota analysoitiin työn piirteiden, työyhteisöjen sosiaalisen toimivuuden ja työtyytyväisyyden ulottuvuuksilla. Tuloksissa todettiin 90-luvun laman vaikutuksina muun muassa terveydenhuollon ongelmien lisääntyminen ja työelämän laadun huonontuminen aikaisempaan verrattuna. Päinvastaisia tuloksia todettiin Laatu-projektin varsinaisissa kehittämiskohteissa. Esimerkiksi työn itsenäisyyden ja vaikuttamismahdollisuuksien todettiin lisääntyneen. Tulosten mukaan annettujen palvelujen laadun ja työelämän laadun välinen riippuvuus oli koko aineistossa hyvin merkittävä. Myös henkilöstöjohtaminen koettiin vaikuttavaksi. (Alasoini 1996.)

Vahteran ym. (1999) tutkimuksessa henkilöstön hyvinvoinnin kannalta keskeisiksi työelämän laatutekijöiksi nousivat kunnan byrokraattisuuden aste ja sairaus poissaolojen riskit. Kun kunta oli byrokratialtaan matala, niin työt kunnassa koettiin monipuolisemmiksi, henkilöstön vaikutusmahdollisuudet ja ajankäytön hallinta oli parempaa samoin ilmapiiri ja johtaminen olivat paremmiksi koettuja kuin byrokraattisimmissa kunnissa. Pieni sairastumisriski oli merkitsevä työn hallintaan ja työyhteisöjen sosiaaliseen tilaan nähden.

Ilmapiiri- ja työyhteisön kulttuuritekijöitä ja niiden välisiä suhteita ovat tutkineet esim. Kivimäki ym. (2000). Wickströmin ym. (2000) sosiaali- ja terveysalan hyvinvointia tarkastelevassa tutkimuksessa yhteistyön sujuvuuteen ja työyhteisön ilmapiiriin oltiin melko tyytyväisiä. Työyhteisöissä avoimuuden ja luottamuksen puute kuitenkin huolestutti noin neljäsosaa vastaajista. Yhteistyöhön vaikutti negatiivisesti ihmissuhdeongelmat. Ne haittasivat noin viidesosaa vastaajista.

Toistuvat työyhteisöongelmat

Omassa tutkimuksessani (Suonsivu 2003) kysymykseen toistuvista työyhteisöongelmista vastaajat toivat esille sen, että muutokset, tiedon kulun heikkoudet, taloudelliset niukkuudet, johtamisen ongelmat, heikentynyt ilmapiiri ja yhteistyö, vaikuttaminen ja päätöksenteko sekä työn kuormittavuus ja työn hallinta olivat ongelmia, joista osa toistuivat tai jäivät pysyviksi ongelmiksi. Jos ongelmat jatkuivat pitkään, niin seurasi syntipukkiasetteluja, välttelyä ja selän takana puhumista, riitoja työtovereiden kesken, lisääntynyttä tiedon panttaamista, yksittäisten työntekijöiden valtapyrkimyksiä, turvallisuuden vähenemistä, jatkuvia ristiriitoja toimintatavoissa, äreyttä ja huolenosoituksia potilaita kohtaan, sairauslomien lisääntymistä sekä yleistä välinpitämättömyyttä ja ilmapiirin edelleen huonontumista työyhteisössä. Taulukkoon 2. olen koonnut esimerkkejä esille tuoduista "ongelmien" ongelmista. Osan vastaajien mukaan tällaisia ongelmia ei ehditty tai osattu selvitellä. Niitä ei myöskään "otettu todesta" tai johto vähätteli niitä, vaikka ne olisivatkin olleet pitkäaikaisia. Kun työnjaossa esiintyy toistuvasti ongelmia eikä niistä pystytä keskustelemaan avoimesti, ne henkilöityvät. Ajan mittaan alun perin asiatason ongelmat siirtyvät tunnetasolle, jolloin "pelätään työtoverin loukkaantumista, vaikka kyseessä olisikin työasia, johon pitäisi saada ratkaisu," kuvasi eräs asiaa. Organisaation byrokraattisia käytäntöjä tuotiin esille. Käytäntöjen jatkumisen perusteluja ihmeteltiin. Eräs työntekijöistä pohti byrokraattista toimintamallia tiedon ja päätösten saatavuuden hitauden kautta. Hän pohti, että "tarvitseeko kaikkien asioiden kulkea byrokraattisesti?" Jotkut työntekijöistä pohtivat sitä, ketä varten heidän organisaationsa oikein oli ja ketä varten se pitäisi olla?

Taulukko 2. Toistuvat työyhteisöongelmat esimerkkien valossa

Henkilöstön käyttäytyminen	Käyttäydytään vihamielisesti, suututaan pienimmästäkin asiasta, jääräpäisesti ollaan aina oikeassa.
Jaksamattomuus ja henkilöstöongel mat	Henkilösuhdeongelmat, henkilöstön fyysinen ja psyykkinen väsymys heijastuu koko toimintaan.

Työyksikön toimintatapojen ongelmat	Ongelmia lähinnä käytännön toimintatapojen selkiyttämisessä. Pidetään kyllä palavereja, jossa oh keskustelee eli sanoo, kuinka toimitaan. Muut uskaltavat sanoa mielipiteensä vasta jälkeenpäin, koska halutaan välttää yhteenottoja.
Työn kuormituksen epätasa-arvoisuus	Työtehtäviä siirretään henkilölle, jolla jo on liikaa työtä. Joustavuutta puuttuu, sanoissa on mutta ei teoissa. Henkilökunnan vähyys on työnkuormittavuus numero yksi.
Pseudo-hyvä ilmapiiri	Ylläpidetään ilmapiiriä ettei ongelmia ole. Ongelmien esille tuoja leimataan syntipukiksi. Ilmapiiri on kireä, syyllistetään toisia, puhutaan toisista selän takana. SH Tieto ei kulje, ilmapiiri on kehno. Ongelmista supistaan pienissä piireissä. Takanapäin puhumisena.
Työntekijöiden henkilökohtaiset ongelmat	Useita alkoholiongelmaisia työntekijöitä, loppuunpalaneita työntekijöitä, valtasuhteet epäselvät, ei selkeää johtamista, ei selkeitä päätöksentekotapoja.
Esimiestason ongelmat	Johtaja käyttää valtaansa mielin määrin. Ei arvosteta työtätekeviä eikä lääkäreitä. EE Hoitaja-osastonlääkäri -suhteessa näkemyseroja. Kiinnitetään huomio epäoleelliseen. Vallankäyttö, puuttuu avoimuus. Syyllistetään se henkilö, joka uskaltaa ongelmista puhua. Monesti tukahdutetaan keskustelu heti alkuvaiheessa äkkinäisellä, yllättävällä tokaisulla. Esimerkiksi työnteon kannalta olennaisia parannusehdotuksia ei esimiestasolla juurikaan kuunnella, vaan esimies päättää asioista yksin tai pienessä ryhmässä.
Ammattiryhmien väliset ongelmat	Eri ammattiryhmien välistä kateutta. Jonkin verran toisen työn aliarvostamista.

Lähde: Suonsivu 2003

Toisinaan työntekijöiden keskeinen luottamuspula oli työyhteisöongelmien lähtökohtina. Eräs tutkimukseeni (Suonsivu 2003) osallistuneista pohti tätä:

> "Ehkä osa (ongelmista) selittyy ihmisten luonne-eroista, esimiehen ja muun henkilöstön välisestä luottamuksesta ja sen puutteesta, toisentyyppinen ongelma on ajoittain kiire, mikä taas johtuu henkilökunnan niukkuudesta työn määrään nähden. Kaikki eivät halua ottaa vastuuta asioista. Hoitolinjat eivät ole yhtenäisiä, jolloin ei voida sopia hoidosta, siten, että omahoitaja kokee saavansa tukea. Toisaalta hoitotyöntekijöiden eriarvoisuus (joka vaihtelee) esimiehen silmissä aiheuttaa koko työryhmässä epäsopua ja ongelmia eli alaiset kontra esimies (hoitotyöntekijöiden välillä ei ole tuolloin skismaa). Tällöin on kyse usein myös esimiehen uupumisesta ja seurauksena korostetaan kohtuuttomasti auktoriteettiasemaa (lääkärit) ja hoitotyöntekijät eivät tuo todellisia asioita esiin. Ongelmat ilmenevät avoimen keskustelun puutteena tai hoitotyöntekijöiden huolimattomuutena tehtävien ja potilaiden hoidon suhteen. Työhön sitoutuminen on nolla, on ihmissuhdeongelmia. Osa ongelmista tulee osaston henkilökuntarakenteen muutoksesta uusimuotoisten ja vanhamuotoisten koulutusten saaneiden kilpailua. Osastoilla ja koko organisaatioissa on murrosaika. On jatkuva uudistuminen ja koulutusrumpa. Pitää kehittää ja nopeasti. Ihmettelen, mihin on kiire?"

Pysyvinä ongelmina ilmaistaan myös työnjakoon ja työtoverien keskinäisen tuen puutteeseen liittyviä ongelmia. Työssä ei ole enää hyvä olla, sen vuoksi sieltä halutaan muualle, yleensä eläkkeelle. Pahan olon ilmauksina esitetään: "Osastolla on paljon sairaslomia tai jatkuvasti supistaan kahdestaan ja kun paikalle osuu, vaietaan "tai "useille tulee tunne, että kansliasta on lähdettävä pois "tai "toivotaan pääsevän pois työelämästä" tai "esimiehellä on suosikkeja, koetaan pahaa oloa ja viihtymättömyyttä" tai "ollaan äreitä toisille". Myös ajan puutetta ja keskustelutilanteiden vähyyttä valitellaan. Paha olon ilmenemistä kuvaa myös se, että tarkkaillaan työvuoroja, kenen kanssa ollaan työssä. Pelätään tulevia vuoroja, koska työnkuormitus on sidoksissa siihen, keitä työtovereista on työvuorossa samanaikaisesti. Työssä olemista kuvataan hiljaisuutena, monet vetäytyvät omiin oloihinsa. Työnilo puuttuu. Eräs työntekijöistä kuvasi pahan olon kokemuksiaan:

> "Harmittaa, kun ei osaa käsitellä näitä nykyisiä asioita, seuraa pohtimista, itsensä moitiskelua, stressiä. Asiat jäävät painamaan ja selvittämättä, yhteistyötä eikä mitään yhteistä ole enää hoitajien kesken." Toistuvien työyhteisöongelmien seuraukset esitettiin runsaita sairauslomia, riitoja työtovereiden kesken, tiedon panttaamista, yksittäisten ihmisten valtapyrkimyksiä, turvallisuuden vähenemistä, jatkuvia ristiriitoja toimintatavoissa, äreyttä ja huolenosoituksia potilaita kohtaan ja yleistä välinpitämättömyyttä työyhteisössä."

Työperäisten syiden merkitykset masennuksen kannalta oli moninaiset. Työ oli masentuneelle sekä itsetuntoa säilyttävä että sitä pirstova. Masentuneelle oli vaikeata luopua ajatuksesta, että oli ollut jaksava, toimelias ja osaava työssään. Samalla, kun työerityispiirteineen koettiin hankalaksi, se joidenkin mielestä oli ainoa työ, jota halusi jatkossakin tehdä. Työ antoi sisältöjä elämään ja sosiaalisia suhteita, joiden toivottiin tukevan heitä.

2.3.1.1 Työelämän muutokset masennuksen syinä

Tässä luvussa tarkastelen työelämän muutosten hallintaa, muutosprosesseja, muutosten seurauksia, merkityksiä ja työssä vaikuttamismahdollisuuksien yhteyksiä työntekijän masennukseen oman tutkimustulosteni (Suonsivu 2003) valossa.

Työpaikan henkilöstömuutokset, kuten lomautukset, osa-aikaisuus ja avoimien työpaikkojen täyttämättä jättämiset sekä työvoiman henkilöstösupistukset on todettu merkittäväksi terveydelliseksi riskitekijäksi (Vahtera ym. 2002). Launiksen ym. (1998) tutkimustuloksissa vahvistui oletus siitä, että työhön liittyvää hyvinvointia on mahdotonta tutkia ilman työn sisältöjen ja niiden muutosten samanaikaista tarkastelua.

Tutkimukseeni osallistuneet ilmaisivat muutokset ja niiden merkitykset vahvimpana työelämäperäisinä masennusten aiheuttajina. Vaikka oma masennus olisikin ollut lähtöisin yksityiselämästä, sen kriisistä, niin organisatoriset muutokset pahensivat masennusta.

Suurin osa masentuneista tähdensi sitä, ettei henkinen hyvinvointi kestänyt nopeita työelämän muutoksia. Niiden äkkinäisyys, taajuus, suuruusluokka, ajankohta ja työyhteisössä käyty prosessi vaikutti siihen, miten muutoksiin suhtauduttiin. Muutoksen johtaja ja johtamisen tapa vaikutti puolestaan siihen, miten muutos kestettiin. Tärkeätä muutoksen läpiviennissä oli sen etukäteen tehty suunnittelu, henkilöstön kuuleminen ja järkevät perustelut. Tutkimukseen osallistuneista lähes puolet tähdensivät sitä, ettei heidän organisaatioissaan suunniteltu eikä toteutettu muutoksia yhteistyössä johdon ja henkilöstön kanssa. Suunnittelematon muutos aiheutti vuosia kestävän tai jopa ylitsepääsemätön ahdistuneisuuden henkilökunnan joillekin jäsenille. Se, että muutos oli perusteltu välttämättömänä, mutta ei kuultu sen toteutuksessa henkilökuntaa, aiheutti katkeruuden ja pettymyksen tunteita. Luottamus horjui muutoksesta päättäviin ja sitä toteuttaviin. Tämän jälkeen oli vaikeata kokea työtään merkitykselliseksi ja sitoutua siihen. Muutoksina esitettiin sekä rakenteellisia (esim. työyhteisöjen lopetukset) että sisällöllisiä (esim. uudentyyppiset työtehtävät).

Osa muutoksista oli kirjattu organisaation toimintasuunnitelmaan. Monesti suunniteltujen muutosten aikataulu nopeutui. Syyksi ilmoitettiin taloudelliset säästöt. Toimintasuunnitelmaan kirjatut muutokset hallittiin ei-kirjattuja paremmin. Osan tutkimukseen osallistuneiden mukaan vaikutti siltä, että työelämässä "kaikki" muuttui. Ammattirakenne muuttui ja ammatilliset peruskoulutukset muuttuivat sisällöllisesti. Hallinnollisia toimintoja yhdistettiin ja tukitoimintoja yhdistettiin (esimerkiksi laboratoriotoimintoja). Uusia tehtäviä aloitettiin, sairaaloiden tehtäväjakoja mietittiin ja toimintoja markkinointiin uusin tavoin. Laadunhallinta- ja laadunkehittämistyöskentelyä aktivoitiin, tiimityöskentelyä ja uudentyyppistä verkostointia myös organisaatioiden ulkopuolelle kehiteltiin. Kotihoitotoimintoja ja muita uuden tyyppisiä toimintoja kehiteltiin. Lisäksi joissain organisaatioissa kehiteltiin toiminnan seuranta- ja itsearviointi- sekä vertaisarviointimalleja. Teknologiaa ja ATK:ta kehitettiin.

Muutosprosessien luonnehdinta

Tutkimuksessani (Suonsivu 2003) tuli esille se, että muutosprosessien toteutukseen pitäisi liittyä kiinteästi työn arvot, eettisyys, asenteet, työn organisointi, työn mitoitus ja resursointi, yhteistyö ja luottamus. Avoin keskustelu todettiin vähäiseksi muutosprosesseja toteutettaessa. Työyhteisöissä oli meneillään useita muutosprosesseja samanaikaisesti. Uudet muutosvaateet tai määräykset muutoksiin tulivat ennen kuin työyhteisössä saatiin entiset tehdyksi. Orientoitumisaikaa uusille muutoksille ei ollut. Työyhteisöissä oli pahimmillaan muutosprosessien kaaos: yhtä prosessia suunniteltiin, toista käynnistettiin, seuraavia toteutettiin ja muutama prosessi oli arviointivaiheessa. Samanaikaisesti oli huhuja liikkeellä koko työyhteisön tai jopa sairaalan lopettamisesta. Yleensä johto kielsi huhut valheellisina, kunnes päivän tai viikon kuluttua ne osoittautuivat tosiksi. Muutokset olivat pääasiassa suunnittelemattomia tai huonosti etukäteen suunniteltuja. Muutosprosesseihin ei valmennettu. Muutosprosesseja ei yleensä toteutettu yhdessä koko johdon ja henkilöstön voimin. Johdon toimesta muutosprosessien alkuvaiheessa informoitiin muutoksen päämäärästä ja aikatauluista. Toteutusmallista, uusista tehtävistä, perehdytyksestä tai tuesta ei niinkään informoitu.

Muutokset perusteltiin pääasiassa taloudellisilla syillä. Kun muutos koski sairaalan tai työyhteisöjen yhdistämistä, oli tavoitteena rahallinen säästäminen. Tästä seurasi henkilöstön määrällinen supistuminen. Tämä aiheutti pettymyksen tunteita: esimerkiksi saatettiin lopettaa työyhteisö, joka oli vuosia kehitellyt yksilövastuisen hoitotyön menetelmää hoidon laadun parantamiseksi tai lopetettiin juuri saneerattu työyksikkö. Kun muutoksen perustelut eivät tuntuneet järkeviltä tai oma ja työyhteisössä tehty työ tuntuivat turhilta, seurasi tunne, ettei työtä arvostettu. Se merkitsi itsetunnon menetystä. Taulukossa 3 olen luonnehtinut muutoksia työntekijöiden ilmaisemina.

Taulukko 3. Muutosten luonnehdinta

Muutos oli	huonosti suunniteltu
	äkkinäinen ja hallitsematon
	täysin suunnittelematon
	vailla loogisia perusteluja
	säästösyistä toteutettua
	resursseihin koskevaa
	yhteistoimintalain vastaisesti toteutettua
	henkilökunnalta kysymättä toteutettua
	järjetön

Lähde: Suonsivu 2003

Muutosprosessit eivät olleet kehenkään hallinnassa. Vastaajat ilmaisivat asian siten, ettei organisaatioiden toiminta ollut pitkäjänteistä eikä kokonaiskoordinoitua. Kun toimintaan tuli organisaation ulkopuolelta esimerkiksi pakollisia säästötoimia, oli niiden toteutumiseksi "pakko" supistaa toimintoja. Seurauksena saatettiin esim. yhdistää kaksi yksikköä. Tällöin henkilöstö joutui muutokseen. Tällaiset tilanteet saattoivat tulla kesken budjettivuotta, eikä näihin oltu varauduttu. Päällimmäisenä oli tehokkuuden tavoittelu, joka loi työpaineita entisestään, samanaikaisesti kun resursseja vähennettiin, uusia toimintatapoja ja kehittämismalleja luotiin.

Muutosten seurauksia

Muutokset loivat erilaisia uhkia: tehtävien ja työyksikön vaihtumisesta työpaikan menetyksen pelkoihin. Sijaistyövoiman minimoinnin seurauksena oli sijaisina toimivien työsuhteiden pilkkoutuminen lyhyiksi. Työsuhteisiin liittyivät niiden jatkuvuuden epäselvyydet. Ne loivat pahoinvointia ja masennusta vastavalmistuneisiin hoitotyöntekijöihin.

Tutkimuksessani (Suonsivu 2003) kävi ilmi, että muutosprosessin alku oli organisaation muutoksessa, joka yleensä on aktivoitunut ulkopuolisesta vaateesta tai taloudellisesta pakosta. Muutoksina todettiin työn ja työtehtävien muutokset, työolojen tai työympäristön muutokset, toiminnalliset muutokset, säästöihin liittyvät muutokset ja kehittämismuutokset. Osa muutoshankkeista oli kirjattu toimintasuunnitelmiin, osa ei. Pääasiassa muutokset toteutettiin "ylhäältä alaspäin". Johto informoi henkilöstöä ja heidän kanssaan keskusteltiin. Muutosten suunnittelua ja niiden toteutuksia tehtiin jonkin verran yhteistyössä johdon ja henkilöstön kesken.

Äkkinäiset, hallitsemattomat muutokset laukaisivat työyhteisöissä tapahtumaketjun, joka usein paheni. Ne etenivät vastaajien mukaan seuraavasti: Ensimmäiseksi työntekijöillä esiintyi saadusta informaatiosta huolimatta tietämättömyyttä muutoksiin nähden. Se heijastui pelkoina ja uhan kokemuksina muutoksen/muutoksia kohdanneen työyksikön ja työntekijöiden omien tulevaisuuksien suhteen. Yksilötasolla alkoi esiintyä pahoinvointia. Työyhteisötasolla seurasi sisäiseen tunnemaailmaan siirtyminen, joka merkitsi ilmapiirin ja toiminnan lamaantumista tai "yhteismasennusta." Toiminta ja päätöksenteko olivat sidoksissa tunnetasoon. Yksilöiden paha olo ja koko työyhteisön ryhmän paha olo vaikuttivat toisiinsa. Muutos merkitsi huolta tulevaisuudesta, työpaikan vaihtumisen tai menettämisen pelkoa, sellaisiin uusiin tehtäviin siirtymistä, joita ei osaa tai opi. Pelättiin ammatillisen kyvykkyyden vähenemistä, saavutettujen etujen menettämistä, oman työryhmän hajoamista, tutun esimiehen ja työtovereiden menettämistä jne. Pelot aiheuttivat kilpailua työtovereiden kesken esim. siitä, ketkä saivat jäädä nykyiseen työyksikköön.

Johtoon ja päättäjiin suunnattiin pettymyksen tunteita. Alkoi esiintyä kiukkua, koska tuntui siltä, etteivät päättäjät arvosta heidän nykyistä työtään. Työntekijät alkoivat miettiä nykyisestä työstä poispääsemistä, joko eläkkeelle, koulutukseen, toiseen työpaikkaan, vuorotteluvapaalle tai jopa äitiyslomalle. Tärkeiksi asioiksi nousivat myös ura- ja kehitysmahdollisuudet, palkkaus- ja muut palkitsemismuodot sekä yksityiselämän ja työn joustavat yhteensovittamismahdollisuudet.

Yhteistyö saattoi huonontua niin johdon, työtovereiden kuin muiden työyhteisöjen edustajien kesken. Neljänneksi henkilöstö alkoi yhä enemmän kuunnella huhuja ja muodostaa niistä erilaisia mielikuvia. Samalla erilaiset pelot ja turvattomuuden tunne lisääntyivät. Luottamus väheni niin päättäjiin, johtoon kuin työtovereihinkin. Työyhteisöjen ilmapiirit huononivat, konfliktit lisääntyivät, esiintyi juoruja, klikkejä ja kuppikuntia. Työyhteisössä haettiin syyllisiä, syntipukkeja, eriarvostettiin, peiteltiin omaa osaamattomuutta. Omia ja toisten työsaavutuksia vähäteltiin, esimiehille kanneltiin ja työpaikkakiusausta alkoi ilmetä. Vuorovaikutus työyhteisöissä/organisaatioissa sulkeutui.

Työyhteisöissä saattoi esiintyä voimakas "kastijakoa", joka liittyi sisäiseen kilpailuun: huonot, osaamattomat (mm. ikääntyneet) ja hyvät työntekijät. Arvostus oli kiinnitettynä siihen, onko näppärä ATK-välineiden käyttäjä, prosessiosaaja tai muu erityisosaaja. Uusimuotoisesta ammattikoulutuksesta valmistui nuoria työntekijöitä, joilla oli valmius moniin tehtäviin, kuten esim. ATK-hallintaan. Tätäkin kautta aktivoitui työyksiköihin erilaisesti osaavia työntekijöiden ryhmiä. Toisaalta kahtiajakautuminen tunnistettiin myös toisinpäin: Huonot, tietämättömät (vastavalmistuneet, sijaiset) ja kokeneet, pitkään työskennelleet. Eri kyvykkyyksiä ei osattu käyttää hyväksi, vaan vaatimus oli, että kaikkien pitää osata kaikkia töitä. Arvokasta kokemusperäistä tietoa ja taitoa ei osattu syntetisoida uusiin tietoihin ja toimintoihin. Työyhteisöissä tasa-arvo ei toteutunut, erilaisuutta ei siedetty. Virallinen tieto ei kulkenut.

Myös työntekijöiden työnhallinta väheni niin yksilö- kuin työyhteisötasolla. Kilpailu työyksikköjen kesken lisääntyi. Pahaa oloa piiloteltiin. Yksilötasolla syrjäytetyt tunteet tulivat pintaan työkyvyttömyytenä, riitaisuutena, töiden välttämisenä, oppimattomuuden tunteina tai masennuksena. Työntekijöiden pahan olon tunne vahvistui ja työyhteisötasolla saattoi ilmetä voimakkaita toiminnan häiriöitä. Samanaikaisesti resursseja vähennettiin. Sijaistyövoiman saanti oli vähäistä. Työkuormitus ja kiire lisääntyivät. Uudet tehtävät ja monipuolistuneet potilasongelmat lisäsivät työkuormitusta. Monissa työyksiköissä henkilöstön sairauslomat lisääntyivät ja se osaltaan lisäsi kiirettä. Myös sairaana oltiin työssä, koska ei haluttu lisätä paikalla olevien työtaakkaa. Samanaikaisesti välillisen työn osuus kasvoi. Kehittämisprosesseja oli yhtaikaisesti useampia meneillään. Ylitöitä ei hyväksytty. Henkilökunta teki esim. laatutöitä omalla ajalla, jolloin lepoaika väheni. Palkka-ja muut edut eivät lisääntyneet. Samanaikaisesti joissain organisaatioissa tehtiin saneeraus-ja uudistamistöitä. Sairaalat olivat käyneet vanhoiksi ja vanhanaikaisiksi eivätkä vastanneet toiminnaltaan nykyisiä vaatimuksia. Työn itsenäisyys ja vaikuttamismahdollisuudet vähenivät. Tunne ammattitaidosta ja osaamisesta väheni. Yksilötasolla monien tunnemaailma oli aktiivisessa käytössä. Tunteet pahenivat, koska henkilöstöstä tuntui, ettei heitä kuultu vaikeuksissa. Myös muutosvalmennus oli minimaalista. Ulkopuolisia tahoja ja johtoa syytettiin tapahtumista. Henkilöstö oli huolissaan hoitotyön laadusta ja eettisyydestä työn toteutuksessa. Muutoksiin liitettyjen melko pysyviksi vakiintuneiden työpaikkaongelmien esiintymisiin liitettiin masennuksen pahenemista. Työyhteisöissä vallitsi yleinen väsymys, toimimattomuus ja työn merkityksen katoaminen. Työyhteisö sairastui. Monissa työyksiköissä edellä esitetyt asiat johtivat lähes kaaostilanteisiin, joissa henkilöstöstä yhä useampi voi huonosti.

Uusi opittava vaatii voimavaroja yhä enemmän. Voimavaroja ei kaikilla kuitenkaan ole usein niukentuneiden resurssien vuoksi. Työntekijän minäkuva voi joutua koetukselle koska totutuissa työtavoissa on ennen ollut vahvoilla, nyt heikoilla. Se saattaa altistaa masennukselle. Nyt uutta pitää opetella. Toisaalta työ on ollut voimakkaasti ulkoapäin säänneltyä. Jotta muutoksissa pärjää, pitää tehdä nopeita, itsenäisiä päätöksiä. Itsenäisyyttä myös halutaan. Se on ristiriitaista koska kritiikkiä ja itsenäisyyttä ei kuitenkaan sallita meillä töissä. (Suonsivu 2014.)

Tutkimuksessani (Suonsivu 2003) muutoksiin liittyi henkilöstön kilpailutilanteita ja ilmapiirin huononemista, koska tuntui siltä, että esimerkiksi kahden työyksikön henkilökunta keskenään piti kiinni vähennetyistä eduista. Tämä aiheutti kitkaa työyhteisöjen ja henkilöstön välille. Muutos aiheutti pelkoja, pettymyksen tunteita, työyksikössä häiriötä ja kilpailua, ilmapiirin kiristystä, kaaosta, työnkuormituksen lisäystä, konflikteja, sairauslomille jäämisiä, ennenaikaiselle eläkkeelle jäämisiä, masennusta ja lisätöitä.

Muutosten merkitykset

Henkilöstön jäsen sai tutkimukseni mukaan herkästi hankalan maineen, jos hän oli aktiivinen kysymyksissään tai arvioinneissaan. Toisaalta aktiviteettiin tuettiin. Se tarkoitti käytännössä samanmielisyyttä esimiesten ja johdon kanssa (taulukko 4). Muutokset loivat tietyn kuvan siitä, että kehitettiin työtä. Muutoksiin ei sitouduttu. Ne koettiin pinnallisiksi.

Todellisista asioista, ongelmista ja kehittämisestä ei organisaatiossa keskusteltu. Terveydenhuollossa tuntui olevan vallalla kovat arvot, varsinaisesti ihmisen kohtaamisesta, kuolemasta, surusta tai tukemista ei välitetty. Osa työntekijöistä pohti muutoksia yhteiskunnallisena ilmiönä. Ymmärrettiin, että yleisesti kompetenssivaatimukset nousevat ja työelämä fragmentoituu, asiantuntijuus painottuu.

Taulukko 4. Muutosten merkitykset

Muutos merkitsi	Työn lisäystä ja uusia tehtäviä
	Vanhan työn tai tehtävien menetystä
	Oman tutun tiimin menetystä
	Tuttujen työtovereiden menetystä
	Uutta johtoa
	Perusturvallisuuden menetystä
	Epämiellyttäviä tehtäviä ja muuttuvia työtapoja
	Lisää vaatimuksia työkyvylle
	Eettisiä pulmia työssä
	Epätietoisuutta tulevasta
	Väsymystä ja stressiä

63

Lähde: Suonsivu 2003.

Seurauksena on psyykkisen kuormituksen kasvaminen, joka varsinkin ikääntyvillä tuntui muodostuvan erittäin raskaaksi. Tähän liittyi teknologian osaamisen vaatimusten kasvu, joka kuormitti erityisesti ikääntyneitä työntekijöitä. Myös jotkut haastateltavista kokivat vaikeaksi tietyn kansainvälistymisen vaatimuksen, esimerkiksi kielitaidon suhteen oli ongelmia. Jotkut kokivat raskaaksi alituisen vaatimuksen joustavuudesta, innovoinnista ja uuden oppimisesta. "Ei ollut halua esimerkiksi lähellä eläkkeelle siirtymistä pohtia päivittäin sitä, miten pitäisi sietää erilaisuutta, opiskella, miettiä tulevaisuuden organisaatiomalleja ja visioida." Haluttiin saada työrauha työyksikköön.

Työntekijän vaikutusmahdollisuudet

Tutkimuksessani (Suonsivu 2003) työ koettiin monipuoliseksi. Päivät muodostuivat erilaisiksi, koska ihmiset olivat erilaisia ongelmineen. Lisäksi työhön sisältyi muita tehtäviä, kuten laatutyöt. Masennus vaikutti kuitenkin kokemukseen työstä siten, että aiemmin monipuoliseksi koettu työ menetti mielenkiintonsa ja sen monipuolisuutta välteltiin. Masentuneelle tietous "odottavasta monipuolisesta työstä" antoi toivoa. Masennuksesta haluttiin toipua ja palata kokemukseen normaalin työn rytmistä. tutkimukseen osallistuneet kokivat samanaikaisesti työnsä sekä "antavaksi" että raskaaksi ja turhauttavaksi.

Vastuuseen oltiin osin tyytyväisiä. Henkilöstön määrän vähäisyydestä itselle koituvasta vastuusta ei pidetty. Tällöin koettiin toiminnan turvallisuuden vaarantuvan. Työyksikössä tapahtuvana lähityöhön koettiin olevan vaikuttamismahdollisuuksia. Vaikuttamismahdollisuuksia ei koettu olevan niissä asioissa, jotka päätettiin työyksikön ulkopuolella, organisaatiotasolla. Myöskään työyksikön esimiehet eivät olleet tyytyväisiä vaikutusmahdollisuuksiinsa. Monissa työyksiköissä käytiin lain mukaisesti yhteistoimintaneuvottelut, joissa kerrottiin ja keskusteltiin esim. toiminnan suunnitelmista. Kokouksissa päätöksiin vaikuttaminen oli kuitenkin vastaajien mielestä heikkoa. Jotkut työntekijöistä valittivat sitä, ettei yhteistoimintaneuvotteluja tai osastokokouksia pidetty lainkaan. Asiat tulivat työyksiköihin määräyksinä. Työyhteisöjen sisällä tilanne oli parempi. Jossain yksiköissä vaikuttamismahdollisuudet olivat sidottuja henkilöihin. Esimies keskusteli ja kuunteli vain joidenkin työntekijöiden kanssa. Näiden mielipiteiden pohjalta esimies teki päätökset. Tämä katkeroitti.

Tutkimukseni (Suonsivu 2003) mukaan yli puolet masentuneista koki tulleensa kuulluksi työyhteisössä. Noin kolmannes koki tulleensa kuulluksi työyhteisössän, kun kertoi ajatuksia omaa työtään koskevissa asioissa. Masentuneista 21,8% koki, ettei tullut kuulluksi. Omaa työmäärää tai kiirettä koskevia asioita ei kyetty esimiehille välittämään niin, että niihin olisi pystytty vaikuttamaan. Työmäärä ja kiire lisääntyivät ajan kuluessa eteenpäin. Huonosti toimivassa työyhteisössä koettiin vaikutusmahdollisuudet kaikkein huonommiksi. Esimies saattoi koota itselleen "hovin", joka päätti työyhteisön asioista. Työyhteisössä se oli yleisesti tiedossa, mutta kukaan ei enää jaksanut reagoida toimintamalliin. Tilanteeseen oltiin alistuttu.

Vaikutusmahdollisuudet koettiin pieniksi työn kehittämisen ja -organisoinnin suhteen. Organisaation arvoihin ei pystytty vaikuttamaan. Pääosin muutokset käynnisti johto. Usein muutoksen toteutti kuitenkin henkilöstö.

2.3.1.2 Koulutus, kehittäminen ja masennus

Tutkimuksissani (Suonsivu 2003, 2011) näyttäytyi se, että voimakkaasti masentuneet eivät jaksaneet kiinnostua opiskelusta. He pyrkivät välttelemään koulutuksellisia tilanteita. Jotkut kertoivat ahdistuvansa voimakkaasti, jos heidän oli osallistuttava johonkin sellaiseen, jossa tehtiin ryhmätöitä. Esimiehet todettiin yleensä koulutukseen osallistumisen tukijoiksi. He kannustivat ammatillisuuden vahvistamiseen ja uuden oppimiseen.

Kehittämiseen osallistuminen koettiin selvästi vieraammaksi kuin koulutuksiin osallistuminen. Kehittäminen toi mukanaan ristiriitaisia tunteita ja mielipiteitä. Jotkut masentuneista olivat havainneet, että kehittämisprojektit, joihin he olivat osallistuneet, olivat tukeneet heidän jaksamistaan ja antaneet elämäniloa. Suurin osa masentuneista ei ollut halunnut masentuneena osallistua kehittämistoimintaan. He kokivat, ettei heillä ole luovia voimia kehittämiseen eikä uskoa siihen, että kehittämisellä saadaan aikaan parannusta potilaan hoitamiseksi tai henkilöstön työolojen kehittämiseksi.

Koulutuksen ja kehittämisen merkitykset masennuksen kannalta

Koulutus ja kehittäminen koettiin pääasiassa mahdollisuuksina, osa koki ne taakkoina. Koulutus ja kehittäminen eivät olleet masennuksen syinä. Taakaksi se saattoi muodostua siinä vaiheessa, jos työyhteisössä ei ymmärretty asianomaisen tilannetta ja osoitettiin koulutuksiin osallistumisvuoron olevan masentuneella. Tämä oli harvinaista. Etupäässä oli kuitenkin niin, että samat aktiiviset, jaksavat työntekijät halusivat osallistua paljon. Masennuksen kannalta epäedullinen oli tilanne, jonka masentunut koki "mikään ei riitä" - tilanteena. Se oli kokonaisvaltainen tila, jossa asianomainen koki, että työmaailma oli muuttunut sellaiseksi, ettei tavallinen työnteko riittänyt, vaan aina odotettiin enemmän ja enemmän. Se masensi. Masentunut koki tällöin jäävänsä ulkopuoliseksi, koska toiset jaksoivat vastata suurentuviin vaatimuksiin.

3 Kokemuksellinen masennus

Nykyään keskitytään usein tarkastelemaan masennusta lääketieteellisestä näkökulmasta sairautena, jonka aiheuttavat biokemialliset muutokset aivoissa. Masennukseen liittyy todetusti biokemiallisia muutoksia välittäjäaineissa: masentuneita vaivaa tavallisesti matalan serotoniinitason ja matalan norepinefriinitason yhdistelmä. Biokemikaalien olemassaolo tai poissaolo ei sinänsä luo masennusta. Masennus voi aktivoitua hylätyksi kokemuksen jälkeen, menetysten, somaattisen sairauden, onnettomuuden tai nöyryytyksen kokemuksen takia. Masentuneen kokemus itsestä voi olla hauras, rikkonainen ja kokemus omasta huonoudestaan. Kun masennuksen kliiniset oireet ovat objektiivisesti mitattavissa tai havaittavissa, niin masennusta ilmiönä tarkasteltaessa liitetään siihen ihmisen oma kokemus tai näkemys. Masennus on kokemus, joka on mielen eri tunnevivahteinen tapahtuma. Samanaikaisesti, kun tarkastellaan ja tutkimukset kohdistuvat masennukseen biokemiallisena, niin masennusta tarkastellaan yksilöllisenä ja kokemuksellina tilana. (Ilmoniemi 2016.) Jokaisella mieliala vaihtelee. Tunne-elämämme kannalta on tärkeää, että reagoimme normaalisti menetyksiin surulla tai lyhytaikaisella masentuneisuudella. Kuitenkin on tärkeää, ettemme jää surun tai masennuksen vangiksi, jolloin masennus voi kroonistua. Ajan mittaan se voi ottaa yhä enemmän elämää hallintaan. Hyvinvointi saattaa huonontua yhä enemmän.

3.1 Yksilön kokemuksellinen masennus

Tässä luvussa pohdin kokemuksellista masennusta pohjautuen ymmärtävään, fenomenologiseen lähestymistapaan ja Lauri Rauhalan (1998) ajatteluun. Ihminen antaa, niin terveenä kuin sairaana oman ajattelunsa avulla yksilöllisiä merkityksiä havainnoille. Tämän vuoksi ulkoinen maailma ei ole objektiivinen tosiasioiden maailma, vaan se rakentuu ihmisten tietoisuuden toimintojen merkitysrakenteista. Näiden ulottuvuuksien avulla ihmisen tietoisuus jäsentää kokemuksia, jotka sitten rakentuvat ihmisen tietoisuudessa mielekkäiksi kokonaisuuksiksi. Hän luo olemassaoloaan. Se merkitsee olemassaolon ajatusta niin, että ihminen on osa omaa elämäntilannettaan, situaatiota. Ihmisen olemassaolosta "käsin muun olemassaolon jäsentymisestä koetetaan tehdä ymmärrettäväksi" (Rauhala 1998).

Ihminen ymmärretään olemassa olevien kahden erilaisen perusnäkemyksen välityksellä. Ihminen yleensä -orientaatiossa tarkastellaan ihmistä lajinsa biologisena, psykologisena tai sosiaalisena olentona. Pyritään löytämään ihmistä koskevia yleisiä lainalaisuuksia. Ihminen yksilönä -orientaatiossa pyritään tarkastelemaan sitä, miten ihminen toteutuu itsenäisiä valintoja tekevänä, vastuullisena ja eettisenä olentona. Rauhalan (1998) mukaan ihminen toteuttaa olemassaolossaan molempia olemuksia, jotka kietoutuvat yhteen.

Rauhalan (1986, 1998) näkemyksenä on ihmisen olemassaolon eri olomuotoina tajunnallisuus, situationaalisuus ja kehollisuus. Ihminen on yksilöllinen, ainutlaatuinen, jatkuvasti valintoja tekevä ja vastuullinen, suhteessa ympäröivään maailmaan oleva todellistuja. Ihminen nähdään itseään, omaa terveyttään toteuttavana. Rauhala painottaa sitä, että ihminen olemassaolossaan pyrkii aina eheyteen. Jos hän on tietämätön subjektiivisessa maailmankuvassaan, hän täyttää aukon mielikuvituksensa voimalla. Eheyden tunteeseen sisältyy myös elämän kokeminen mielekkääksi.

Ihmisen olemassaolo on ainutkertaista, koska hänen olemassaolonsa ulottuvuudet "läpäisevät vastavuoroisesti koko ajan toisensa ja modifioituvat samalla toistensa olemassaolon ehtoja" (Rauhala 1998, 29). Ihminen ei ole täysin irrallinen ympäristöstään. Yksilö elämäntilanteessaan ja olemassaolossaan toteutuu ihmiseksi suhteessa toiseen. Hän on aina Rauhalan sanoin "toiseksi tulemisen tilassa". Ympäristö, toiset ihmiset ja ihminen itse ovat dialektisessa yhteydessä ainutkertaisena. Tämän näkemyksen mukaan ihmisen kokema masennus voidaan nähdä kokemuksellisena elämäntilanteen merkityssuhteen häiriönä, tajunnallisena kokemuksena. Siinä ilmenevät somaattiset "masennusta" ilmentävät oireet, kivut ja säryt, jotka esiymmärryksenä ovat kehollisuuden olomuodon ilmentävää huolta olemassa olevasta elämäntilanteesta ja tiedostavana eli tajunnan ymmärryksenä ne näyttäytyvät kehon kipuina. Elämän eri olomuodot kietoutuvat toisiinsa niin, että ne ovat dialektisessä yhteydessä. On mahdotonta ja tarpeetonta esittää yksipuolista syy- seuraus- kausaalisuhdetta masennuksen ilmetessä. Esimerkiksi masennustekijöihin liittyviä kipuoireita voisi helpottaa työtilanteen turvallisuuden lisääminen, työkuormituksen vähentäminen tai työyksikkökonfliktien selvittäminen. Pelkkä masennuksen toteaminen ja kenties lääkehoidon aloittaminen ei masentuneen kokonaisolemassaolon kannalta juurikaan tuota tulosta. (Suonsivu 2003, 2014.)

Eri ihmiselle masennus voi näyttäytyä eri asioina: sairautena (olen masentunut, siis sairastan tämännimistä tautia), työkyvyttömyytenä (en kykene enää tekemään työtäni), kärsimyksenä (olen pystyyn kuollut, en siis elä) tai itsetunnon viejänä (en ole enää minkään arvoinen) jne. Samoin kuin ihminen luo terveyttään, hän luo myös sairauttaan, hän luo elämäänsä.

Kun masentuneen elämässä tai työsituaatiossa tapahtuu muutos, esimerkiksi työn määrän radikaali kasvu, koko elämäntilanne (tai työtilanne) tulkkiutuu tämän rakennetekijän johdosta. Tämä voi vaikuttaa esimerkiksi aiheuttaen kehollisuuden kipuhäiriöitä, jotka on ymmärrettävä tällöin tilanteen esiymmärryksenä. Se tulkkiutuu kehollisuudessa uupumuksena tai masennuksena. Tajunnan olemuspuolella kipu tai masennus voidaan tulkita työmuutoksesta johtuvaksi. Siihen voi liittyä elämäntilanteessa uusia konteksteja, esimerkiksi yksilön ja häntä hoitavan lääkärin hoitosuhde. Elämän- tai työmuutosten johdosta merkityksellisten asioiden kokemukset muuttuvat. Tajunnan mielellisissä tulkinnoissa merkitykset voivat olla seuraamuksia ahdistavista elämäntilanteista. Ne tulkitaan negatiivisiksi ja se heijastuu takaisin tajunnallisuuteen esimerkiksi uhkien tai pelkojen tuntemuksina. Situationaalisuuden muutoksessa vanhat horisontit voivat muutoksen seurauksena saada kehittymättömän eli harhaisen merkityssuhteen. Esimerkiksi jos organisaation muutoksessa vanhan ja uuden tilanteen muuttumisissa ei työntekijä saa järkiperusteluja muutokselle, seurauksena on luottamuksen menettäminen päätöksentekijää kohtaan. Se luo uusia harhaisia horisontaalisia merkityksiä ja seurauksena on kierteinen ja monisyinen merkitysten antaminen suhteessa organisaation johtoon ja koko organisatoriseen tilanteeseen. Ihmisen eksistentialistisuudessa erityispiirteenä on hänen tajunnallisuutensa. Tajunnassa tapahtuvat ihmisen ajattelutoiminnot. Ihmisen tajunnallisuus toteutuu mielissä. Merkitsevyyden perusulottuvuutena mieli on se kokemussisältö, jonka ajattelun avulla jokin ymmärretään joksikin. Ihmisen kokemukset ovat joko tietoisia tai tiedostamattomia. Masennus ilmiönä voidaan ymmärtää mielen avulla moniulotteiseksi pahoinvoinnin tilaksi. Miten yksilö suuntautuu elämänsä tai työyhteisön ilmiöihin? Ihmisen intentionaalisuus elämään ja niiden merkityksiin muuttuu masentuneena erilaiseksi. Ihminen masentuneena kokee elämänsä masennuksen tuottaman "epäjärjestyksen" kautta. Persoonallisuus esineellistyy ja ihminen yksilöllisine erityispiirteineen katoaa itseltä. Tämä itsestä vieraantuminen aiheuttaa konemaisen, urautuneen suhtautumisen elämään. (Suonsivu 2003, 2011, 2015.)

Masennus on yksilön ainutlaatuinen kokemus. Se tarkoittaa sitä, ettei kukaan toinen voi sanoa onko yksilö masentunut vai ei. Se on yksilön arvioitavissa. Yksilön arviota tulisi ympäristön kunnioittaa. Yksilö nähdään vastuullisena toimijana, jolla on oma arvomaailmansa, elämänkatsomuksensa ja omin tapa kietoutua maailmaan (Rauhala 1998). Tässä kirjassa pääasiassa tarkastelen masennusta työhön liittyvänä, vaikka ei tällaista tarkkarajaisuutta voida sosiaalisessa todellisuudessa tehdä. Tässä yhteydessä masennus ulottuvuuksineen ilmenee vaihtuvina tiloina, prosesseina, jotka kulminoituvat johonkin, tässä yhteydessä työhön ja työyhteisöön.

Kiikkalan (1996) mukaan yksilön masennuksen kokemus on muuntuva niin ihmis- kuin tilannekohtaisestikin eikä sitä voi pysyvästi luokitella. Näkökulma on eksistentialistis-fenomenologinen, jossa ihminen on holistinen, jakamaton kokonaisuus omassa ainutlaatuisessa elämäntilanteessaan. Masennukseen sisältyy siis lääketieteellisten oireiden ja häiriöiden ohella kokonaisvaltaisia elämän arjessa esiintyviä kokemuksia. Siihen liitetään prosessimaisuus, olotilan asteittainen paheneminen. Masennuksessa tunnistetaan eri tasoja. Ensimmäisellä tasolla ärtyneisyys lisääntyy ja oma-aloitteisuus vähenee, halukkuus yksinoloon ja passiivisuuteen lisääntyy. Toivottomuus on tunnusomaista toisella tasolla, myös itseensä käpertyminen on voimakasta. Kolmannella tasolla hajanainen olo lisääntyy eikä mikään tunnu miltään. Neljännellä tasolla itku tukahtuu kokonaan, tunteet ovat kuolleet tai hukassa itseltä. Tunteiden tilalle tulevat kuolemantoiveet. Masennukseen saattaa sisältyä ilottomuutta, onnetonta oloa ja työn koneistumista. Masennusta kuvataan elämättömyytenä, itsestä ja omista tunteista vieraantumisena tai voimakkaana kärsimyksenä. Masennukseen sisältyy tylsyyden, häpeän, surun, syyllisyyden, vihan, pettymyksen ja katkeruuden tunteita sekä itseinhoa. Persoonallisuus saattaa muuttua ja itsetunto sekä hallintakyky mataloituvat. Masentunut kokee olevansa herkkä, siihen liittyy itkuisuus ja mielen ailahtelevaisuus. Masennus on myös ahdistuksen, pelkojen ja ristiriitaisuuden tunteiden olotila. Masennus näyttäytyy Kiikkalan (1996) mukaan kokemuksellisena ristiriitaisuutena suhteessa kuolemaan ja elämään, ihmisen hengellisyydessä, ympäristön ja itsen suhteissa, koettuina fyysisinä häiriöinä ja kokemuksellisen ulottuvuuden sekä toiminnan suhteissa. Elämä on urautunutta ja rutiininomaista. Rutiinit luovat turvallista oloa.

Masennuksen kokemukseen liittyy herkkyys haavoittuvuudelle. Haavoittuvalta puuttuu selviytymiseen tarvittavia keinoja ja voimavaroja. Puuttuminen voi olla joko "todellista" tai itsearvioitua. Haavoittuvuutta saattaa lisätä vahva sitoutuminen yksittäisiin tavoitteisiin niin, että "tielle" ilmaantuu esteitä, tai, kun yksilö ei tunnista omia uskomuksiaan eli ei tiedä millaisten taustauskomusten varassa hän elää eikä tunnista omia arvojaan eikä sitä, mitä elämältään haluaa. Omien arvojen, uskomusten, tavoitteiden, toiveiden, unelmien, tunteiden, voimavarojen, selviämiskeinojen ja päätöksentekotapojen tunnistaminen vähentää haavoittuvuutta. Ihmisen on tärkeää opetella kuuntelemaan omia tunteitaan. (Suonsivu 1997.)

Tutkimuksessani (Suonsivu 2003) kaikkien osallistuneiden mukaan masennus muutti elämäntapoja. Masentuneena eli ikään kuin puoliksi unessa. Suhde omaan kehoon muuttui. Itsetunnon ja omanarvontunteen mataloitumisen myötä ei enää välittänyt kehon hyvinvoinnista. Masentuneen sisällä vellovat tunteet ja ristiriitaisuudet "haluttiin" näkyvän olemuksessa. Masentuneena ei jaksanut välittää ulkonäöstä tai terveydestä. Ihminen oli kokonaisvaltaisesti "lopussa." Masentuneet kuvasivat muutoksia elämäntavoissaan paikalleen jämähtämisenä ja liikunnan välttämisenä seuraavasti:

> "Aamulla ei jaksa nousta ylös sängystä", "en jaksa lähteä lenkille, ei tule lähdettyä kyläilemään, ei elokuviin, kotona on kiva olla", "ei jaksa, ei saa mitään aikaiseksi, ei ole halua lähteä töihin ja sitä vain laskee, että koska pääsee pois", "minä en liiku, en harrasta", "en jaksa tehdä mitään ylimääräistä kotona, olen kiukkuinen, äkkipikainen, syön liikaa, lihon, en jaksa kiinnostua asioista", "harrastukset ovat jääneet pois, uupumusta", "en jaksa mitään harrastaa", "väsyttää jatkuvasti, pakko nukkua aina työn jälkeen 1 - 2 tuntia" tai "suunnittelen kuntoilevani, harrastavani tärkeitä asioita, mutten kuitenkaan jaksa ja ryhdy toimeen."

Jotkut ilmaisivat elämäntapojensa muuttumisen ilmenneen syrjäytymisenä:

> "Haluaisin olla yksin ja syödä makeaa, työasiat pyörii mielessä, mitä on jäänyt tekemättä, mitä on tehnyt huonosti", "olen hiljaa, omissa oloissani, mikään ei huvita, työ/toiminta ei kiinnosta, väsyttää" tai "sulkeudun mielelläni kotiin, tunnen ahdistusta, vihaa, toivottomuutta ja itkuherkkyyttä."

Moni masentunut kertoi liiallisesta syömisestään ja alkoholin käytöstään. He kertoivat esim. seuraavaa:

> "Alkoholin käyttöä liikaa, runsas alkoholin käyttö vapaa-aikoina, pitää ottaa niin paljon, ettei tarvitse ajatella mitään"
>
> Syön vain, löhöän."

Osa masentuneista työntekijöistä toi esille saamattomuuden ja itsensä hoitamattomuuden. Esimerkkejä tästä:

> "Saamattomuus kaikissa asioissa
> Olo on väsynyt, nukkumisesta ei ole apua. Olen vain."

Masentuneiden kokevat usein avun tarvetta, tuskaisuutta, ilottomuutta, elämänmalli kaventuu, tulee ajattelun muutoksia ja itsen vähättelyä. Elämän voima tuntuu vähentyvän, esiintyy voimattomuutta ja toivottomuutta. Kaiken merkityksettömyys, jähmettyminen, vihamieliset tunteet valtaavat, kuoleman kutsun ja elämän voiman välinen koettu ristiriita lisääntyy ja kokemuksellinen olemisen eli tiedon tahon ja tunteen välinen ristiriitaisuus vahvistuu. Masentuneena voi kokea hengellisen kokemuksen, uskoon tulon ja Jumalaan turvautumisen. Masennus koetaan voimakkaana kärsimyksenä. Yksilön ja ympäristön välinen ristiriita vahvistuu, syrjään vetäytyminen, koetut ympäristön itseen kohdistuvat vihamieliset tunteet valtaavat masentuneen, toisaalta ympäristöön kohdistuvat odotukset ja vihamieliset tunteet koetaan vajauksena. Masennus on tunnesuhteiden vastavuoroisuudessa reaktio nykyiseen tai elettyyn elämäntilanteeseen. Masennus koetaan myös fyysisenä häiriönä tai kipuna, väsymyksenä, aistitoimintojen muutoksena, itkuisuutena, kiirehtimisenä ja ulkonäön muutoksena. Masentuneen herkkyys kokea omassa elämäntilanteessaan ja työympäristössään vääristymiä on hänelle itselle todellisuutta. Jokainen työntekijä kokee työyhteisönsä omalla tavallaan. Hyvinvointi tai pahoinvointi luo uudelleen merkityksiä kokemuksille. Oleellisinta on se, että työelämän toimijoiden pitää tiedostaa ihmisen ajattelun, tunteiden ja toiminnan ohjautuvan ja sitoutuvan hänen kokemustensa merkityksiin. Kärjistäen, jos masentunut työntekijä kokee esimiehen epäluotettavaksi, se merkitsee asianomaisen työelämän situaatiossa sitä, että häneltä puuttuu luotettava mielipiteisiin vastaaja. Se saattaa ilmetä hylätyksi tulemisen ja työryhmään kuulumattomuuden tunteena. Merkitykset omaan työhön saattavat muuttua niin, että aiemmin työn kautta "tarpeelliseksi tuntevan" -identiteetti pirstoutuu. Työn merkitys pelkistyy palkkatyöksi. Työyhteisön käytännössä se voi merkitä heidän välisen avoimen keskustelun tyrehtymistä, tietokatkosta, palautteen saamisen puutetta ja jopa ammatillisen kehittymisen pysähtymistä esimiehen tarjoaman "peilin" puuttuessa.

Masentuneena oppiminen todettiin vaikeaksi, koska ei pystynyt keskittymään ja muistamaan asioita. Tuloksellisuus tai markkinointiasiat eivät pohdituttaneet. Tärkein tavoite oli saada "työrauha" ja hyvä olo työyhteisöön. Ajatukset keskittyivät vahvasti ydintyöhön. Terveydenhuollossa on meneillään syvä murrosvaihe. joka vaatii arvojen, ihmiskäsityksen ja työn toimintaympäristön, työympäristön ja työmuotojen uudelleenarvioinnin. Tähän liittyvät vaatimukset johtamisen modernisoitumisesta niin, että mekanistisesta ja epäluottamuksellisesta ihmiskäsityksestä siirrytään tasa-arvoiseen, erilaisuutta ja asiantuntijuutta arvostavaan yhteistyöhön johdon ja henkilöstön kesken.

Työntekijän masennus on kokemuksellisesti yksilöllinen ja kokonaisvaltainen olotila. Se tuottaa voimakasta kärsimystä. Masennus ilmenee ihmisen 1) tajunnallisuudessa, jolloin merkitykset ilmenevät esim. työyhteisössä selviytymisen tai tulevaisuuden pelkoina 2) kehollisuudessa, jolloin tyypillisinä tuntemuksina ovat erilaiset kivut ja 3) situationaalisuudessa, jolloin merkitykset ilmenevät työyhteisössä esim. yhteistyön vaikeuksina tai vetäytymisenä ryhmästä erilleen. Masennuksen koettiin olevan yhteydessä työn laadullisuuteen. Masennus on kehämäinen, jolloin työyhteisössä masennusta saattavat vahvistaa esim. asianomaisen tunne osaamattomuudesta, palaute huonosti tehdystä työstä tai virheestä saattaa lisätä arvottomuuden tunnetta ja vahvistaa masennusta jne. Masentunut vaikuttaa työyhteisössä muihin ryhmän jäseniin sekä ilmapiiriin ja päinvastoin.

Masennus luo merkityksiä koko yksilön elämään, sen kaikkiin alueisiin. Masennuksen merkitys kulminoituu yksilön aikaisempiin kokemuksiin, arvoihin, uskomuksiin ja perusolettamuksiin itsestä ja ympäröivästä maailmasta sekä kulttuuriin, jossa on elänyt ja elää parhaillaan. Perusolettamuksiimme liittyy se, mikä mielikuva meillä on itsestämme, voimavaroistamme ja selviytymisestämme. Olennaista on, mitä merkityksiä elämän mahdollisuuksille tai tapahtumille yksilö antaa. Myös asioihin reagointitavat ovat tärkeitä.

Kun ihminen ei voi kaikkea hallita itsessään tai ympäristössään ja kohtaamme tapahtumien seurauksia, hallinnan kohteeksi tulevat ne keinot, joiden varassa yksilö kestää muutokset ja tapahtumat seurauksineen.

Kun elämä tuntuu ristiriitaiselta ja haavoittavalta eikä keinoja tai voimia tunnu olevan jaksamiseen, alkavat ajatukset pyöriä itsemurhan parissa. Masennus on suojautumista elämän kolhuja vastaan. Se antaa aikaa ihmiselle olla oman itsensä kanssa. Toisinaan masennus toimii viestinä entisen elämän toimimattomuudesta ja masennus luo alun uudelle asianomaisen elämässä. Moni masentunut kokee, ettei hänellä ole vaihtoehtoja eikä keinoja elämässään jäljellä. Jos masennus on kestänyt pitkään, siihen liittyvät jokapäiväiset oireet ja ongelmat. Ne alkavat yhä pahenevasti haitata elämää. Elämänlaatu alenee ja elämänpiiri kapenee. Ongelmien selvittäminen vaatii yhä enemmän voimia. Epävarmuus tulevaisuudesta kasvaa. Koko elämä pyörii masennuksen ympärillä, elämää tarkastellaan ja suunnitellaan sen kautta. Masennusta kokevalle syntyy ajan mittaan noidankehä, joka voi syvetä. Masentuneena voi kokea tunteen, että maailma kaatuu päälle tai tuntea itsensä syrjityksi tai leimatuksi. Toiminta- ja työkyvyn heikentymisen myötä voi kokea tunteiden hallinnan ja menettämisen pelkoa, syyllisyyden ja häpeän tunteita, joihin liittyy itsetunnon aleneminen. Seurauksena masentunut saattaa alkaa eristäytyä muista, käpertyä itseensä ja lakata huolehtimasta itsestään. Ruokahalu voi kadota tai lisääntyä. Paheneva masennus voi aiheuttaa psykosomaattisia oireita ja kipuja, aivojen kemiallisia muutoksia ja alakuloisia ajatuksia, jopa itsemurhakeinojen etsintää. Potilaan rooliin joutuminen voi pelottaa ja hävettää. Masennuksen noidankehä on vahvistunut. (Tamminen 2001.)

Yksi masentuneen vallitsevista tunteista voi olla riittämättömyyden tunne. Pahetessaan se saattaa kestää koko eliniän. Tutkimukseni (Suonsivu 2015) mukaan työntekijöiden jaksamattomuuden ytimessä esiintyi usein riittämättömyyden tuska. Riittämättömyys näytti olevan yksi keskeisistä tekijöistä masentuneilla ja uupuneilla henkilöillä. Riittämättömyys sisälsi monia asioita. Yhteistä kaikille oli, että haluttiin ja toivottiin onnistumisen kokemuksia niin työssä kuin yksityiselämässä. Riittämättömyys toistuvana kokemuksena sai aikaan voimistuvan kierteen. Epäonnistuminen aiheutti vahvistuneen tunteen siitä, ettei ihmisestä ole mihinkään. Vaikka kuinka yritti, mikään ei näyttänyt onnistuvan eikä mikään tuntunut riittävältä onnistumiseen. Tällöin masentuneille tuli houkutus antaa periksi. (Suonsivu 2015.)

Riittämättömyys on vaikeasti määriteltävä tunnetila. Tunne on aina yksilöllisesti koettua ja se voi vaihdella eri tilanteissa. Riittämättömyyttä ilmaistaan usein sanoen, "minä en ole mitään, mikään ei riitä, mihinkään en ehdi, mikään ei ole tarpeeksi, mikään ei ole tarpeeksi hyvin tehty ja toisten arvostus puuttuu". Riittämättömyyden tunne voi pohjautua omiin sisäisiin rajoittaviin tekijöihin. Riittämättömyyden tunnetta voi aiheuttaa toisten ihmisten näkökulmasta pienikin asia, vaikkapa asianomaisen ulkomuoto, huono näkö, liikakilot tai huono puheen tuotto. Riittämättömyyden tunteen pinnan alla voi olla ongelmia, joista ihminen ei halua puhua toisille tai joita ei itsekään tiedosta. Riittämättömyyden tunteeseen pitää havahtua ja pysähtyä miettimään, mistä tunne voisi johtua (Suonsivu 2015.)

Riittämättömyyden tekijät voivat olla välillisiä tai välittömiä ulkoisia tekijöitä. Välittömillä ulkoisilla tekijöillä tarkoitan työntekijän työorganisaatiossa vaikuttavia työpahoinvoinnin ja riittämättömyyden tekijöitä. Aikuisiässä toistuvat epäonnistumiset saattavat olla seurausta aiemmista epäonnistumisista. Alkujaan negatiiviset uskomukset luovat pelkoja, jotka hallitsevat ja jähmettävät ihmisen paikalleen. Pahimmassa tapauksessa ihminen lakkaa yrittämästä ja jää pelkojensa ja uskomustensa vangiksi. "Kun minusta ei kuitenkaan ole mihinkään, ei kannata edes yrittää" -ajatus luo sisäisen vankilan, jonka suojassa yksilö alkaa elämään rajoittuneesti. Seurauksena tiedostamattomat uskomukset saattavat haitata itsensä kehittämistä ja itseensä uskomista. Ihminen saattaa valita epäonnistumisen pelosta huonoja ratkaisuja. Roolien tehtävänä on toimia suojana. Ihminen on erilainen esimerkiksi kotioloissa ja työssään. Roolit eivät saa olla muiden ihmiselle esittämiä eikä ne saisi aiheuttaa paineita yksilölle. Riittämättömyydestä kumpuava rooli voi toimia kuten vankilan muuri. Sen murtaminen on vaikeata, sisäpuolella on turvallista elää. Jokin rooli voi olla niin vahva, että sitä ei enää itse erota omasta sisäisestä minuudesta. Ihminen elää roolin kautta ja hiljentää sisältä tulevat hälyttävät tuntemukset (Suonsivu 2015.)

Edelleen aikuisena työelämässä riittämättömyyttä aiheuttavat tai syventävät yksilön tekemien töiden tai persoonan mitätöinti, työtovereiden tai esimiehen ilkeys, työtiimistä ulkopuolelle jättäminen tai epäasiallinen kohtelu, jopa kiusaaminen. Yhteisissä kokoustilanteissa mielipiteiden vähättely tai ohitus, puheen keskeyttäminen ja noteerauksen puute lisäävät pahoinvointia ja riittämättömyyttä. Esimiehen reagoimattomuus alaisen esittämiin mielipiteisiin tai ehdotuksiin synnyttää negatiivisia tunteita. Työtovereiden pilkka ja kasvojen menetys, esimerkiksi esimiehen antaessa negatiivista palautetta työryhmän läsnä ollessa, voivat nujertaa yksilön. Työyhteisössä erilaisuuden sietämisen vähäisyys, kilpailu töistä ja sosiaalisista suhteista tai arvonannosta sekä eteenpäin rynniminen toisista välittämättä, luovat huonoa ilmapiiriä ja kasvattavat riittämättömyyden kokemuksia. Myös ympäristöstä saadut huonot palautteet, turvattomuuden kokemukset ja nykyinen negatiivinen elämäntilanne vähentävät jaksamista. Todelliset tai kuvitteelliset itsensä toteuttamisen esteet, omat yksityiset ongelmat, pelot, kannusteiden ja tukiverkostojen puuttuminen ovat merkityksellisiä yhteyksiä riittämättömyyteen. (Suonsivu 2015.)

Myös osaamattomuuden kokemukset ruokkivat riittämättömyyden tunteita. Esimerkiksi työntekijän heikko ammattitaitoisuus uusien tautien ja ongelmien tunnistamisessa, työyhteisössä työntekijälle siirretään uusia tehtäviä tai hän siirtyy uuteen työyhteisöön ilman perehdytystä tai koulutusta, on selviö, että epävarmuuden, pelon ja riittämättömyyden tunteet nousevat pintaan. Seurauksena työntekijä voi kaihtaa uutta osaamista vaativia työtilanteita. Osaamattomuuden tunteisiin liittyvät ennen pitkää riittämättömyyden tuntemukset ja näin paha olo syvenee. Osaamattomuus saattaa vaikuttaa sosiaalisiin suhteisiin, kehittämishalukkuuteen ja vuorovaikutuksen avoimuuteen työyhteisön työntekijöiden kesken. Yhtenä työn kehittämisen perusasiana tulisi olla työntekijän oman osaamisen päivittäminen. (Suonsivu 2015.)

Tunteet ovat ominaisuuksiltaan magneettisia, ne kasaavat ympärilleen historiallisia todistusaineistoja. Kun yksilö suuttuu jollekulle, löytyy yhä uusia asioita, joista voi suuttumuksen tunnetta lisätä tai pitkittää. Masennukseen liittyy kyvyttömyys ilmaista omia tunteita jokapäiväisessä elämässä. Yksilön ollessa tunnevaltaisessa tilassa se toimii esteenä selviytymiselle. Tunnetaso muuntuu yksilön käyttäytymiseksi. Ajattelu on tietoista toimintaa ja sen avulla voimme muuntaa tunteitamme ja kehomme tiloja. Tämä on tärkeää masennuksen kokemuksessa. Tämä voisi tarkoittaa sitä, että masentunut ei pohtisi sitä, mikä minua masentaa vaan kuinka masennan itseni? Miten sen teen? Mitä minussa tapahtuu ajatuksissa, mielikuvissa tai sisäisessä puheessa? (Tietäväinen 2002, Suonsivu 2003, Suonsivu 2015.) Itsensä tuomitseminen ja liiallinen itsekriittisyys vie elämänilon ja mieli täyttyy kielteisistä ajatuksista. Se yhdistyy helposti riittämättömyyden kokemuksiin. Salmen (2017) mukaan

"itsekriittisyys liittyy siihen, kuinka ihminen arvioi itseään. Liiallisen kriittisyyden voi tunnistaa siitä, että mieli täyttyy kielteisistä ajatuksista ja tulee väsymyksen sekä alavireisyyden oireita. Liiallinen itsekritiikki on yhdistetty esimerkiksi ahdistushäiriöihin, syömishäiriöihin ja ihmissuhdeongelmiin. Itsekriittisyys liittyy siihen, kuinka ihminen arvioi itseään. Liiallisesta itsekritiikistä kärsivä henkilö on kielteisten ajatustensa vanki, eikä tällainen ihminen ole itseensä tyytyväinen, vaikka hän suoriutuisi asioista ylivertaisesti. Liiallinen itsekritiikki on yhteydessä erilaisiin mielenterveyden ongelmiin. Tutkimuksissa on esimerkiksi havaittu, että masentuneet ihmiset ovat itsekriittisempiä kuin verrokit. Liiallinen itsekritiikki on yhdistetty myös ahdistushäiriöihin, syömishäiriöihin ja ihmissuhdeongelmiin".

Yksityiselämä on peruspohja elämälle. Miltei kaikki tutkimukseeni (Suonsivu 2003) osallistuneet, jotka toivat esille yksityiselämän syitä masennukselle, kokivat että hyvätkään työkokemukset ja työympäristö ei "korvannut" yksityiselämän puutteita. Hyvä työryhmä joissain tapauksissa auttoi kestämään, mutta selvästi masentuneiden merkitykset suuntautuivat kotielämään. Yksityiselämän merkitykset kietoutuivat tiiviisti niihin rooleihin, joita masentuneet olivat tottuneet kantamaan. Kun avioeron jälkeiseen yksinäisyyteen sisältyi tieto siitä, ettei ollut enää aviopuoliso tai vaimo, merkitsi se, ettei tuntenut itseään kokonaiseksi. Se oli suuri menetys. Taloudelliset vaikeudet heijastuivat herkästi itsetunnon menetykseen. Osallistuneilla oli kokemus, ettei osaa mitään, kun ei raha-asioitakaan osaa hoitaa. Vaikeudet ja menetykset ensisijaistuivat masentuneiden mielissä siten, että niiden merkitysten kautta vastaajat tarkastelivat koko elämäänsä.

Masentuneena elämä ei ole mielekästä eikä antavaa. Usein oloa leimaa kokonaisvaltainen väsymys ja ajoittain hajoamisen tunne. Elämästä ja työstä ei löydy merkityksellisiä asioita. Itsetuhoajatukset ovat ainakin ajoittain pinnalla. Tunteina ilmenee voimakkaita vihan ja katkeruuden tuntemuksia, jotka osalla kääntyvät itseä vastaan (itsemurha-ajatukset, itse tuhoisuus eri tavoin) ja osalla heijastuu ympäristöön. Yleensä negatiivisiin tunteisiin liittyy kyvyttömyys ilmaista niitä vuorovaikutuksessa muiden ihmisten, kuten työtovereiden kanssa. Masentuneena olemisen kokemuksia on hyvin erilaisia. Ne ovat yksilöllisiä liittyen asianomaisen elämäntilanteeseen, historiaan, persoonallisuuteen ja masennuksen asteeseen sekä käytössä oleviin hoito- ja tukimuotoihin. Tavallisia ovat itsetunnon, itsekunnioituksen ja omanarvontunnon menetykset, itsen ja muiden syyttely, syyllistäminen, kyvyttömyys tuntea menetyksiä, tunteettomuus, jolloin siihen voi liittyä kärsimys, tuska ja häpeä. Myös asioiden poisselittäminen, selviytymiskyvyn menetykset, vahvuuteen sairastumisen rakenteiden luhistumiset tai sosiaalisen elämän menetykset liittyvät masennukseen. Masentunut kokee elämän ongelmien ja itsensä puutteiden ja häiriöiden kautta ja niistä hän ei kykene selviytymään. Oman itsen ja toisen kohtaaminen omana itsenä puuttuu, dialogia ja vuorovaikutus puuttuvat tai ovat minimoituneet, luovuus ja uuden tuntemattoman kohtaaminen väistetään ja eristäytyminen ilmentää masennuksen kokemusta. Masentunut saattaa olla voimakkaasti rutiineihin jähmettynyt, niin yksityiselämässä kuin työyhteisössä. Masentunut saattaa saada kokonaisuudesta irrallisia tukitoimia ,mutta työyhteisön kulttuuri ei toimi tukevana ympäristönä. Toisinaan puuttuu hoitava ja tukeva ympäristö täysin. Masentunut voi kokea musertavana henkisen hyvinvoinnin ja itsensä terveeksi tuntemisen menetykset. Tällöin odotukset ja pettymykset kohdistuvat osin muihin, osin itseen. (Suonsivu 2014.)

Työntekijöiden masennuksen kokemukset tulevat esille masentuneisuuden jähmettämän elämän kapeutumisena ja moninaisena kärsimyksenä. Ainutkertaisuudessa on nähtävillä yhteytensä, kiinnekohdat, samankaltaisuudet toisiin ainutkertaisuuksiin. Masennus voi esiintyä ajallisesti kronologisesti prosessina. Masennus etenee määränasteiseen laajuuden tai syvyyden vaiheeseen. Masennus tällöin mielletään vaiheittain pahenevaksi olotilaksi. Vaihtoehtoisesti masennuksen kriteereinä voidaan tunnistaa negatiivisten tekijöiden laajamittainen esiintyminen. Masennus koetaan merkityksellisenä, jolloin se toimii sellaisina tarttumakohtina, joiden kautta ihminen pyrkii avaamaan masennuksen kokemustaan.

Kun ihminen on lievästi masentunut, korostuu hänen oman sisäisen maailman merkityksellisyys. Itsen syyttämisen sijasta asiat ulkoistetaan. Ilmaistaan masennustilanteessa muiden syyttämistä oman itsen syyttelyn lisäksi. Pohditaan myös sitä, miten myös masentunut luo sitä maailmaa, jossa he elää. Siis myös masentunut ihminen vaikuttaa, vaikka ei sitä välttämättä tiedosta. Lievästi masentunut kokee tyypillisesti epämääräisiä ja epämiellyttäviä tuntemuksia. Lievästi masentunut kokee olevansa syntipukki, kantavansa muiden taakkoja, olevansa valevahva tai rooliltaan työyhteisön hauskuuttaja. Hän kokee vetäytymistä, kaikessa epäonnistumista, kilttinä ihmisenä oloa, ärtyilijänä olemista, epäluuloisuutta ja paikoilleen jämähtämistä. (Suonsivu 2003.)

Jotkut lievästi masentuneet tuntevat olonsa turhautuneeksi ja haluttomaksi. Turhautuneisuuteen vaikuttaa esimerkiksi ikä; on vaikeata hyväksyä ikääntymistä sen mukana tuomia hidasteita tai energian vähentymistä. Turhautumiseen ja haluttomuuteen saattaa vaikuttaa myös työhön urautuminen. Työ ei enää aseta haasteita tai muutosten takia ei kiinnosta uudensisältöinen työ. Turhautumista kuvailtiin esimerkiksi siten, ettei tulevaisuudella odoteta olevan mitään annettavaa. Jotkut murehtivat paljon niin töiden, elämän, perheen ja itsen alituinen murehtiminen leimasi oloa. Pessimistisuus, epävarmuus ja hermostuneisuus ovat läsnä. Tunne-elämä on epävakaata. Pienetkin asiat itkettävät. Pienet ongelmat näyttäytyvät suurina. Masennus vaikuttaa myös sosiaalisiin suhteisiin. Ystävyyssuhteita ei jaksa pitää yllä. Toiset ihmiset eivät kiinnosta. Vuorovaikutukseen ei ole voimia. Ihmisten kanssa ei jaksa jutella, eikä varsinkaan toisten huolia kuunnella.

Keskivaikeaan masennukseen liittyy jähmettynyt olo. Masennuksessa on kokemuksia ilottomuudesta ja onnettomasta olosta. Työ koetaan suoriutumisena ja koneistumisena. koetaan oleminen pystyyn kuolleena ja vailla tunteita. Vähäiset tunnekokemukset ovat negatiivisia. Elämä koetaan tyhjänä ja elämättömyytenä. Masennus sisältää kärsimystä, tylsyyttä, häpeää ja mustaa surua. Masentuneen elämässä mikään ei tunnu miltään ja mistään ei saanut otetta. Masentunut haluaa vain vetäytyä itseensä, omaan maailmaansa. Masennus muuttaa persoonallisuutta. Masentuneena koetaan itseinhoa, itsetunnon heikkoutta ja syyllisyyttä. Jotkut pohtivat itsemurhaa elämisen vaihtoehtona. Jotkut keskivaikeasti masentuneista kokevat yleisen voimattomuuden tunnetta. Se tarkoitta sitä, että ei ole otetta elämään eli elämän hallinta on rikkoutunut. Tällöin he saattavat kokea, ettei heillä ole vaikuttavuutta suhteessa ympäristöön. Kokemuksena saattaa esiintyä myös voimakkaat hylätyksi tulemisen pelot ja alhainen itsearvostus. Heillä esiintyy tulevaisuuden pelkoja.

Jähmettyneellä keskivaikeasti masentuneella on toisinaan vaikeuksia työtoiminnassa. Masentuneena ei jaksa osallistua koulutuksiin tai kokouksiin. Työmotivaatio on vähäistä. Syyllisyys painaa. Henkinen loukkaantumiskynnys alenee. Masentuneena on vaikea sopeutua muutoksiin ja uuden oppiminen tuottaa vaikeuksia ja ei ole halua opiskella uusia asioita. Omalla työllä ei tunnu olevan merkitystä. Masentuneella esiintyy myös pelkoa siitä, ettei jatkossa tule selviytymään muuttuvassa työssään. Masentuneella on häiriöitä suhteessa situaatioon eli elämäntilanteeseen. Subjektiivinen maailmankuva on muodostunut repaleiseksi. Masentuneet esittävät monesti kehollisia sairauksia, kipuja ja oireita runsaasti. Yksilöllisestä situationallisuudesta johtuen eri olemassaolon muodot painottuivat eri tavoin. Masentuneen kokemus saattaa olla se, että on "vanha, kulunut ja poisheitettävä". Masennuksessa koetaan tajunnallisuuden olomuotona sisältyvän hylätyksi tulemisen pelkoa, erilaisuutta ja yksinäisyydentunnetta. Koetaan, että oma minä on hukkaantunut. Elämä koetaan irrallisuudentunteena itsestä, näyttelemisenä. Negatiiviset ajatukset vievät paljon voimia. Masentunut miettii useasti negatiivisia asioita. Ajan mittaan negatiivisuus vahvistuu ajattelun myötä.

Vaikeasti masentunut saattaa kokea itsensä erittäin jähmettyneeksi. Vaikeasti masentuneella voi olla vaikeuksia ilmaista omia tarpeita. Masennus koetaan käsittämättömän pahana olona, jolle ei ole selitystä. Tutkimuksessani (Suonsivu 2003) jotkut kertoivat, että heidän elämänsä oli hidastunutta, aikaansaamattomuutta ja ankeaa. Elämää kuvaa pelot ja turvattomuuden tunne. Masentuneet luovuttavat mielellään vastuun päätöksistä toisille, koska itsellä oli tunne, ettei osaa tai jaksa tehdä päätöksiä. Jotkut kertoivat, että heidän on "pakko" päättää kaikista asioistaan, muuten he hajoaisivat. Ambivalenttisuus ja yleinen voimattomuus leimaavat päätöksentekoa. Jotkut masentuneet kokevat itsensä uhreiksi. Alituinen väsymys leimaa masentunutta. Vaikeasti masentuneet kuvaavat itseään itseensä sulkeutuneiksi, itseään inhoaviksi ja itseensä pettyneiksi. Monilla on itsemurha-ajatuksia, toisilla myös aiempia yrityksiä. Elämäntilanne on kaventunut, sosiaaliset suhteet vähäisiä ja voimakas yksinäisyydentunne on vallitseva. Kun mikään ei elämässä enää kiinnosta, mikään ei tunnu merkitykselliseltä, merkityssuhteita ei synny eikä tunteita juurikaan ole. Tuntuu vain ahdistavalta, mustalta, kärsimykseltä ja kaikin tavoin vajavaiselta.

Millaista on olla työssä erittäin masentunut? Tutkimuksessani (Suonsivu 2003) masentuneet työntekijät kuvailivat masennuksen kokemuksiaan suhteessa työhönsä, työyhteisöönsä ja organisaatioonsa. He kuvasivat arvottomuuden tunteita, koska he kokivat, etteivät opi uusia tietoja eivätkä taitoja työssään. Nykyinen ammatillisuuskin tuntui kadonneen. Tilalle oli tullut taantuma. Muutosvaiheissa korostui muiden osaaminen ja oma jämähtäminen. Jotkut masentuneista pohti suhdetta työhönsä. Se oli kaksijakoinen: Toisaalta työ oli turhauttavaa, saman toistoa, toisaalta se oli vaativaa, uusia asioita sisältävää. Työtä ei tuntenut osaavansa tehdä kuin osin. Työstä suoriutuminen oli hidasta. Se oli ristiriidassa kiireen ja lisääntyneen työmäärän kanssa. Kiireisenä aikana lamaantui, unohteli asioita eikä saanut tehtäviä valmiiksi. "Halusin vain paeta tilanteista" kertoi eräs masennuksesta pitkään kärsinyt. Hän pohti: "Tuntuu, että paineita on liikaa, pyyntöjä satelee joka puolelta, niitä ei ehdi eikä jaksa täyttää, olen aivan hajalla kotiin päästyäni." Masentuneet kuvaavat sitä, "miten työtoverit näyttävät ihmettelevän heidän hidastunutta olemustaan." Erittäin jähmettyneen työssä käynti oli "päivä kerrallaan elämistä". Eräs masentunut kertoi:

> "Jokainen työpäivä vaati suuria ponnistuksia. Työpäivän päätteeksi on
> kaikkensa antanut, kuolemanväsynyt. Kotona en tee mitään muuta kuin nukun
> tai lepään. En jaksa käydä missään kodin ulkopuolisissa harrastuksissa.
> Muutenkin sosiaaliset kontaktini ovat minimaalisia."

Jotkut ilmaisivat, että heitä hävetti oma työn hallinnan heikkous. Se vie itsetunnon. Syyllisyydentunteet aktivoituivat. Tunne, ettei minusta ole mihinkään, on tavallista. Masentuneiden mukaan vertailut entiseen minään, nuoriin työntekijöihin ja jaksaviin työtovereihin masensi entisestään. Työstä selviytyminen oli erittäin tärkeätä. Ne loivat identiteetin. Kun selviytymisen tunne romahti, tuntui, ettei jäänyt jäljelle mitään. Työ muodostui erääksi työntekijän tärkeimmistä elämälle merkityksen antajista. Osa masentuneista pohti kokemuksiaan suhteessa työyhteisön tilanteissa olemisen vaikeuksina: Millaista on olla masentuneena työssä eri tilanteissa, kun ei jaksa eikä halua olla läsnä. Lisäksi tuntee, ettei itsestä tai tekemästä työstä ole mitään hyötyä kenellekään, enemmänkin haittaa. Erittäin jähmettyneeksi itsensä kokeva ei erityisemmin välittänyt organisatorisista tai työyhteisöllistä muutoksista. Energia ei riittänyt tulevaisuuden pohdinnoille tai eri vaihtoehdoille. Myöskään huhuja ei jaksettu kuunnella. Voimat kuluivat siihen, että jaksoi tehdä työnsä.

Kokemusten pohdinta käsitteli myös niitä kysymyksiä, minkälaisen kuvan annan masentuneena työyhteisöstä esimerkiksi vieraille? Miten vaikutan työtovereihini? Koska tunne ja tieto siitä, ettei "täytä" paikkaansa, vaan toiset ovat ottaneet osan työtaakasta kannettavakseen, aiheutti se häpeää ja syyllisyyksiä. Joissain työyhteisöissä tästä oli huomauteltukin ja "käsketty" masentunutta hakeutumaan sairaslomalle tai jopa eläkkeelle. Lisäksi masennuksen kokemukset ulottuivat laajemmalle koko asianomaisen elämäntilanteeseen. Se, että työssä ei jaksanut oli merkityksellistä koko omaa ihmisarvoa ajatellen. Työssä menestyminen oli pitkälti sama kuin ihmisenä menestyminen. Elämän merkitykset koostuivat pitkälti työn kautta esiintyviin merkityksiin. Eräs masentuneista pohti syyllisyyden tuntemuksiaan:

> "Masentunutta ei tulisi syyllistää, yksinkertaisesti ei jaksa olla positiivinen, kun ei näe kuin mustaa tyhjyyttä ympärillään. Silloin ei auta toisten sanominen, että ota niskasta itseäsi kiinni, reipastu, tuli vaihe, ettei pystynyt auttamaan itseään. Tässä vaiheessa on tarpeen muiden ihmisten apu, vetäminen kuiville masennuksen suosta." "Olen kuullut sellaisestakin, että kun työntekijä ei jaksanut, alkoivat muut kiusata, yksinkertaisesti asianomaisen oli pakko jättää työnsä. Jos työtoverit ovat tällaisia, niin jonkun pitäisi huomata, työterveyden, johdon, luottamusmiesten, työsuojelun, jonkun..."

Voimakkaasti masentuneet työntekijät kuvasivat itseään vaativiksi. Jotkut pohtivat: "vain paras suoritus itseltä kelpasi, aina piti olla vahva ja kestää miltei mitä vain." Vastaajien mielestä nk. valevahvuudesta seurasi se, että muut luulivat tosiaan heidän jaksavan ja uhrautuvan loputtomiin. Samanaikaisesti asianomaisen voimat ehtyivät, olo oli pettynyt siitä, kun "ei osannut huolehtia itsestäni, hoitaa ja pitää puoliani." "Sen vielä ymmärsin, että kannoin perheeni taakkoja, mutta miksi koko maailman? Eihän se ole edes mahdollista, mutta niin tein, kunnes uuvuin perinpohjin", kuvaili eräs masennuksen prosessiaan.

Olemalla kiltti ja mieliksi muille minua rakastetaan -teema on melko tavallinen masentuvan kokemus. Heitä leimasi myös vaikeus sanoa "ei" ympäristön pyynnöille ja vaatimuksille. Omat tarpeet on ohitettu lähes koko elämän ajan. Se on tapahtunut huomaamatta. Eräs vastaaja totesi, että " se käy äkkiä, kun itse ohittaa itsensä ja huolehtii vain muista, myös toiset oppivat saman järjestyksen. Itsessä kasvaa viha, mutta ketä sitä voi syyttää? Kun sitten itse tarvitsin apua, tuntui, ettei mistään sitä saanut, viha nousi entisestään. Ennen olin pärjännyt näissä tilanteissa sisuuntumalla, mutta nyt en enää jaksanut". Uupumukseen tai masennukseen liittyy usein huolehtiminen. Huolehtija on tottunut ottamaan vastuuta. Hän huolehtii toisten tarpeista, omat sen sijaan jäävät vähemmälle. Joskus omia tarpeita ei tunnisteta lainkaan. Ylenmääräiseen huolehtimiseen liittyy joskus myös syyllisyys, tuntuu, että pitäisi olla vastuussa toisten hyvinvoinnista. Huolehtimalla haetaan hyvinvoinnin mahdollistumisia. Jatkuva huolehtiminen ja sureminen vievät nopeasti voimia. Masentuneisuuteen sisältyi myös pinnistämistä yli omien voimavarojen. On vaikeata hyväksyä vanhenemista ja voimien vähenemistä, kertoi eräs masentunut. Usein tällaisiin tilanteisiin liittyi myös asioiden ja tuntemusten ulkoistamista. Monet asiat olivat muiden syytä. Masentuneisuuteen liittyy herkästi loukkaantuminen ja haavoittuvuus. Masentunut alistuu toivottomuuteensa ja tällöin tilanteeseen saattaa liittyä kiusattuna oleminen. Masentuneena ei ole voimia "pitää puoliaan" vaan helposti alistuu kiltin ihmisen rooliin.

Tutkimuksessani (Suonsivu 2003) masennusta kokevista alle kolmannes tunsi onnistuvansa työssään. Työssä täysin epäonnistumista tunsi alle viidesosa työntekijöistä. Epäonnistumisen pelkoa kuvattiin tavallisena masentuneen olomuotona. Jotkut masentuneista työntekijöistä kuvasivat tilanteen pahenemista kierteen tavoin: "Kun ikääntymisen, työnkuormituksen, muutosten ja ongelmien seurauksena paineet kävivät kohtuuttomiksi, huomasi äkkiä, ettei selviä enää työstä tai elämästä yleensä niin kuin ennen". Tällöin "aloin torjua potilaita, en päästänyt ketään lähelleni, huomasin olevani aina kiukkuinen ja kyyninen. Sitten huomasin, ettei minusta enää tykätty. Huomasin, etten enää nähnyt elämässäni enkä varsinkaan työssä mitään hyvää. Samaa tylsyyttä aina vaan. Voimat olivat huvenneet." kiteytti eräs masentunut asian. Tähän liittyi se ajatus, että ihmisen menetettyä itselleen tärkeiden asioiden tekeminen tai hänen perustarpeet eivät tyydyty, tulee ristiriitainen olo, joka pitkittyessään aiheuttaa uupumisen ja vähitellen voimistuessaan masennuksen kokemuksen.

Monet masentuneista pohtivat omaa olemassaoloaan yleensä elämässä ja työpaikassaan merkitysten kautta:

> "Merkitykset ovat ihmisen perusjuttuja, että tuntee itsensä kokonaiseksi, ylipäätään kokee jotain, olla työssä kyvykäs, ammattitaitoinen, osaava on ensiarvoista minulle eli tärkeäksi itsensä tunteminen On kai jokaisen ihmisen elämän elinehto. Jos ihminen ei voi tehdä itselleen tärkeitä asioita tai perustarpeet ei tyydyty, seuraa ristiriita ja lopulta tilanteen pahennuttua masennus. Näin kuvittelen, että minulle kävi, kun sairaalat yhdistettiin ja jouduin osastoltani pois. Nyt tunnen etten osaa oikein tehdä mitään, vaikka olen kohta kolmekymmentä vuotta hoitanut potilaita. Mietin valeroolit suojanani: tätäkö minä haluan? Vai suoritanko muiden odotuksia? Jos teen mitä haluan, onko minulla työpaikkaa. Elämätön elämä kolkuttaa. Edessäni on vain mustia seiniä. Olen yrittänyt vuorovaikutusta muihin, ajatteleeko muut näin? Peilaus toisiin ihmisiin hämmentää minua, me ei olla rehellisiä itselle, ei muille, ei kai uskalleta?"

Masentuneet kuvasivat sitä, että heille oli vähitellen voimien vähennyttyä ammatillisen kyvykkyyden heikentymisen myötä tullut kyyninen asenne työhön:

> "Koen työn henkisesti liian raskaaksi epäkohdista johtuen. Niitä ei kukaan yritä korjata. Töistä tullessa ei muuta jaksa kuin mennä maate. Kuitenkin olo vähän helpottuu, kun pääsee työstä pois.
>
> Aamuyön unettomuutta, kotityöt jää rempalleen, ei jaksa pitää yhteyttä ihmisiin, syön makeaa, olen hiljaa, olen äreä, 1-2 pulloa olutta joskus, työ ällöttää
>
> Se ilmenee laiskuutena, ei huvita tehdä mitään, äreytenä, kaikki mahdollinen ärsyttää

saamattomuutta, haluttomuutta ei tule pidettyä yhteyksiä ystäviin ja sukulaisiin kuten ennen vaan paljon harvemmin kontaktivähäisyys vapaa-ajalla, erakoitumista? Työn jälkeen voimattomuutta hakea virkistystä/vastapainoa työlle

Väsyttää jatkuvasti, pakko nukkua aina työn jälkeen 1-2 tuntia, suunnittelen kuntoilevani, harrastavani itselleni tärkeitä asioita, mutten kuitenkaan jaksa ja ryhdy toimeen

Olen hiljaa, kommunikoin mahdollisimman vähän, haluaisin olla omissa oloissani, työ/toiminta ei kiinnosta, väsyttää ja olen voimaton

Työmotivaatioon alhainen, jatkuva voimattomuudentunne, itken useita kertoja viikossa, saamaton ja vetäytyvä, mikään ei kiinnosta

Valvon paljon, enkä jaksaisi lähteä työhön. Työ jännittää, sen uudet asiat, en osaa tehdä niitä

Työ ei suju täysitehoisesti, masentunut tarvitsee muiden tukea työyhteisössä, muut tekevät osan töistä eikä hoitaminen ole täysipainoista

Ihmisarvon tunteminen työtovereiden joukossa olisi välttämätön. Turvattomuuden tunne, kun ei koskaan tiedä, mitä tapahtuu tai päätetään eli yllätykset työssä, mihin oma päätöksenteko on hävinnyt?

Yksilöllisyys käytännön tasolla olisi tärkeä huomioida esim. kyvyt, luonne. kehittämiskeskusteluista ei ole ollut hyötyä osastonhoitajan kanssa, alemman koulutuksen saanut työntekijä ohjaa osastonhoitaja. Hän ei pysty toteuttamaan kehittämiskeskusteluissa sovittuja asioita

Kielteiset uskomukset vievät voimia."

Kiireen, työnkuormituksen, runsaiden ongelmien ja työhön kyynistymisen myötä työntekijöillä nousi huoli työn laadusta. Lyhyen aikaa työskennelleet (2-3 vuotta) kokivat olevansa vielä aloittelijoita omassa ammatissaan. Moni työntekijöistä totesi, että terveydenhuollon ammatti oli ollut heille pettymys. Useat kertoivat, etteivät aio olla pitkään terveydenhuoltoalalla, vaan he yrittävät löytää muita tehtäviä tai kouluttautua uuteen ammattiin. Masentuneet ilmaisivat sen, että koulutuksen aikana he olivat tutustuneet varsin vähän käytännön työkenttiin. Koulutus osoittautui liian "korkealentoiseksi" käytännön toteutukseen nähden. Jotkut kertoivat, että koulutuksen sisällöissä tulisi huomioida ja "valmentaa" heitä työelämän kiireeseen, ristiriitoihin ja jaksamisen ongelmiin. Heille oli myös yllätys terveydenhuollon johtamisen byrokraattisuus ja ammattiryhmien väliset kitkat ja tarkat työnjaot tehtävien ja vastuiden suhteen. Työn osakseen saamaa arvostusta he ilmaisivat kahtiajakautuneeksi. Toisaalta työ terveydenhuollossa oli suosittua ja arvostettua, toisaalta päätäntämahdollisuudet olivat heikot. Melko uusina työntekijöinä heidän mielipiteensä ohitettiin. Jotkut ihmettelivät organisaation johdon käyttäytymistä. "Johdon lupaukset ja puheet ovat usein täysin eri, mitä käytännössä tapahtuu. Se on käsittämätöntä" ihmetteli eräs vuoden terveydenhuollossa työskennellyt työntekijä.

Situationaalisuus elämismaailmaan ja suhde organisaatioon ja työyhteisöön, jossa tavat, uskomukset ja kulttuuri ovat vuosien mittaan vahvistuneet sanomattomiksi laiksi, on uuden työntekijän vastassa, kun hän tulee työyhteisöön. Uusi työntekijä muutosvaiheessa on tullut työyhteisöön, jossa vanhat totutut tavat ja arvot ovat muutosten myötä häviämässä ja uusia ei ole muodostettu. Se on murros, jonka uusi työntekijä voi kokea subjektiivisen maailmankuvan rikkoutumisena, eli jos ei tule työyhteisön tilasta reaalitietoa, niin mielikuvat, tunteet, huhut täydentävät sitä, koska yksilö pyrkii maailmankuvansa eheyttämiseen. Sen seurauksena voi olla jaksamattomuus ja ajan mittaan masennus, jossa työyhteisön ahdistustila tarttuu yksilöön.

Sijaisina toimivat masentuneet kuvasivat oloaan siten, että heiltä oli tulevaisuus hukassa. Elämä piti olla edessäpäin. Vastavalmistuneena heillä oli kriittisiä kannanottoja työstään. Työongelmien seurauksena jotkut toivat esille turhautuneisuuden masennuksensa johdosta: "Olen aloitekyvytön, mikään ei tunnu miltään, en ole kiinnostunut oikeastaan mistään, olen yksinäinen, oma syy, en jaksa pitää yhteyksiä, on turhautunut olo" "Asiat pysyy paikallaan, nekin, jotka voisi muuttaa, on pysähtynyt olo" kuvasi eräs vastavalmistunut, puoli vuotta työskennellyt työntekijä tunnelmiaan. Osa painotti myöskin masennuksen kokemuksessa iän, vuodenaikojen ja kaamoksen merkityksiä mielialaa synkentävinä tekijöinä.

Jotkut masentuneista kuvasi voimakkaita vihan ja katkeruuden tunteita. Niitä ei voinut, ei uskaltanut eikä osannutkaan tuoda työyhteisöissä esille. Tunteiden ilmaisuun liittyi kyvyttömyyttä ja arvottomuuden tunteita. Sijaisena toimiva työntekijä tunsi itsensä vakituisia huonommaksi. Itsensä kehittäminen jäi heikoksi, osittain rahattomuuden vuoksi, osittain siksi, että työtä piti odotella kotona. Ainakin piti olla nopeasti saatavilla, kun työnantaja tarvitsi tilapäisapua. Suurin osa heistä kuitenkin totesi tietävänsä, mitä hänen työltään odotetaan. Jotkut masentuneeksi itsensä kokevat työntekijät pohtivat masennustaan rangaistuksena. He esittivät, että he olivat tehneet jotain väärää, ja sen vuoksi heitä rangaistiin. Heidät nöyryytettiin ja pysäytettiin miettimään omaa sisintään. Häpeä ja nöyryytetyksi tulemisen tunne olivat monilla päällimmäisinä tunteina. Jotkut suhtautuivat masennuksen kokemuksiinsa "kypsästi". "Elämä tuottaa kaikille jotain vastoinkäymisiä, pysäyttää ihmisen. Minulla se on masennuksen kärsimys," pohti eräs masentunut.

Masentuneet pohtivat sitä, miten työntekijän kokemusta omasta eheydestään voidaan työssä vahvistaa? Merkityksellisyyden kokemus tarkoittaa elämän kokemista mielekkäänä ja myös halua sitoutua. Jälleen kerran on todettava, että jokainen yksilönä hakee oman työn mielekkyytensä. Kuitenkin on samalla todettava tutkimukseen vastaajien melko yhtenäinen kokemus mielekkyyden löytymisen vaikeudesta. Mielekkyyttä löytyi työn tarkoituksen ja auttamisen kautta, mutta työyhteisömuutosten, kaoottisuuden tai erilaisten ristiriitaisuuksien ilmenemisen vuoksi mielekkyyden kokemus pirstoutui. Yksinkertaisesti ilmaisten työntekijöiden kokemusten mukaan he eivät voineet toimia niin, että työ tuntuisi mielekkäältä ja voisi sitoutua "täydellä sydämellä". Se on paradoksi: jotta työntekijä voi kokea edes jonkinasteista eheyden tunnetta, ammatillista itsekunnioitusta ja työntekijän identiteetin vahvuutta, hän "valitsi" työtehtävien rutinoitumisen. Rutiinien "sisällä" hän pyrki toteuttamaan itseään omalla erityisellä tavallaan. "Joskus tämä on tehtävä vaivihkaa, salaa" kuten eräs vastaaja asian luonnehti.

Tutkimukseeni (Suonsivu 2003) osallistuneet masentuneet kokivat paljon turvattomuutta ja luottamuksen puutetta työssään. Elämään ja työhön liittyvä ymmärrettävyyden tunne oli kadonnut. Ymmärrettävyyden tunne (Leppänen 1999) tarkoittaa sitä, että ihminen näkee elämän loogisena ja selitettävänä. Masentuneiden mukaan ymmärrettävyyden haihtumisen aiheutti se, ettei tiennyt, mitä organisaatiossa parhaillaan tapahtui ja mitä oli suunniteltu tapahtuvan. Osa heistä kertoi, että muutoksia ei pystynyt käsittämään loogisen järjen avulla. Niiden perustoista ei ollut niin paljon tietoa, että olisi pystynyt hahmottamaan sen, mistä oli kysymys. Kun oli runsaasti epäselviä asioita, alkoivat huhut edetä organisaatiossa. Vaikutti siltä, että henkilökunta pyrki tätä kautta eheyteen. Kun ei enää tiedä, mikä on huhua ja mikä totta, menetetään luottamus. Koska johdolta saatu tieto ei ollut riittävää eikä oikea-aikaista, ei enää uskottu välitettyä informaatiota. Tieto koettiin myös liian usein vaihtuvaksi. Tällaisen tilanteen pitkään jatkuessa työntekijät alkoivat turhautua. Eräs työntekijöistä kyseli: " Olisiko tällaisessa tilanteessa informaation lisäämisestä apua? Vai olisiko apua siitä, että muutokset eivät muotoutuisi hierarkkisesti ylhäältä alaspäin?" Terveydenhuollon keskusteluissa tullaan kuulluiksi ja ymmärretyiksi, mutta näyttää siltä että, ymmärryksen tiedon ja toiminnan välillä on kuilu. Kärjistettynä: johdon ja päättäjien ymmärryksestä huolimatta kaoottinen muutostilanne ei pysty muuttumaan entistä organisoidummaksi.

Vaikuttavuus eheyden ulottuvuutena tarkoittaa tunnetta siitä, että omat voimavarat riittävät erilaisiin haasteisiin vastaamisessa. Masentuneet kokivat, etteivät pysty vastaamaan muutoshaasteisiin. Niihin ei löytynyt voimavaroja eikä motivaatiotakaan. Masentuneilla ei riittänyt voimavaroja ydintyöhönkään. Se oli toistuva huolen ja syyllisyyden aihe. Mitä tällaisessa tilanteessa voitaisiin tehdä? Eräs tutkimukseeni osallistuneista vastaajista pohti toiminnan uudenlaista koordinointia. "Kaikkien työntekijöiden ei tarvitse tehdä ja osata kaikkia töitä". Samuuden sijasta siirryttäisiin resurssikohtaiseen ajatteluun. Perehdytys, työn ohjaus, koulutus ja työn kehittäminen perustuisivat kunkin hoitotyöntekijän erityisresurssien ohjaukseen. Resurssit olisivat esimiesten tiedossa ja heidän hyväksynnässä. Ajatuksen oletuksena on, että jokaiselle löytyy jokin oma vahvuusalue, josta on erityisen kiinnostunut. Kiinnostus johtaa onnistumisiin ja hyviin palautteisiin. Tämä aktivoi voimavaroja, antaa itsetuntoa ja herättää motivaatiota. Työ koetaan merkitykselliseksi, koska jokainen voi antaa sille parastaan omasta itsestään. Tämä mahdollistaa myös ammatillisen kasvun, joka on tärkeä jaksamisen elementti. Vastaajien mukaan tähän liittyy paljon kehiteltäviä asioita, joilla on merkityksensä masennuksen kannalta: työn arviointi, kehityskeskustelut, elinikäinen oppiminen, oman tieteen alan kehitys, kollegiaalisuus, uralla eteneminen, visiointi ja uskallus yksilönä kohota ryhmästä ja sanoa mielipiteensä sekä ammattiryhmien väliset kiistat.

4 Masennuksen hoito

Tamminen (2001, 121) kuvailee masennuksen hoitamisen kehittymistä seuraavasti:

> "Antiikin aikoina psyyken häiriöiden oletettiin johtuvan kehon nesteistä. Lääketieteen isä Hippokrates puhui mustasta sapesta masennuksen syitä kuvaillessaan. Noin 200 vuotta sitten asennoituminen masentuneita kohtaan alkoi muuttua humaanimmaksi ja myös hoitomenetelmät inhimillistyivät."

Honkosen (2008) mukaan toistuvat masennustilat ovat yksi työkyvyttömyyden keskeisimpiä riskitekijöitä. Vaikea masennus uusiutuu nykytiedon mukaisesti joka toisella ensimmäisen masennusjakson jälkeen. Uusiutumisvaara on toisen masennusjakson jälkeen 70% ja kolmannen masennusjakson jälkeen 90%.

Jylhän (2008) tekemässä tutkimuksessa on selvitetty, että "masennuksen aikana jo olemassa olevat persoonallisuuden piirteet korostuvat. Esimerkiksi neuroottisuus ja siihen liittyvät piirteet saattavat tulla voimakkaammin esille. Sen sijaan ekstroversioon lukeutuvat ominaisuudet puolestaan vähenevät masennuksessa. Tutkimuksessa myös todettiin, että nämä persoonallisuuden muutokset eivät ole pysyviä. Näyttää siltä, että muutokset eivät aiheuta sairastavalle "arpea", vaan persoonallisuuden piirteet palautuvat ennalleen, kun masennuksesta toivutaan".

Jylhän (2008) mukaan

> "persoonallisuuspiirteet korostuvat erityisesti stressitilanteissa, esimerkiksi neuroottisuuteen liittyvät ahdistusherkkyys ja huolestuminen. Stressitilanteessa neuroottisuus ja masennus voimistuvat. Persoonallisuuspiirteiden huomioiminen voi auttaa masentuneen hoidossa. Jos löytää ja oppii erilaisia keinoja selvitä esimerkiksi stressitilanteissa, silloin neuroottisuuspiirteet eivät pääse niin voimakkaasti esille. Tämä on hyvä ottaa huomioon hoidossa. Ulospäin suuntautuneemmat ja tunteiltaan avoimemmat potilaat toipuvat masennuksestaan ehkä nopeammin ja täydellisemmin. Ylläpitolääkehoitoa tulisi harkita tavallista herkemmin sellaisille masennuspotilaille, joilla on korkeat neuroottisuuspisteet".

Vain 20 prosenttia masennuspotilaista sairastaa puhdasta masennusta. Masennukseen liittyy usein esimerkiksi päihdehäiriöitä. Näyttää myös siltä, että nämä samat persoonallisuuden piirteet ovat mukana myös muissa liitännäissairauksissa. Diagnostiikan kehittämisen kannalta näiden yhteisten taustatekijöiden laajempi tutkiminen olisi merkityksellistä. (Jylhä 2008.)

Masennuksen ennaltaehkäisemiseksi pitää työtä ja työyhteisöjä kehittää jatkuvasti huomioiden haitallisen työstressin ennaltaehkäisy. Lisäksi tarvitaan yhdessä sovittu toimintamalli työkykyongelmien varhaiseen tukeen sekä työhön paluun tukeen pitkän sairauspoissaolon jälkeen:

- Varhaisen tuen toimintamalli sisältää hälytysmerkit sellaisista tilanteista, jotka voivat johtaa työkyvyn laskuun sekä toimintatavan näihin tilanteisiin.

- Hyvä työhön paluu pohjustetaan jo sairauspoissaolon alkaessa. Työterveysneuvottelussa työntekijä, esimies ja terveydenhuollon edustaja suunnittelevat yhdessä paluun ajankohtaa, käytännön järjestelyjä, paluuvaiheen tehtävänkuvaa ja mahdollisesti käynnistettäviä muutoksia työpaikalla. (Työterveyslaitos 2018.)

Eri hallinnonalat, työmarkkinajärjestöt ja kolmas sektori tekevät valtakunnallista yhteistyötä työhyvinvointia lisäävien käytäntöjen, työssä selviytymisen ongelmiin liittyvän tuen ja masennuksen hyvän hoidon edistämiseksi.

Kun masennuksella tarkoitetaan mielenterveyden häiriötä, siihen liittyy pitkäkestoinen mielialan lasku sekä muita ajatteluun, tunteisiin, käyttäytymiseen ja koko kehoon liittyviä oireita. Kun masennus tunnistetaan, sitä voidaan hoitaa tehokkaasti. Masennusta ehkäiseviä keinoja ovat riittävä uni, kuntoliikunta, harrastukset, terveellinen ja monipuolinen ravinto ja läheiset ihmissuhteet. Työssä käyville merkityksellinen ja mielekäs työ tukee jaksamista. Hyvä työilmapiiri, me-henki ja motivoiva johtaminen auttavat jaksamaan työssä ja työajan ulkopuolella. Masennuksen hoitamisessa on tärkeätä keskusteleva ja ihmistä kuunteleva työskentelytapa, perheen ja läheisten kuuleminen, nykytilanteen kartoitus: toimintakyky arjessa, kotona ja työssä tai opinnoissa, psyykkinen ja fyysinen oireilu, sosiaalisen tilanteen kartoitus, kuormittavien tekijöiden tunnistaminen: perhetilanne, ihmissuhdeverkosto, työ tai opiskelu ja taloudellinen tilanne. On hyvä tietää ihmisen kokemukset pitkäaikaisesta stressistä tai traumatisoivista tilanteista nyt tai elämänhistoriassa. Somaattisten sairauksien kartoitus ja niiden huomioiminen, päihdekäytön määrä ja laatu sekä itsetuhoisuuden mahdollisuus ja sen vakavuusaste ovat tärkeitä tietää.

Työterveyshuollossa on mahdollisuus todeta ja hoitaa masennusoireet varhaisessa vaiheessa. Työterveyshuolto pystyy tukemaan työkykyä hoidon kaikissa vaiheissa. Sopivasti mitoitetulla työllä ja muilla työpaikan tukitoimilla on keskeinen osa masennuksen hoidossa. Tuettu, asteittainen työhön paluu sairausloman jälkeen edistää masennuksesta toipumisessa. Masennukseen kannattaa hakea apua ajoissa. Työstressin tunnistaminen ja sen katkaisutoimenpiteet ehkäisevät uupumusta ja masennusta. Työterveyslaitos (2018) ohjeistaa ennaltaehkäisynä:

- Elä kokonaista elämää. Jaa aikaa ja energiaa sopivasti kaikille elämänalueille.

- Huolehdi päivittäisestä palautumisesta. Työn vastapainoksi tarvitaan sopivasti lepoa ja muuta vaihtelevaa, työtoiminnasta poikkeavaa tekemistä.

- Arvioi säännöllisesti omaa hyvinvointiasi ja kokonaiselämäntilannettasi.

- Tartu mahdollisiin epäkohtiin miettimällä mitä voisi tehdä toisin. Kokeile vaihtoehtoisia tapoja toimia. Ole sitkeä.

- Ota epäkohdat puheeksi niihin liittyvien tahojen kanssa.

- Jaa kokemuksia ja keinoja muiden ihmisten kanssa.

- Hae terveydenhuollosta apua, jos tilanne ei muuten parane.

Työssä ja työyhteisössä tulee noudattaa Työturvallisuuslain (738/2002) velvoituksia. Se velvoittaa työnantajan arvioimaan työn terveys- ja turvallisuusriskit. Arvioinnin perusteella työtä, työolosuhteita ja työyhteisöjen toimintaa on jatkuvasti kehitettävä:

- Esimiehen tulisi käydä jokaisen alaisensa kanssa säännöllisesti henkilökohtainen kehityskeskustelu, jossa arvioidaan toiminnan sujumista ja suunnitellaan tulevaa toimintaa.

- Organisaatiossa on käytössä varhaisen tuen toimintamalli, johon on koottu hälytysmerkit ja toimenpiteet työkykyä uhkaavissa tilanteissa.

- Työpaikan eri toimijat (esimiehet, työntekijät, henkilöstöhallinto, työsuojelu, työterveyshuolto) huolehtivat osaamisestaan työhyvinvoinnin alueella ja

  tekevät aktiivisesti yhteistyötä henkisen hyvinvoinnin ja työkyvyn edellytysten ylläpitämiseksi ja edistämiseksi. (Työterveyslaitos 2018.)

Oman tutkimukseni (Suonsivu 2003) mukaan vahvimpina työperäisinä suojaavina tekijöinä tutkimukseen osallistujat esittivät työryhmään kuulumisen antavan vahvuudentunteen ja työtoverien tuen. Työn luonteeseen liittyvinä tekijöinä eräät vastaajista toivat esille ihmisen kanssa lähityöskentelyn. Aiemmin suurena rikkautena koettu ihmisen lähellä olo saatettiin kokea masentuneena täysin päinvastaisena. Lähellä oleminen vaati liikaa voimia, joten masentuneet mielellään vältelivät kovin intensiivistä lähellä oloa. Toisten henkisiin odotuksiin vastaaminen ja auttaminen sairauksien jälkeen itsenäiseen toimimiseen tuntuivat masentuneena vaikealta. Masentuneen yksilön tai itsemurhaa miettivän hoitaminen koettiin kaikkein vaikeimpana. Varsinkin sairaalatyössä työskentelevät esittivät työvuoroihin ja epäsäännöllisiin työaikoihin liittyviä ongelmia. Vuorotyö koettiin hankalaksi muun perheen ja harrastusten vuoksi. Yötyö uuvutti. Jotkut eivät osanneet juuri lainkaan nukkua päivisin. Jotkut turvautuivat unilääkkeisiin. Eräs tutkimukseen osallistuneista kertoi "yksinkertaisesti pelkäävänsä yöllä yksin työskennellessään." Eniten harmitti se, ettei voinut juuri sopia mitään menoja tai vierailuja pidemmälle kuin kolmen viikon päähän. Kolmen viikon aikanakin saattoi joutua usein vaihtamaan vuoroja tai vapaapäiviä tiukan miehityksen takia.

4.1 Hoito

Hoidon lähtökohtana on diagnosoitu masennus. Hoidon suunnittelussa keskeinen kysymys on masennustilan vaikeusasteen arviointi (lievä, keskivaikea, vaikea) ja erottelu ensimmäisen masennustilan ja toistuvan depression välillä. Masennuksen hoito jaetaan kolmeen vaiheeseen: akuuttivaiheeseen, jatkohoitoon ja ylläpitohoitoon. (Käypä hoito - suositus 2014.)

Masennuksen hoitaminen on monimuotoista ja perustuu yksilölliseen hoidon suunnitteluun, toteutukseen ja arviointiin. Hoito vaatii asianomaisen vahvan sitoutumisen ja motivaation itsehoitoon. Hoito on pitkäaikaista, kuukausien ja vuosienkin mittaista. Jos masennus jatkuu hoitamattomana pitkään, on arvioitu, että siitä kärsivien elinikä on noin 5% lyhyempi kuin väestöllä keskimäärin (Salokangas 1997). Koska masennus aiheuttaa erilaisia fysiologisia oireita, tutkijoiden mukaan sen hoitoon pitäisi tuoda mukaan verikokeet ja laboratoriotestit. Niiden avulla lääkäreiden olisi helpompi määrätä sopiva hoito. Masennuksen uudet tutkimustulokset ja taudin luokitteleminen ja piilevien syiden tunnistaminen mahdollistaa tehokkaan ja pitkäjänteisen hoidon yksilölle. (Rantala, Luoto, Krams ja Karlsson 2017.)

Masennustilaa voidaan hoitaa tehokkaasti sekä lääkkeillä että keskusteluhoidolla. Lievää masennusta sairastavan toimintakyky on yleensä hyvä, joten pelkästään itsehoitomenetelmien avulla toipuminen on mahdollista. Voidaan käyttää vaihtoehtoisia lääkkeitä, kirkasvalohoitoa tai erilaisia liikunnallisia ja kuultuurin muotoja. Keskivaikeat tai vaikeat masennukset hoidetaan yleensä lääkärin hoitamana. Tieteellisesti tutkittu tieto masennuksen hoitojen vaikuttavuuksista on monien hoitojen kohdalla vieläkin vaillinaista. Toisinaan masentunut ihminen joutuu hakemaan itselleen sopivan hoitomuodon useiden kokeilujen kautta. Yksilöllisen hoidon lisäksi tulee ottaa sekä koti- että työympäristö huomioon ja hoitoon mukaan. Masentuneen omien voimavarojen sekä työyhteisön tukitoimien aktivointi on erittäin tärkeätä. Masentuneella pitäisi olla keskusteluyhteyksiä ja luottamuksellisia ihmissuhteita. Perheen ja läheisten tuki on tärkeätä. Tutkimuksissa on todettu avioliiton toimivan suojaavana tekijänä.

Akuuttivaiheen hoidon tavoitteena on oireettomuus, ja se kestää tämän tavoitteen saavuttamiseen asti. Jatkohoidon tavoitteena estää oireiden palaaminen. Masennuslääkehoitoa on aina syytä jatkaa noin puolen vuoden ajan vielä akuuttivaiheen jälkeenkin eli siitä ajankohdasta, kun ihminen on tullut oireettomaksi. Ylläpitohoidon tavoitteena on ehkäistä uuden sairausjakson puhkeaminen. Masennuslääkehoitoa on syytä jatkaa pitkäaikaisena uusiutumisen estohoitona, jos ihminen on elämänsä aikana kärsinyt toistuvista vähintään keskivaikeista masennustiloista. (Käypä hoito -suositus 2014.)

Lääkehoito on sitä tärkeämpää mitä vaikeammasta masennustilasta on kysymys. Keskivaikeaa tai vaikeaa masennustilaa sairastava on aina tärkeää ohjata ammattiavun piiriin. Tällöin hyvään hoitoon kuuluu siis sekä psykoterapeuttinen että lääkkeellinen hoito. Lisäksi tärkeitä ovat auttavat ihmiset sekä liikunta ja terveelliset elämäntavat. (Melartin 2017.)

Psykoterapeuttinen hoito

Freudin kehittämän piilotajunta-ajattelun kautta sai psykoterapia alkunsa. 1950-luvulla alettiin kiinnostua käyttäytymisterapioista. Pääpaino nykyisten masennuksen hoitomuotojen tutkimuksessa ja kehittämisessä on biologisen psykiatrian alueella. Masennuksen hoitamiseksi on kehitelty/edelleen kehitellään (osin uusia) hoitomuotoja, kuten magneettihoito ja ryhmäterapia. Käytetyimpiä hoitomuotoja masennuksen lievittymiseksi ovat lääke- ja keskusteluhoito sekä erilaiset terapiamuodot (Langer 2000). Masennuksen hoitamiseksi perusterveydenhuollossa on viime vuosina laadittu useita hoitomalleja ja suosituksia (Priest 1994). Psykoterapiat perustuvat teoreettisiin malleihin ja tutkimustietoon mielenterveyden ja käyttäytymisen ongelmista, normaalista ja häiriintyneestä psyykkisestä kehityksestä ja psykoterapian muutosprosesseista ja soveltavat niistä johdettuja kliinisiä käytäntöjä. Tutkimusten mukaan psykoterapeutin koulutussuuntauksella ei ole suurta vaikutusta hoidon vaikuttavuuteen. Hoidon vaikuttavuuden kannalta merkittävin tekijä on psykoterapeutin ja potilaan välisen vuorovaikutussuhteen toimivuus, sillä psykoterapia perustuu keskusteluun ja luottamukselliseen vuorovaikutukseen. Masentunut tarvitsee usein tukea ja mahdollisuutta tähän. Psykoterapia on yleiskäsite monille psykoterapiamuodoille, joiden taustateoria ja työskentelytapa saattavat erota toisistaan merkittävästi.

Taimisen (2016) mukaan masennuksen vuoksi eläköityy vuosittain lähes 4 000 potilasta. Heistä vain kymmenesosa on saanut psykoterapiaa. Kelan tukemat resurssit ovat rajalliset. Masennustilojen hoidossa psykoterapioiden tavoitteena on saada ihminen toipumaan ja hänen toimintakykynsä paranemaan vaikuttamalla masennusta ylläpitäviin mielikuviin, ajattelumalleihin, tunne-elämään, minäkäsitykseen ja toimintatapoihin. Psykoterapialla pyritään tukemaan ihmisen itseymmärrystä, antamaan keinoja käsitellä vaikeita tunteita, kehittämään ongelmanratkaisutaitoja sekä auttamaan elämän kriisivaiheiden yli. Keskustelut ovat potilastietolain (785/1992) 13 §:n mukaan salassa pidettäviä. (Soininen 2016.)

Psykoterapia on nykyisin mielenterveyshäiriöiden keskeinen hoitomuoto lääkehoidon rinnalla. Käytännössä psykoterapia kuitenkin aloitetaan usein liian myöhään tai psykoterapiaa ei ole saatavilla lainkaan. Taimisen (2016) mukaan "psykoterapioissa on viime aikoina kehitetty tietyille sairausryhmille entistä paremmin sopivia menetelmiä. Terapioiden teho on kuitenkin pysynyt entisellä tasolla. Suomessa on se ongelma, että psykoterapian saatavuus on edelleen liian vähäistä. Internetpohjaiset psykoterapiat ovat kuitenkin kehittyneet kovasti, ja ne mahdollistavat tulevaisuudessa lähes täydellisen saatavuuden ja kattavuuden". Hoidossa onnistuminen edellyttää sitä, että masennuksesta kärsivältä henkilöltä löytyy valmiutta ja halua tutkia itseään ja omia toimintatapojaan hyvässä yhteistyössä terapeutin kanssa. On hyvä muistaa, että psykoterapian hyödyt eivät synny itsestään. Ne vaativat henkilöltä paljon pohdintaa ja ajatustyötä.(Soininen 2016.)

Psykoterapiasuuntaukset, terapiamenetelmät ja niiden toteutustavat

Masennuksen hoidossa tyypillisimmin käytettyjä psykoterapiamuotoja ovat kognitiivinen lyhytpsykoterapia, ratkaisukeskeinen terapia, interpersoonallinen psykoterapia sekä psykodynaaminen terapia. Yksilöterapian lisäksi on saatu hyviä tuloksia ryhmä-, pari-, ja perheterapialla. Kognitiivista lyhytpsykoterapiaa voidaan soveltaa lievissä ja keskivaikeissa masennuksissa. Sen tavoitteena on muuttaa masennusta aiheuttavia ja ylläpitäviä asenneja käyttäytymismalleja ja lisätä ongelmanratkaisukeinoja. Lievissä ja keskivaikeissa masennustiloissa jo akuuttivaiheen hoito lyhyellä kognitiivisella psykoterapialla auttaa ehkäisemään uusia masennustiloja. Niukan tutkimustiedon perusteella interpersonaallisen ja psykodynaamisen terapian masennustiloja ehkäisevä vaikutus ei ilmeisesti poikkea merkittävästi kognitiivisesta terapiasta. Kognitiivinen remediaatio saattaa olla tehokas masennukseen liittyvien kognitiivisten häiriöiden hoidossa, joskin sen osalta tarvitaan vielä lisätutkimuksia. Ratkaisukeskeiset ja ongelmanratkaisuterapiat soveltuvat lähinnä lievistä masennustiloista kärsiville potilaille. Terapian tavoitteena on saada masentunut määrätietoisesti työskentelemään ongelmallisen tilanteensa ratkaisemiseksi, mikä samalla lievittää masennusta. Interpersoonallinen psykoterapian tavoitteena on käsitellä masennusta aiheuttavia ja ylläpitäviä ihmissuhdeongelmia, rooliristiriitoja ja menetyksiä. (Suora lainaus: Käypä hoito -suositus 2014.)

Psykodynaaminen terapian tavoitteena on selvitellä masennukselle altistavia elämänhistorian aikana syntyneitä ongelmia, purkaa niitä ja näin vahvistaa minuutta. Pitkäkestoinen psykodynaaminen psykoterapia on ilmeisesti käyttökelpoinen masennustilan hoidossa, etenkin silloin kun kyseessä on komplisoitunut tai pitkäaikainen oireilu tai samanaikainen muu mielenterveyshäiriö, kuten persoonallisuushäiriö. Pitkäkestoinen psykoterapia on ilmeisesti perusteltu hoitomuoto masennustilojen hoidossa – etenkin silloin, kun masennustila liittyy muuhun monimuotoiseen tai pitkäaikaiseen oireiluun, ongelmiin tai persoonallisuushäiriöihin. (Suora lainaus: Käypä hoito -suositus 2014.)

Mikä olisi sopivin terapiamuoto:

> "Kognitiivisessa psykoterapiassa tutkitaan väärään suuntaan johtavia ajattelutapoja, niistä johtuvia vääriä valintoja ja tällaisen ajattelun haittavaikutuksia tunteisiin. Tässä terapiassa voidaan esimerkiksi purkaa ennakkoasenteita, kuten "Kukaan ei välitä minusta". Lisäksi optellaan ongelmanratkaisutaitoja.

> Taidepsykoterapiassa keskustelun apuna käytetään kuvaa, musiikkia, draamaa, tanssia tai kirjallisuutta. Näitä tuotetaan joko itse tai käytetään valmista materiaalia. Taidepsykoterapia soveltuu kenelle tahansa, jota kiinnostaa tarkastella ja purkaa vaikeita asioitaan luovan ilmaisun avulla.

Psykodynaamisen psykoterapian painopiste on tämänhetkisissä ongelmissa, mutta niitä tutkitaan varhaisten ihmissuhteitten ja kokemusten kautta. Tämä keskusteleva terapia sopii silloin, kun halutaan tutkia ja ymmärtää koko persoonallsiuutta sen lisäksi, että lievitetään näkyviä pahaa oloa aiheuttavia oireita.

Kriisiterapiassa keskitytään traumaattiseen tapahtumaan ja sen aiheuttamiin psyykkisiin, mutta myös fyysisiin reaktioihin. Tällainen traumakokemus voi olla esimerkiksi läheisen kuolema, väkivallan uhriksi joutuminen tai se, että on itse joutunut onnettomuuteen. Koska järkyttävän tapahtuman kokeminen aiheuttaa myös fyysisiä oireita, kuten levottumuutta, hikoilua ja jopa tärinää, tavanomaisen terapiakeskustelujen lisäksi hoitoon kuuluu kehollisia menetelmiä, rentoutusta ja silmänliiketerapiaa.

Hyväksymis- ja omistautumisterapian (HOT) keskeisiä teemoja ovat tyytyminen siihen, mitä ei voi muuttaa, sen muuttaminen, mikä on mahdollista ja omistautuminen omien arvojen mukaiseen elämään. Näin siksi, että tämä terapiasuuntaus näkee ihmisten suureksi ongelmaksi arvotyhjiön, jossa ajattelu ja toiminta ohjautuu ulkoapäin. Suuri osa terapiasta on harjoituksia, joilla pyritään lisäämään tietoisuutta omista ajatuksista ja tunteista arvottamatta niitä. Päämääränä on oppia näkemään, että ajatukset ja tunteet ovat aivojen tuotoksia eivätkä ehdottomia totuuksia. Tyyneyteen tähtäävä hot-terapia lainaa ajatuksia zenbuddhismista."

Lähde: Helasti 2013.

Lääkehoito

Uusimpien tutkimusten ansiosta ja tietokonegrafiikan avulla päästään näkemään aivojen toimintaa ja mielenterveyshäiriöiden mahdollisia aiheuttajia. Aivot vaikuttavat mieleen ja mieli vaikuttaa aivoihin. Masennuslääkkeet todennäköisesti lisäävät hermokasvutekijöiden aktiivisuutta kohentamalla hermosolujen välistä serotoniinin ja noradrenaliinin välittymistä. Toipuminen tapahtuu, kun harventuneet ja lamaantuneet hermoverkkojen solujen väliset yhteydet lisääntyvät ja vahvistuvat. (Melartin 2017.)

Masennustilojen akuuttivaiheessa keskeisimpiä hoitomuotoja ovat masennuslääkkeet ja psykoterapiat. Lääkehoito on sitä tärkeämpää, mitä vaikeammasta masennuksesta on kysymys. Vaikeassa tai psykoottisessa masennustilassa on syytä aina käyttää lääkehoitoa. Keskivaikeassa masennuksessa masennuslääkehoito on yleensä tarpeen. Lievässäkin masennustilassa masennuslääkehoito voi olla aiheellinen. Lääkehoidon sijasta tai rinnalla voidaan lievässä ja keskivaikeassa masennuksessa käyttää psykoterapiaa. Noin puolella masentuneista esiintyy samanaikaisesti jokin ahdistuneisuushäiriö, joista tyypillisimpiä ovat paniikkihäiriö, sosiaalisten tilanteiden pelko, eräät muut pelkotilat ja yleistynyt ahdistuneisuushäiriö. Noin kaksi kolmasosaa masennuslääkettä säännöllisesti käyttävistä saa selvän vasteen, ja noin 40–50 %:lla oireet häviävät melko täydellisesti noin 6–8 viikon aikana. Noin kolmannes masentuneista ei saa hyötyä masennuslääkkeistä (Käypä hoito-suositus 2014.)

Millaista tehoa sitten voi odottaa masennuslääkkeistä? Ne voivat olla tehokas hoitokeino vakavaan masennukseen, mutta niiden ei pitäisi välttämättä olla ensimmäinen masentuneelle tarjottu hoito. (Cipriani ym. 2009). Lääkevasteet ja -haitat ovat yksilöllisiä. Ryhmätasolla eri masennuslääkkeiden välillä on todennäköisesti vain pieniä eroja tehossa ja siedettävyydessä. Lääkevalmisteen valinnassa keskeisiä ovat havaitut tai odotetut haittavaikutukset, ihmisen suhtautuminen lääkkeisiin ja masentuneen somaattiset sairaudet ja muut hänen käyttämänsä lääkkeet. (Käypä hoito-suositus 2014.)

Tomi Rantamäki kirjoittaa seuraavasti (2018):

> "Masennusta on historian saatossa hoidettu mitä erikoisimmin keinoin aina hypertermiasta hypoglykemiaan (insuliinishokit). Epileptisiä kohtauksia muistuttavia kouristuksia aiheuttavien yhdisteiden todettiin nopeasti ja varsin tehokkaasti lievittävän erilaisia psykiatrisia oireita 1900-luvun alussa. "Hoitoihin" liittyi luonnollisesti huomattavia turvallisuusriskejä. "Terapeuttinen kouristuskohtaus" saatiin aikaan myös johtamalla sähkövirtaa hallitusti ja lyhytaikaisesti potilaan aivoihin. Tämä 1930-luvulla kehitetty sähkö(konvulsiivinen)hoito on yksi tehokkaimpia ja kiistellyimpiä modernin psykiatrian hoitomuotoja. Hoito vähentää masennusoireita valtaosalla potilaista, joidenkin kohdalla jo ensimmäisten hoitokertojen jälkeen. Vaikka toimenpide suoritetaan nykyisin lievässä nukutuksessa, herättää se voimakkaita ennakkoluuloja. Kunpa sähkön voisi puristaa tablettimuotoon ja ottaa turvallisesti pienissä annoksissa runsaan veden kera.

Ensimmäiset suun kautta annosteltavat masennuslääkkeet löydettiin 1950-luvulla, kun imipramiini ja iproniatsidi nimisten kemikaalien havaittiin hitaasti – ja täysin sattumalta – lievittävän masennusoireita. Molempien yhdisteiden osoitettiin myöhemmin voimistavan ns. monoamiinien (serotoniini, dopamiini, noradrenaliini) vaikutuksia aivoissa. Syntyi masennuksen monoamiinihypoteesi: masennus johtuu monoamiinivajauksesta ja masennuslääkkeet normalisoivat tämän kemiallisen epätasapainon. Teoria kannusti kehittämään spesifisempiä ja tehokkaampia monoamiineihin vaikuttavia lääkkeitä. Tunnetuin näistä on selektiivinen serotoniinin takaisinoton estäjä fluoksetiini, jota markkinoitiin voimakkaasti 1980- ja 1990-luvuilla. Samaan aikaan masennuslääkkeitä kokeiltiin muidenkin sairauksien hoidossa ja lupaavia tuloksia saatiin erityisesti hermosäryn, pakko-oireyhtymän ja ahdistuneisuuden oireisiin. Masennuslääkkeet tarjosivat siten mullistavan mahdollisuuden hoitaa erilaisia psykiatrisia ja neurologisia oireita sairaalahoidon sijaan kotona. Masennuslääkkeiden käyttö yleistyikin nopeasti saavuttaen lakipisteensä vasta aivan viime vuosina. Masennuslääkkeitä käyttää vuosittain yli 400.000 suomalaista."

Mitä muutoksia masennuslääkkeet aivoissa sitten oikein tekevät? Tutkimukset osoittavat masennuslääkkeiden käynnistävän hitaasti eteneviä muutoksia aivojen ns. muovautuvuusmekanismeissa. Rantamäki (2018) tarkastelee hermosolujen ja masennuksen yhteyksiä seuraavasti:

"Masennuslääkkeet lisäävät esimerkiksi hermosolujen hyvinvointia ja hermoyhteyksien kasvua ja toimintaa edistävien tekijöiden kuten aivoperäisen hermokasvutekijän (BDNF) määrää aivoissa. Hermoyhteyksien lukumäärä ja niiden toiminta näyttäisivätkin tehostuvan masennuslääkityksellä. Masennuslääkkeet lisäävät myös uusien hermosolujen syntyä aivoalueilla, jossa tätä ns. neurogeneesiä vielä aikuisenakin ilmenee.

Tutkimusten mukaan masennus ja pitkäkestoinen hallitsematon stressitila (yleinen tekijä masennuksen taustalla) alentavat BDNF pitoisuuksia, vähentävät hermoyhteyksien lukumäärää ja ikään kuin rappeuttavat hermosoluja. Stressihormonien uskotaan olevan yksi pääsyyllisistä muutosten taustalla. Kenties masennuslääkkeet normalisoivat masentuneiden aivoissa ilmeneviä "hermorappeumamuutoksia" lisäämällä hermokasvutekijöiden vaikutuksia.

Eläintutkimukset ovat osoittaneet, että masennuslääkkeet eivät ainoastaan lisää muovautuvuuteen liittyviä rakenteita vaan myös herkistävät aivojen hermoverkot muuttumaan. Aivan kuten tapahtuu kehityksen aikana, hermoyhteyksien (uudelleen)järjestäytymistä ohjaa aivojen sisäinen aktiivisuus ja ympäristöstä tuleva informaatio.

Masennuslääkkeiden kyky alentaa aivojen kynnystä mukautua vallitseviin olosuhteisiin selittäisi monet masennuslääkkeisiin liitetyt mysteerit kuten yksilölliset vasteet hoidolle (toimii parhaiten yhdistämällä se toiminnalliseen terapiaan), terapeuttisen viiveen (hermoverkkojen mukautumiseen menee aikaa) ja lukuisat käyttöaiheet (masennuslääkkeet lisäävät monien hermoverkkojen muovautuvuutta). Masennuslääke ikään kuin tarjoaisi paremman mahdollisuuden parantua, ei muuta. Vaikka teoriaa ei ole yksiselitteisesti todistettu ja hyväksytty, antaa se toivottua uutta näkökulmaa ymmärtää masennuslääkkeiden vaikutuksia ja kehittää tehokkaampia hoitokeinoja. Terveysmarkkinoilla on tällä hetkellä toistakymmentä masennuslääkettä, joiden vaikutusmekanismi muistuttaa enemmän kemiallisia esi-isiään kuin tulevaisuuden innovaatioita."

Masennuslääkkeitä käytetään Suomessa melko runsaasti. Jos on todettu masennuksen olevan luonteeltaan biologinen, masennuslääke voi riittää yksinään. Toisaalta monesti masennuksen keskeisenä syynä ovat erilaiset psyykkiset ristiriidat, kuten traumat, surut, tai suuret pettymykset, jolloin lääkkeiden ja terapian yhdisteleminen ta pelkkä terapiahoito on hyvä toimintamalli. Masennuslääkkeitä tulee käyttää melko pitkään. Niiden oireita lievittävä vaikutus ilmenee 2 -6 viikon kuluessa. Uusiutuneet masennukset voivat vaatia koko elämän pituisen lääkityksen. Masennuksen hoitoa vaikeuttaa liian lyhytaikainen lääkehoito. Hoidon tulisi kestää vähintään puoli vuotta (Taiminen 2017).

Neurotieteen professori Eero Castrén (2017) kirjoittaa:

"Aivojen kehittyminen on sikiöajasta lähtien kuin talon rakentamista. Jos jokin osa, rakennuspalikka jää pois tai särkyy kovassa kulutuksessa, se pitää jotenkin korvata. Puuttuvan osan tärkeydestä riippuu, miten hyvä tai huono valmiista rakennelmasta tulee. Pahimmassa tapauksessa romahtaa koko rakennus, tai ihmisen mieli.

Kun mieli järkkyy, aivot eivät toimi tarkoituksenmukaisella tavalla. Jossain kehityksen vaiheessa on tapahtunut jotain, minkä seurauksena hermoverkko toimii henkisesti raskaissa tilanteissa huonosti. Kehityshäiriö yhdessä ympäristötekijöiden ja perimän kanssa altistaa sairastumiselle jossain myöhemmän elämän vaiheessa.

Sairastumisen aivoissa aiheuttamat rakenteelliset muutokset ovat melko epämääräisiä. Ainakaan vielä aivojen kuvantamisen perusteella ei voida tehdä masennus- tai skitsofreniadiagnoosia. Ei siis voida pelkän kuvantamisen perusteella sanoa, että tietty prosentti ihmisistä olisi masentuneita tietämättään, koska aivokuvat niin väittävät. Mielen sairauksia ei voida mitata kuten verenpainetta.

Masennuksen ajatellaan yleensä johtuvan aivokemian epätasapainosta ja välittäjäaine serotoniinin puutteesta. Tilannetta pyritään korjaamaan serotoniinilääkkeellä. Itse en usko siihen, että kysymys olisi tällaisesta kemiallisesta puutoksesta, vaan jostain, mikä liittyy aivojen rakenteeseen. Tutkimuksissamme olemme päätyneet siihen, että välittäjäaineisiin vaikuttavat lääkkeet jollain tavoin korjaavat hermoston rakennetta. Ei kuitenkaan niin, että osia rakennettaisiin alusta asti uudelleen.

Masennuslääkkeiden vaikutus voi olla paljon laajempi kuin vielä tiedetään. Ehkä masennuksesta toipuminen merkitseekin parantuvaa kykyä ottaa vastaan edullisia vaikutuksia ympäristöstä, esimerkiksi terapiasta.

Terapian ja lääkityksen tulisi tukea toisiaan mieluiten hoidon alusta asti. En ajattele terapiaa välttämättä perinteisessä mielessä, vaan sen pitäisi mielestäni sisältää myös esimerkiksi liikuntaa: mieluummin keskustelua terapeutin kanssa luonnonvalossa sauvakävellen kuin sohvalla maaten. Liikunnan ja valon nimittäin tiedetään olevan hyviä lääkkeitä keskivaikeassa masennuksessa.

Aivoja ymmärretään toistaiseksi varsin vähän. Ei ymmärretä, miten ne toimivat kokonaisuutena, samaan tapaan kuin ymmärretään, miten verenkierto toimii. Perimän vaikutuksesta, aivojen sähköisistä ilmiöistä ja muista yksityiskohdista tietoa on valtavasti, mutta vielä ne eivät muodosta kokonaiskuvaa. Jos sellainen onnistuttaisiin laatimaan, pystyttäisiin ehkä suunnittelemaan esimerkiksi hoitoja nykyistä paljon rationaalisemmin. Ja ymmärrettäisiin monipuolisesti, mitä mielen ongelmat pohjimmiltaan ovat."

Jyrki Korkeilan (2017) mukaan:

"Masennus ei koskaan tule yllättäen, vaan sairastumista edeltää jopa vuosien mittainen ennakoiva vaihe. Masennukselle voi altistaa esimerkiksi lapsuusajan trauma, joka häiritsee stressihormoniakselin toimintaa.

Stressihormoniakseli tarkoittaa hypotalamuksen, aivolisäkkeen ja lisämunuaisten kuorikerroksen yhteistoimintaa, johon tiettyjen hormonien, kuten kortisolin ja adrenaliinin säännelty erittyminen liittyy.

Tästä toimintahäiriöstä seuraa, että myös stresssinhallintakeinot kehittyvät puutteellisesti. Kun myöhemmin tapahtuu jotain, mikä koettelee tätä heikoksi jäänyttä kohtaa, tulee esimerkiksi raskaita menetyksiä tai vaikeuksia ihmissuhteissa, lopulta jokin ulkopuolisen mielestä mitätön syy voi saada masennuksen puhkeamaan.

Myös temperamentilla, synnynnäisellä valmiudella säädellä tunteita ja olla kontaktissa toisiin, on osuutensa masennusalttiuteen. Ulospäin suuntautuvalla masennusalttius on vähäisempi kuin sulkeutuneella ja aralla.

Tätä nykyä masennustutkimus suuntautuu muun muassa siihen, miten stressihormonitasapaino vaikuttaa mieleen ja ruumiiseen. Kun tästä kertyy tietoa, aletaan ymmärtää, miksi masennus johtaa ruumiillisiin sairauksiin. Kehitteillä on myös uudentyyppisiä masennuslääkkeitä, jotka vaikuttavat stressihormonitasapainoon ja normalisoivat sitä. Uusi tutkimus antaa todennäköisesi tietoa myös siitä, miksi masennusta sairastavan sisäinen kello menee sekaisin ja seurauksena on todella vaikeaakin unettomuutta.

Nykynäkemyksen mukaan masennukseen voi siis sairastua myös ilman perinnöllistä alttiutta. "

Italiassa tehdyssä 117 tutkimuksen meta-analyysissa osoitettiin, että masennuksen hoitoon käytettyjen ns. uudentyyppisten lääkkeiden teho ja siedettävyys vaihtelevat eri lääkkeiden kesken. Olennaista on se, että lääke on hyvin siedetty. Analyysin perusteella tehokkaimmiksi masennuslääkkeiksi osoittautuivat mirtsapiini, essitalopraami, venlaflaksiini ja sertraliini. Lääkehoidot, joissa oli vähiten hoidon ennenaikaisia keskeytyksiä, olivat bupropioni, essitalopraami, sitalopraami ja sertraliini. (Cipriani ym. 2009.)

Hoidon keskeyttämisen ongelmallisuus kävi ilmi myös suomalaistutkimuksessa, jossa selvitettiin, miten hoitosuosituksia todellisuudessa noudatetaan potilaiden keskuudessa. Vaikka suurin osa tutkituista masennusta potevista aloitti masennuslääkityksen akuuttivaiheessa, lähes puolet keskeytti hoidon tutkimusaikana. Itsenäisten lopetuspäätöksen takana oli muun muassa lääkeriippuvuuteen sekä mahdollisiin haittavaikutuksiin liittyviä pelkoja (Melartin ym. 2005). Taimisen (2017) mukaan masennuslääkeistä suoneen annettava ketamiini herättää suurta kiinnostusta ja on osoittautunut tehokkaaksi. Australialaistutkimuksessa ketamiinilla hoidettiin erityisesti yli 60-vuotiaiden masennusta. Tulokset ovat rohkaisevia. Ketamiinin käytön tutkiminen mielenterveysongelmiin on kuitenkin vasta alkuvaiheessa.

Ketamiinihoitoa on toteutettu Suomessa joissakin yksittäisissä psykiatrisissa sairaalayksiköissä, ja sen käytöstä on alkanut kertyä kliinistä kokemusta. Keskeinen hoitoindikaatio on vaikeasta depressiosta kärsivän potilaan vakava itsetuhoisuus. Hoitoa ei psykotomimeettisten haittavaikutusten vuoksi pidä antaa psykoottisesta depressiosta kärsiville potilaille. (Taiminen 2017.)

4.2 Ravinto ja masennus

Tutkimuksissa ja keskusteluissa on todettu yhteys terveellisen ravinnon ja masennuksen välillä. Vatsaa on sanottu toiseksi aivoksemme. Monissa kansainvälisissä hiiriin kohdistetuissa tutkimuksissa on todettu mikrobien vaikuttavan hiirien käyttäytymiseen. Esimerkiksi vuonna 2011 tutkija Premysl Bercik kanadalaisesta McMaster-yliopistosta työtovereineen siirsi suolistomikrobeja hiiristä toisiin. Kävi ilmi, että tietyt ominaisuudet muuttivat eliöiden mukana: rohkeista hiiristä otetut mikrobit tekivät arkajaloista uskaliaampia ja päinvastoin. Riskinottajat muuttuivat varovaisemmiksi, kun niihin istutettiin mikrobeja arkojen lajitoverien sisuksista. "On yllättävää, että mikrobiomi todellakin ohjaa isäntänsä käyttäytymistä", Bercik, ym. (2011) hämmästeli tutkimustulosta. Nyt uutta näyttöä mikrobien ja mielen yhteispelistä pulppuaa jatkuvasti laboratorioista eri puolilta maailmaa. Suolistomikrobien on havaittu kietoutuvan muun muassa stressiin, ahdistukseen ja masennusoireisiin.

Tiedetään, että mikrobit tuottavat suolistossa hermoston välittäjäaineita, kuten serotoniinia. Ne voivat vaikuttaa mieleen ainakin kiertäjä- eli vagushermon välityksellä. Masentuneilla esiintyy usein matalaa serotoniinitasoisuutta. Esimerkiksi aivoissa mielialaa säätelevästä serotoniinista peräti 90 prosenttia syntyy suolistossa. Äskettäin vahvistui, että bakteerit osallistuvat sen valmistukseen. Ne tehtailevat myös monia muita bioaktiivisia aineita, jotka voivat vaikuttaa aivoihin. (MacDonald 2010.) Tutkimustulosten mukaan tiedetään se, että mikrobit voivat säädellä stressireaktioita ja toisaalta stressi muokkaa mikrobiomin koostumusta. Stressihormonit vaikuttavat mikrobeihin aiheuttaen mm. tulehdusreaktioita suolen seinämään. (Spielmans & Peter 2009.) JAMA Psychiatry -lehdessä vuonna 2015 julkaistussa tutkimuksessa paljastui, että masennuspotilailla tulehdusta kuvaavat merkkiaineet olivat keskimäärin 30 prosenttia korkeammalla kuin kontrollihenkilöillä, jotka eivät kärsineet masennuksesta. Korkeimmat tulehdusarvot olivat niillä, joilla oli vaikein masennus. Haasteellista tulevaisuuden tutkimukselle onkin selvittää, miten aivojen ja vatsan yhteisyys voidaan täysimääräisesti hyödyntää sairauksien ja oireiden hoidoissa. Nykyiset tulokset ovat vasta hyvin alustavia ja vaativat paljon lisätutkimuksia. Nyt jo tiedetään, että monissa sairauksissa potilaan ja terveen ihmisten suoliston mikrobiomi on erilainen. Masennus näkyy myös suolistossa, sillä masentuneiden ja terveiden välillä suoliston bakteerikanta on erilainen.

Nykyisin pohditaan kovien tai pehmeiden rasvojen käytön terveellisyyttä. Sokerien ja nopeiden hiilihydraattien käyttöä tutkitaan. Onkin oletettavaa, että lähivuosina saadaan paljon uutta tietoa ravinnon vaikutuksista terveyteen. Tutkimusten mukaan mm. värikkäät kasvikset ja täysjyvävilja sisältävät runsaasti prebiootteja, eli imeytymättömiä hiilihydraatteja, joiden tiedetään ruokkivan hyvää tekeviä bakteereja, kuten bifidobakteereja ja laktobasilluksia. Eläinkokeissa prebiootit ovat lisänneet muun muassa lyhytketjuisten rasvahappojen tuotantoa. Niiden on havaittu suojelevan aivosoluja ja vähentävän stressihormonin pitoisuuksia. (Spielmans & Peter 2009.) Runsaasti hiilihydraatteja sisältävää ruokavaliota ei nykyisin suoritella. Esimerkiksi vaihdevuodet ohittaneiden naisten masennuksen riskiä lisää runsas hiilihydraattien käyttö. (Gangwisch ym. 2015.) Myös kalaöljyn käyttöä masentuneilla on tutkittu. Taiwanilainen kliininen tutkimus vahvistaa, että EPA on tehokkain masennusta hoitava omega-3-rasvahappo (Su ym. 2017). EPA-rasvahappo kulkeutuu verestä kaikkien solukalvojen rakenteisiin, joita se stabilisoi ja niissä ehkäisee vapaiden radikaalien syntyä. Näin EPA pysäyttää hapetusstressin aiheuttaman solukalvon lipidiperoksidaation eli härskiintymisen. Solukalvo tervehtyy ja nuortuu. (Mason & Jaboc 2015.)

Ravinnon, terveellisten elämäntapojen ja masennuksen yhteyksiä tutkitaan. Jussi Seppälän (2012, 2018) mukaan "monipuolinen ja terveellinen ruokavalio näyttää olevan hyödyllinen masennuksen kannalta". Hänen mukaan B12-vitamiinin ja foolihapon liian vähäinen saanti voi lisätä masennuksen riskiä. Tutkittua tietoa ja näyttöä asiasta on toistaiseksi melko vähän. (Aaltovesi 2018.)

Seppälän (2018) mielestä masennuksella ja ruokavaliolla on yhteys, mutta nykyisellään syy-seuraussuhteista ei vielä tiedetä tarpeeksi. Monet tutkimustulokset ovat poikkileikkaustutkimuksia, joiden perusteella on vaikea tehdä johtopäätöksiä syy-seuraussuhteista. Ravinnon vaikutuksista masennukseen on monenlaisia ja eriäviäkin tutkimustuloksia. Tutkimuksissa on vaikea ottaa huomioon kaikki masennukseen liittyvät, yksilöllisetkin, tekijät. Masennus liitetään usein myös matala-asteiseen tulehdukseen. Tätä voi ehkäistä tai hillitä noudattamalla hyviä elämäntapoja, kuten tervellistä ruokavaliota. Kaikilla masentuneilla ei kuitenkaan esiinnyt matala-asteista tulehdusta. (Aaltovesi 2018.)

4.3 Liikunta ja masennus

Liikunnan on todettu lukuisin tutkimustulosten mukaan lisäävän aivojen välittäjäaineita ja siten lisäävän hyvinvointia. Liikunta lisää samojen välittäjäaineiden määrää kuin mielialalääkkeetkin, eli serotoniinia ja noradrenaliinia sekä dopamiinin määrää. Liikunta saa myös hermosolut kasvamaan. (Leppämäki 2007.)

Pitkään on tiedetty, että liikunta ehkäisee masennusta (Paluska & Schwenk 2000). Masennuksen ja liikunnan välisiä yhteyksiä on tutkittu kansainvälisesti useissa tutkimuksissa viime vuosikymmeninä (Perraton ym. 2010). Matti Huttusen (2015) mukaan liikunta hoitaa masennusta yhtä tehokkaasti kuin lääke. Varsinkin lievissä ja keskivaikeissa masennustiloissa säännöllinen reipas liikunta 3–4 kertaa viikossa voi olla lääkkeen veroinen keino lievittää masennustilaa. Sen vuoksi masennuksesta kärsivän kannattaa voimiensa mukaan harrastaa säännöllistä liikuntaa. Liikunta lievittää masennusta jopa nopeammin kuin masennuslääkkeet.

Sami Leppämäen (2007) mukaan liikunnalla ja lääkkeillä on kuitenkin eroja. Siinä missä lääkkeet parantavat ensin fyysistä suorituskykyä ja vasta sitten mielialaa, liikunnalla paranee ensin mieli. Jos lääkehoitoa täydentää liikunnalla, mielialan on havaittu kohentuvan 3–4 päivässä normaalin 3–4 viikon sijasta. Liikunnan lisääminen helpotti masennusoireita jo neljässä viikossa. Vaikutukset näkyvät siis melko nopeasti.

Viime vuosien masennustutkimusten tulosten mukaan on todettu, että masentuneella ensin tuhoutuvat hermosolut ja toisena ilmenee serotoniinivaje. Masentuneella hippokampus on kutistunut. Kutistuminen kertoo hermosolujen kuolemisesta. Kun ihminen altistuu stressille, hänen kehonsa erittää kortisolia. Pieni määrä kortisolia on aivoille hyväksi, mutta suuret määrät ovat tuhoisia. Hermosolujen vähenemisen myötä masentunut jää negatiivisen ajattelun kierteeseen. Aivot vahvistavat negatiivisen ajattelun polkuja. Liikunta tehoaa masennukseen, koska serotoniinipitoisuus nousee. Serotoniinin tehtävänä on huolehtia viestien kulkemisesta hermosolujen välillä ja tällöin on helpompaa löytää uusia hermoratoja negatiivisten jo tallattujen hermoratojen sijaan. Aivot pystyvät "tuottamaan" uusien hermoratayhteyksien avulla myönteisiäkin ajatuksia. (Perraton ym. 2010). Tutkimuksissa on löydetty näyttöä liikuntaharjoittelun merkityksestä masennuksen ehkäisemisessä ja hoidossa (Teychenne ym. 2010, Park ym. 2011). Liikunnan hyvät vaikutukset masennuksen hoidossa ovat tutkimustulosten mukaan pitkälti samansuuntaisia iästä riippumatta (Raglin,

Wilson & Galper 2007). Esimerkiksi iäkkäillä liikunta on todettu tehokkaaksi hoitomuodoksi silloin, kun lähtötilanteessa oli todettu monia masennusoireita (Sjösten & Kivelä 2006).

Masennuksen hoidossa on liikuntaa verrattu useissa tutkimuksissa lääkehoitoon ja/tai terapiahoitoon. Kognitiiviseen terapiaan tai lääkehoitoon verrattuna liikunnan hyödyt on todettu useissa tutkimuksissa samansuuruisiksi. Liikunnan hoidollista tehoa ja vaikutuksen on kuitenkin vaikeata määritellä tarkasti. (Mead ym. 2009.)

Kaikkia liikunnan neurofysiologisia vaikutusmekanismeja ei vielä tunneta. Tärkeätä on nähtävästi liikunnan kokemukselliset ja psykososiaaliset vaikutusmuodot. Liikunta nostaa aivojen aktivaatiotasoa ja lisää hormonaalista toimintaa. (Partonen 2005.) Pedersenin ja Saltinin (2006) mukaan on huomattavaa, kuinka liikuntaa harrastaessa ajatusten ja keskittymisen siirtyminen itse suoritettavaan tehtävään voi vähentää mahdollisuutta senhetkisten voimavarojen kohdentamisesta masennuskeskeisiin ajatuksiin: toisin sanoen liikkuessa voi olla vaikeampi ajatella muita, esimerkiksi masentavia ajatuksia.

Liikunta vaikuttaa myös unen laatuun (Santosin ym. 2007), kohottaa itsetuntoa ja vahvistaa minä-kuvaa (Rees & Shapia 2010). Liikunta ryhmässä lisää sosiaalisuutta ja näin ollen vähentää yksinäisyyden ja masennuksen kokemuksia.

4.4 Kulttuuri ja masennus

Monissa tutkimustuloksissa on todettu, että taiteet ja kulttuuri edistävät terveyttä ja ennaltaehkäisevät alakuloista mielialaa. On myös todettu, että kulttuuria harrastamattomilla on jopa 57% suurempi riski sairastua kuin kulttuuria harrastavilla (Branderburg von 2008). Taiteen on todettu ikääntyvillä vaikuttavan terveyteen yhtä hyvin kuin liikunnan (Bardy 2007). Taiteet estävät yksinäisyyden kokemuksia ja parantavat elämän hallintaa (Eväsoja 2010). Luovia terapiamuotoja (mm. musiikki- ja taidepsykoterapiaa) voidaan käyttää masennuksen muun hoidon tukena erityisesti silloin, kun ne ovat jonkin vaikuttavaksi osoittautuneen terapiamuodon sovelluksia (Käypä hoito - suositus 2014).

Miten sitten taiteet ja kulttuuri voivat edistää masennuksesta toipumista? Kulttuurin ja taiteiden tulisi kuulua arkeen eikä olla erillinen, eliittinen elämän osa. Taide-elämykset, esteettiset elämykset ja ympäristöt, kauneus, harmoninen ja kaunis värimaailma, kauniit taulut ja kukka-asetelmat lisäävät hyvinvointia. Taiteiden on todettu edistävän mielen

104

hyvinvointia, lisäämään ilon, onnen ja tasapainoisuuden tunteita. Taiteet vahvistavat mieltä ja auttavat monimutkaisten ilmiöiden ja ristiriitaisuuksien käsittelyssä. Ne taltuttavat pelkoja ja auttavat kestämään epävarmuutta ja keskeneräisyyttä (Eväsoja 2010).

Musiikki ja masennus

Musiikki kuunneltuna tai itse tuotettuna hoitaa aivoja ja sydäntä. Itse valittu mielimusiikki auttaa parantamaan kielelliistä muistia ja lisää tarkkaavaisuutta. Huotilaisen (2012) mukaan "musiikki ei ole vain kivaa ajankulua, vaan se pitää hermosolut hereillä ja pistää potkua niiden uudelleenjärjestäytymiseen esimerkiksi aivoinfarktin jälkeen. Aivokuvaukset ovat paljastaneet, että aivot reagoivat musiikkiin hämmästyttävän voimakkaasti. Musiikki aktivoi aivoalueita, jotka säätelevät vireyttä, huomiokykyä, käsitteellistä ajattelua, muistia, tunteita sekä liikkeitä. Vaikutukset ovat laajoja. Lempimusiikki aktivoi aivojen syviä rakenteita, joiden reagoimiseen tarvitaan yleensä jokin erittäin voimakas pelkoa tai mielihyvää tuottava ärsyke. Ja musiikki tekee saman ikään kuin tuosta vaan". (Heikkinen 2012.)

Nummisen (2013) mukaan "musiikki virittää voimakkaasti niin mieltä kuin kehoa. Iskevä ja energinen musiikki valpastaa ja laukaisee "taistele tai pakene" -reaktion: hengitys ja syke tihenee ja vereen purskahtaa adrenaliinia".

Musiikki helpottaa masennusta. Suomalaisten aivoinfarktitutkimus muun muassa paljasti, että musiikkia kuuntelevilla toipilailla oli vähemmän masennusoireita kuin muilla. Aktiivinen musiikkiterapia tasapainottaa masennuksesta kärsivien aivotoimintaa. Ei voi sanoa, että jokainen masentunut parantuisi musiikkiterapialla. Sen sijaan voin tutkimuksemme nojalla todeta, että joidenkin masentuneiden tilaa se kohentaa jopa dramaattisesti. (Erkkilä & Tervaniemi 2012.) Ilahduttavinta musiikissa onkin se, että kuka tahansa voi hoitaa sillä itseään. Musiikki auttaa säätelemään mielialaa ja sen vaihteluita. Numminen (2013) kirjoittaa:

Kun kuuntelet musiikkia

- mieliala kohenee
- stressi lievittyy
- olo piristyy tai tyyntyy
- keskittymiskyky paranee
- sosiaaliset siteet vahvistuvat

Mielimusiikki hoitaa

- aivohalvausta
- verenpainetta
- muistisairautta
- kipua
- ahdistuneisuutta
- masennusta
- yksinäisyyttä

Jaakko Erkkilä ja Mari Tervaniemi (2012) ovat tarkastelleet katsausartikkelissa musiikkiterapiaa masennuksen hoidossa. He toteavat, että

"musiikkiterapia mahdollistaa sanattoman, tunnepohjaisen ilmaisun ja vuorovaikutuksen, joka on todettu käyttökelpoiseksi lähestymistavaksi mm. masennuksen hoidossa. Aivotutkimukset ovat osoittaneet erityisesti mielimusiikin aktivoivan aivoissa yleisiä tunne- ja palkitsevuusmekanismeja. Suomalainen vaikuttavuustutkimus osoitti, että aktiivinen, yksilöllinen musiikkiterapia yhdistettynä tavanomaiseen hoitoon on merkitsevästi vaikuttavampaa kuin pelkkä tavanomainen hoito masennuksen, ahdistuksen ja yleisen toimintakyvyn osa-alueilla.

Masennus on tunne- ja mielialasuhteinen häiriötila, johon musiikkiterapia on koettu vaikuttavaksi lähestymistavaksi sen hoitamiseen. Musiikkiterapiaa voidaan luonnehtia masentuneen ja terapeutin väliseksi vuorovaikutukselliseksi prosessiksi, jossa musiikillisin keinoin edistetään ihmisen hyvinvointia. Musiikkia käytetään pääasiallisena ilmaisun ja vuorovaikutuksen välineenä. Masentuneen musiikkiterapia on pääsääntöisesti musiikki psykoterapiaa, jossa terapeutin ja masentuneen ihmisen välinen vuorovaikutussuhde sekä siinä tapahtuvat ilmiöt ja kehityskaaret ovat hoidon keskiössä. Musiikkiterapia pohjaa useimmiten johonkin psykoterapeuttiseen malliin. Suomessa yleisin psykiatrisen musiikkiterapian muoto nojaa psykodynaamiseen ajatteluun. Musiikkiterapian keskeisimpiä eroja verbaaliseen psykoterapiaan ovat musiikillinen (ei-kielellinen) ilmaisu ja vuorovaikutus".

Musiikki vaikuttaa tunnetasolla ja synnyttää emotionaalisia muistoja, mielikuvia ja mielleyhtymiä. Kosketus ongelmiin helpottuu. Musiikki aikaansaa sekä välittömiä että pitkäkestoisia emotionaalisia ja fysiologisia muutoksia. Myös se vaikuttaa aivoihin, sen . limbiseen järjestelmään ja aktivoi tunneaivojen keskuksia. (Erkkilä & Tervaniemi 2012.)

4.5 Kaamosmasennuksen kirkasvalohoito

Joillakuilla masentuneilla esiintyy masennusjaksoja toistuvasti ja lähes yksinomaan vain pimeän talvikauden aikana niin sanottuna kaamosmasennuksena, joka on vuodenaikamasennuksen (Seasonal Affective Disorder, SAD) alamuoto. Kirkasvalohoito tehoaa kaamosmasennukseen hyvin. Kirkasvalohoito on tehokas kaamosmasennuksen hoidossa. Hoitoa annetaan siihen tarkoitetulla laitteella aamuisin (2 500–10 000 luksin valoteholla) yleensä 30–120 minuutin ajan ensimmäisten parin viikon aikana yleensä päivittäin. Myöhemmin joko kuureina tai jatkuvasti ainakin viidesti viikossa talvikauden ajan.

Kaamosmasennusta on mahdollista hoitaa myös serotoniinin takaisinottoa estävillä masennuslääkkeillä. Kaamosmasennusta on mahdollista hoitaa SSRI-ryhmän masennuslääkkeillä.

Kaamosmasennuksen ja kaamosoireilun tehokkain hoito on talvikuukausien aikana otettu valohoito. Noin neljä viidestä kaamosmasennuksesta kärsivästä toipuu oireista, jos valohoito toteutetaan oikein.

Kirkasvalohoitolamppuja voi hankkia lamppuja myyvistä liikkeistä. Kirkasvalohoidossa henkilö viettää päivittäin 30–60 minuuttia kirkkaassa (2 500–10 000 luksia) keinovalossa pitäen silmiään avoinna. Valon voimakkuus riippuu suuresti valolähteen etäisyydestä. Tämän vuoksi on tärkeää, että valohoitoa ottava istuu riittävän lähellä laitetta. Kirkasvalolampuissa käytetään valkoisia loisteputkivaloja, joista ultraviolettisäteily on suodatettu pois. UV-säteilyä ei suositella valohoidossa sen silmiin ja ihoon kohdistuvien haittojen vuoksi.

Valohoito on tehokkainta, jos se otetaan aamuisin kello 5.30–9.00. Valohoito on sitä tehokkaampaa, mitä aikaisemmin se otetaan. Tämän vuoksi kirkasvalohoito annetaan aamulla heti heräämisen jälkeen. Osa potilaista hyötyy myös muuna aikana päivästä otetusta valohoidosta. Kirkasvalohoidon vaikutus ilmenee noin viikon hoitojakson jälkeen. Valohoitoa tulee jatkaa päivittäin vähintään 2–4 viikkoa. Oireet uusiutuvat tavallisesti 1–3

107

viikon kuluttua valohoidon päättymisestä, minkä vuoksi hoitoa kannattaa jatkaa joko 1–2 viikon jaksoina tai keskeytyksettä vähintään viitenä aamuna maaliskuuhun saakka.

Hyvin kirkas valo voi aiheuttaa silmien ärsytystä.

Myös kaamosrasituksesta kärsivät voivat hyötyä valohoidosta. Vaikka kirkasvalohoidon ei ole osoitettu aiheuttavan vakavia silmiin kohdistuvia haittoja, tulee verkkokalvon tai linssin sairauksista kärsivien kysyä silmälääkärin mielipidettä ennen hoidon aloittamista.

Kirkasvalohoito voi joskus aiheuttaa lievää päänsärkyä tai levottomuutta. Joillakin yksittäisillä henkilöillä kirkasvalohoito on aiheuttanut manian tai hypomanian oireita, minkä vuoksi kaksisuuntaisesta mielialahäiriöstä kärsivien henkilöiden tulee suhtautua varovaisesti kirkasvalohoidon käyttöön.

Säännöllinen kuntoliikunta lievittää kaamosoireita ja lisää kirkasvalohoidon tehokkuutta. Jos valohoitoon liitetään säännöllinen kuntoliikunta, valohoidolla saadaan riittävä hoitovaikutus 2–3 hoitokerralla viikossa. Ulkoilu kirkkaassa auringonvalossa vähentää kaamosmasennuksen ja kaamosrasituksen oireita. Viikonkin matka etelän auringonvaloon voi lievittää oireita. Aurinkomatkan vaikutus kaamosmasennuksen oireisiin kestää pari viikkoa paluun jälkeen. (Lähde: Huttunen 2017.)

4.6 Sähköiset hoitomuodot

Taiminen (2017) ennustaa, että uudentyyppiset menetelmät muuttavat masennuksen hoitoa lähivuosina. Neuromodulaatioon eli hermoston toiminnan säätelyyn perustuvat hoidot yleistyvät tulevaisuudessa, (kokeiluun tulossa esim. vagaalinen hermostimulaatio (Vagal Nerve Stimulation, VNS). Uudet hoitomenetelmät eivät kuitenkaan syrjäytä psykoterapiaa tai lääkkeitä, vaan ne tulevat niiden rinnalle. Mahdollisesti tulevaisuudessa siirrytään neuromodulaatiohoitohin hyvinkin nopeasti, jos havaitaan ettei psykoterapia tai lääkehoito auta. Jos tasavirtastimulaatio osoittautuu tehokkaaksi, siitä voi tulla myös masennuksen ensisijainen hoitomuoto. Masennuksen neuromodulaatiohoidoista sähköhoito (ECT) ja transkraniaalinen magneettistimulaatio (TMS) ovat Suomessa jo melko laajasti käytössä. Aivojen transkraniaalinen magneettistimulaatio (TMS) on turvallinen ja vähän haittavaikutuksia aiheuttava depression hoitomuoto, jonka teho akuuttihoidossa vastaa masennuslääkehoidon tehoa. TMS tehoaa myös lääkeresistenttiin depressioon. Kujalan (2015) mukaan TMS-laite eli transkraniaalinen magneettisimulaatiolaite on uusinta aivotutkimustekniikkaa. Sen avulla voidaan ikään kuin nähdä ihmisen pään sisälle. Magneettisimulaatiolla on myös pystytty helpottamaan joidenkin masentuneen masennusoireita. TMS-laitteella annetaan magneettipulsseja ihmisen aivoihin. Kun yhdistetään aiemmin hankitut aivojen rakennekuvat ja magneettisimulaatio, päästään näkemään, mitkä aivojen osat toimivat eri toimintojen yhteydessä. Kujalan (2015) mukaan TMS-laitteen depressio-oireita helpottava vaikutus liittyy hermoston kemialliseen mekanismiin ja siihen, että laitteella saadaan muutettua vähän sitä, miten aivojen eri osien eri yhteydet toimivat. (Kangaspunta 2015.)

Useita menetelmiä käytetään tällä hetkellä kokeellisena hoitona. Uusia neuromodulaatiohoitoja kehitetään koko ajan. Lupaavin tulevaisuus nähdään neuromodulaatiossa siksi, että monet hoidot ovat tehokkaampia kuin perinteiset lääkkeet ja psykoterapiat, ja siellä kehitys on tällä hetkellä nopeampaa. Karlssonin (2011) mukaan masentuneen hoitoon tarkoitettu stimulaatiohoito (DBS) ei ole vielä lyönyt itseään läpi Suomessa. Koko maassa toimenpiteitä on tehty muutamalle pakko-oireista kärsivälle ihmiselle. Sähköstimulaatioon perustuvassa DBS-menetelmässä (Deep Brain Stimulation) aivoihin asennetaan sähköelektrodit, joihin johdetaan heikkoa sähkövirtaa rintakehälle asennettavasta stimulaattorista. Syväaivostimulaatio tarjoaa viimeisen oljenkorren vaikean, muille hoidoille resistentin masennuksen hoitoon. Se sopii esimerkiksi ihmisille, joilla sähköhoito ei riitä ylläpitohoidoksi.

Tasavirtastimulaation (tDCS) mahdollisuus on suuri. Jos hoito osoittautuu riittävän tehokkaaksi, siitä tulee ensimmäinen masennuksen neuromodulaatiohoito, jota masentuneet voivat toteuttaa kotonaan. Laitteita voi lainata ihmisille, hoito on täysin vaaratonta, ja sitä voi käyttää muiden masennushoitojen lisähoitona. (Taiminen 2017.)

Taimisen (2017) mukaan" tasavirtastimulaatiosta voi tulla jopa masennuksen aloitushoito. Optimistisessa visiossa masentunut saisi heti alussa lääkereseptin, ohjauksen psykoterapiaan ja stimulaatiolaitteen kotiin. Laite on yksinkertainen ja suhteellisen edullinen. Stimulaatiossa aivoihin kohdistetaan heikkoa sähkövirtaa kahden pään pinnalle asetetun elektrodin avulla. Stimulaation toimintatapaa ei tunneta tarkkaan, mutta sen ajatellaan vaikuttavan aivokuoren reagointiherkkyyteen ja muovautuvuuteen. Tasavirtastimulaatiohoitoa voidaan pitää jo käypänä hoitona. Siitä on muun muassa NICE:n suositus. Menetelmän tehosta kaivataan kuitenkin lisää tutkimustietoa. Meta-analyysien mukaan tasavirtastimulaatio on suurin piirtein yhtä tehokasta kuin lääkehoito."

Sähköhoito

Italiassa yhdistettiin 1930-luvulla kaksi havaintoa. Ensinnäkin syvästi depressiiviset potilaat, joilla oli myös epilepsia, pääsivät masennuksestaan epilepsiapurkauksien seurauksena. Toiseksi, sähköllä tainnutetut siat saattoivat sähköiskun seurauksena saada samanlaisia kouristuksia kuin epilepsiapotilaat. Niinpä heräsikin kysymys, voitaisiinko masentuneita auttaa sopivan voimakkailla sähköpulsseilla, joilla aiheutetaan epilepsiatyyppinen hermoston kohtausaktiviteetti. Alkuvaiheessa sähköshokkihoitoa käytettiin runsaasti eri masennusryhmissä (muita hoitomuotoja oli vähän), mutta lääkehoidon ja kokemuksen karttuessa kohderyhmäksi ovat valikoituneet erityisesti vaikeasta masennuksesta tai katatonisesta skitsofreniasta kärsivät henkilöt. Nämä potilaat saattavat jähmettyä paikoilleen jopa tunneiksi, jolloin shokkihoito nopean tehonsa takia voi jopa pelastaa hengen. Hoito annetaan ei-dominantille aivopuoliskolle, lihaksiston kouristelu estetään lääkityksellä ja samalla seurataan EEG:stä, että aivojen purkauksellinen aktiviteetti todella saadaan aikaan. Hoitosarjaa jatketaan sopivilla lääkkeillä. Nykyisin sähkösokkihoitoa käytetään edelleen masennuksen hoidossa. (Lähde: Käypä hoito -suositus 2014.)

Sähköshokkihoito (samoin kuin masennuslääkityskin) muuttaa katekoliamiinireseptorien määrää aivoissa ja lisää serotonergisen järjestelmän toimintaa. Lääkityksellä nämä muutokset syntyvät vasta muutaman viikon kuluttua. Sähköshokit lisäävät myös beetaendorfiinien vapautumista ja dopaminergisen järjestelmän aktiivisuutta eräillä aivoalueilla. Aivojen sähköhoito on tehokas hoito vaikea-asteisissa ja psykoottisissa depressioissa. Sitä tulee harkita erityisesti silloin, jos lääkehoito ei ole tehonnut tai muutoin tarvitaan nopeatehoista hoitoa esimerkiksi itsemurhavaaran vuoksi. Sähköhoitoa voidaan harkitusti käyttää myös keskivaikean, usealle lääkehoitoyritykselle resistentin depression hoidossa. Sähköhoito (ECT) on hyödyksi lääkeresistentin masennuksen hoidossa. Masennuslääkehoitoa on sähköhoidon jälkeen syytä jatkaa tavanomaiseen tapaan akuuttivaiheen jälkeisissä jatkohoito- ja ylläpitovaiheissa. Sähköhoitoa voidaan käyttää harvajaksoisena ylläpitohoitona tilanteissa, joissa vaikean tai psykoottisen depression lääkkeellinen ylläpitohoito ei ole tehonnut. Aivojen sähköhoito masennuslääkehoitoon yhdistettynä yli kuusi kuukautta kestävänä ylläpitohoitona on ilmeisesti tehokas masennuksen uusiutumisvaiheiden estossa. (Lähde: Käypä hoito -suositus 2014.)

Tulevaisuudessa voi mageettikonvulsiohoito korvata psykiatrisen sähköhoidon. Sähköhoito aiheuttaa epileptisen purkauksen, joka normalisoi mielialaa. Magneettikonvulsiohoidossa potilaalle aiheutetaan myös epileptinen purkaus, mutta toisin kuin sähköhoidossa, se on alueellisesti rajattu. Tutkimusten mukaan hoitojen teho on sama, mutta magneettikonvulsiohoito ei aiheuta sivuvaikutuksia. Sähköhoidon merkittävimpiä sivuvaikutuksia ovat muistihäiriöt. Sähköhoitoa käytetään Suomessa melko paljon, ja sen käyttö lisääntyy koko ajan. Magneettikonvulsiohoidolle voi siksi olla tulevaisuudessa paljon kysyntää. Magneettikonvulsiohoito on kokeellista hoitoa, eikä sitä ole vielä käytetty Suomessa. kansainvälinen prosessi on keskeneräinen. Kriittinen asia on se, että hoidossa tarvitaan suhteellisen voimakas magneettikenttä. Se vaikuttaa osaltaan laitteiden hintaan, joka vaikuttaa tietenkin hoidon yleistymismahdollisuuksiin. (Taiminen 2017.)

4.7 Yksilölliset tukitoimet

Tutkimuksessani (Suonsivu 2003) masentuneilla työntekijöillä oli runsaasti tukitoimia käytössään (taulukko 5). Tukitoimet vaihtelivat konkreettisista sisäiseen itsetutkistelun keinoihin. Tukitoimia käytettäessä situaatio, kehollisuus ja tajunnallisuus kietoutuvat vahvasti toisiinsa. Kun esimerkiksi rentoutuksen, luonnossa liikkumisen tai tanssimisen avulla haetaan hyvää oloa, liittyvät eri ulottuvuudet toisiinsa. Kehon virkistys on myös merkityksellinen tajunnallisuudelle ja samanaikaisesti myös suhde situaatioon tasapainottuu. Työntekijöillä oli runsaasti tukitoimia käytössään. Tärkeimpänä tukikeinoina todettiin olevan luotettava lähimmäinen, jolle voi kertoa kaikki murheensa. Lähimmäinen oli masentuneen käytettävissä. Keskustelu toisen ihmisen kanssa auttoi.

Masennuksen ehkäisemiseksi, sen alkuvaiheissa ja kuntoutusvaiheissa olivat käytössä (ovat tärkeitä) monipuoliset toiminnalliset tukimuodot. Liikunta, luonto ja ulkona oleminen purkivat ahdistunutta oloa. Syvästi masentuneille oli tärkeätä toisen ihmisen läsnäolo, kuunteleminen, keskustelu ja hiljaisuus.

Monet masennusta kokevat käyttivät tunteiden purkamiseen musiikin kuuntelemista, maalaamista ja kirjoittamista. Tukitoimet vaihtelivat yksilöllisesti konkreettisista asioista sisäiseen itsetutkistelun keinoihin.

Jotkut vastaajista painottivat erityisesti oman itsen kuuntelua tukimuotoja etsittäessä. Rauhalan (1998) mukaan on hyvin olennaista aidossa yksilöllisyydessä itsensä tunteminen, omien reaktiovalmiuksien, puutteiden ja heikkouksien tunnistaminen. Itsetiedostus on kulloisenkin ihmisen kehitystason tuntemusta. Rauhala painottaa sitä, että aito yksilöllisyys antaa arvoa kehittämilleen ihmissuhteille ja osaa iloita niistä olematta kuitenkaan niiden armoilla. Aidosti yksilöllinen ihminen kykenee myös yksinäisyyteen, arvostaa suhdetta luontoon ja suhdetta omaan luovuuteensa. Tämän näkemyksen pohjalta myös jaksamisen tukimuodot ovat vain oman itsensä hyväksyttävissä. Kun toinen yksilö kokee jonkin asian turhauttavaksi tai raskaaksi, toinen voi kokea samaisen asian voimia lisääväksi.

Taulukko 5. Käytetyt yksilölliset tukitoimet

Kehollisuus	Lenkkeily, ulkoilu, luonnossa liikkuminen
	Rentoutuskasetit
	Lääkitys
Situationaalisuus/ Tajunnallisuus	Keskustelut, terapiat, itkeminen
	Kotityöt
	Seurakuntayhteys, usko
	Unelmat
	Kesämökillä yksin oleminen, sauna
	Lomamatkat, rentoutuminen
	Mieluisat harrastukset, kuten lukeminen, ostoksilla käynti,
	Musiikki, opiskelu, tanssiminen
	Hiljaisuudesta nauttiminen, itsensä kuunteleminen, omien tunteiden tunnistaminen
	Omien lasten auttaminen
	Elämän pikkuasioista nauttiminen

112

Lähde: Suonsivu 2003.

Tutkimukseni (Suonsivu 2003) mukaan työntekijät arvioivat yksimielisesti, että paras tuki masentuneelle on toinen ihminen. Tuki-ihminen saattoi olla aviopuoliso, muu perheenjäsen, ystävä, työtoveri tai sukulainen. Tärkeintä oli se, että toiseen pystyi luottamaan ja oli masentuneen käytettävissä. Työntekijät olisivat halunneet keskustella perheen jäsenten, työtovereiden ja johdon kanssa nykyistä enemmän omista asioistaan. Jotkut ilmaisivat luottamuksen puutetta työtovereihin tai johtoon. Jotkut vähättelivät keskustelun merkitystä. Jos masentuminen oli jäänyt johonkin vaiheeseen tai pahentunut ajan mittaan, tuntui, että keskustelut olivat samojen asioiden toistoa. Tällöin työntekijä tunsi olevansa taakka keskustelukumppanilleen. Eniten keskusteltiin perheen, ystävien ja työtovereiden kanssa. Työterveyshuoltoa, työsuojelua, esimiestä, johtoa, terapeuttia, luottamusmiehiä tai omalääkäriä oli käytetty keskusteluapuna suhteellisen vähän. Eräs työntekijä pohti työterveyshuollon toimivuutta jaksamisensa edistäjänä seuraavasti: " Työterveyshuollosta saa vain muutaman sairaslomapäivän vaikeaan uupumukseen ja unettomuuteen. Ehkä kaksi viikkoa voisi saada, jos suostuisi syömään masennuslääkkeitä (kokeilin kyllä niitä, mutta en nukkunut yöllä ja päivällä en pystynyt kävelemään paljoakaan ja jalat painoivat sata kiloa ja tunne-elämä meni tukkoon, en pystynyt nauramaan enkä itkemään). Kokisin selviytyväni hyvin, jos saisin ylimääräisiä vapaita ajoittain tarvittaessa ja hyvällä omallatunnolla. Työn sisältö on henkisesti hyvin kuormittavaa, jota emme tiedosta välttämättä. Pidemmän loman jälkeen on toinen ihminen. Työ on liian kiireistä ja tiukka aikataulussa pysyminen lisää kuormitusta. Uupumus on suoraan verrannollinen potilasvastaanottojen määrään päivittäin. En viitsi enää käydä siellä keskustelemassa."

Työntekijöiden voimia lisäävät tekijät masennuksen ehkäisijänä

Masennuksen uusiutumisen ehkäisemiseksi haitallisen työkuormituksen minimointi työpaikan ja työterveyshuollon yhteistyönä on tärkeää (Honkonen 2008). Omassa (Suonsivu 2003) tutkimuksessani jaksaminen todettiin yksilölliseksi, koko elämäntilanteesta lähteväksi asiaksi. Siihen vaikuttivat ihmisen oma elämänhistoria, nykyinen elämäntilanne ja jopa tulevaisuuden visiot. Vastaajien mukaan siihen vaikuttivat yksilön kaikki ulottuvuudet, esimerkiksi jos fyysinen sairaus yllätti, niin jaksamattomuutta esiintyi psyykkisellä ja sosiaalisella ulottuvuudella tai ihmistä kohtaava kriisi heijastui niin yksityis- kuin työelämään yksilöstä riippuen. Jaksamiseen puolestaan vaikuttivat yksilön omat voimavarat, ympäristön voimavarat ja yksilöön suunnatut tukitoimet. Pahinta joidenkin vastaajien mielestä oli se, ettei yksilö itse tunnistanut tai ei halunnut tunnistaa itseään ja itsessä tapahtuvaa. "Jos ei tunnista tai myönnä avun tarvetta, miten sitä voi pyytää tai muut hänelle tarjota?" ilmaisi eräs vastaajista kyseisen asian.

Työntekijä koki sekä hyvinvointinsa että tuen omalla erityisellä tavallaan. Jotkut vastaajista pohtivat sitä, miten tärkeätä ihmisyys on silloin, kun puhutaan hoitotyöntekijöiden jaksamisesta tai masennuksen ehkäisemisestä. "Elämme murrosaikaa, jossa suhde ihmiseen ja suhde maailmaan on muuttunut tai muuttumassa. Tämä merkitsee sitä, että myöskin perinteiset arvot ovat muuttumassa tai vaihtumassa uusiin" mietti eräs vastaaja. Vielä ei tiedetä, minkälaisiksi arvot muuttuvat. Ilmeisesti ne moninaistuvat nykyisestä. Tällä hetkellä on näkemyksenä ainakin kaksi eri suuntausta. Puhutaan henkisten arvojen vahvistumisesta ja toisaalta keskustelu on vahvaa koneistumisen ja teknistymisen alueella. Ihminen ei ole toiminnaltaan vain järkiperäisesti toimiva rationaalinen olento. Jos muutokset suunnitellaan sillä ajatuksin, että ihminen toimii vain tosiasioiden pohjalta, ilmaantuu muutosvastaisuutta. Ihmisen käyttäytyminen pohjautuu aina osin mielikuviin ja tunteisiin. Hänellä on oma tahto, joka ilmentyy ajattelussa ja toiminnassa. Mitä tapahtuu jaksamattomalle työntekijälle? Hän syyttää itseään, tuntee huonommuutta. Masentuminen merkitsee kasvojen menettämistä. Ihmiselle on luontaista vierastaa kaikkea uutta eli muutoksia. Vastustusta ilmenee jos uusi aines ei luonnollisesti kohtaannu hänen horisontissaan jo tutun aineksen kanssa eli vastaavuuksia ei löydy hänen yksilöllisessä maailmankuvassaan. Näissä tilanteissa tulisi yksilöä auttaa ja tukea. Jollain keinoin olisi rakennettava siltoja vanhasta uuteen niin, että vastaavuuksia löytyy tai yksilö kykenee itsereflektion avulla tiedostamaan omaa tilannettaan. Masentuneisuuteen vastaajien mukaan sisältyy voimia vievän puolen lisäksi myönteinen puoli. Jotkut kuvasivat sitä, että "masentuneisuus on tilan ottoa" itselle. Se oman itsen tutkimista - oman itsen löytämistä. Se on toivoa ja uuden elämän alkua. Se on omien vahvuuksien löytämistä ja itsen, oman pahan olon kuuntelemista." Masentuneisuutta kuvattiin myös "levoksi arjen rasitteista." Siihen sisältyi itsen huomaamisen komponentti, koska se mahdollisti, antoi luvan uupumiselle ja sen hyväksymiselle. Se merkitsi usein taakan luovuttamista muille, jotta pystyi täydentämään omia voimavaroja. Osa vastaajista toi esille myös vaikeuden avun pyytämiseksi. Monet työntekijät kokivat olleensa "valevahvoja", joiden tehtävä on auttaa muita. Omien voimien vähetessä tai kriisin kohdatessa on vaikeata turvautua muihin. Pitkään jatkunut masentuneisuus toi "mahdollisuuden" tarvita muiden apua. "Vaikeinta jaksamattomuudessa onkin hyväksyä omat rajoitukset, se ettei olekaan yli-ihminen, jollaiseksi oli kuvitellut itsensä"; kertoi eräs haastateltava.

Vastaajat pohtivat voimia tuovia asioita elämässään. Vastaajien mukaan itsensä tunnistaminen ja toteuttaminen, rakkaus ja muista välittäminen, myönteisyys, ilo ja nykyhetkessä eläminen antoivat paljon voimia. Työntekijät, jotka olivat selviytyneet masentuneisuudesta, kertoivat myös myönteisistä asioista. Läpikäydyn masennuksen jälkeen elämä muuttui. Menettäessään jotain elämässään sai tilalle uutta. Keskeistä organisaation muutosvaiheissa on hoitotyöntekijän käsitys itsestään ja omasta asemastaan hoitotyöntekijänä. Hän on työyhteisön osa. Työntekijä erottuu työssään omalla tavallaan omana itsenään. Itsensä kehittäminen ja uuden oppiminen antavat voimia ja mahdollistavat eheän ammatillisen identiteetin. Situationaalisuus olomuotona sisältää suhteet situaatioon eli elämäntilanteeseen. Merkitykset puolestaan syntyvät hoitotyöntekijöiden elämäntilannetta koskevasta tulkinnasta. Työntekijöiden mielipiteitä ohjaavat oma horisontti, johon sisältyy muun muassa ihmisen historialliset ja nykyiset kokemukset, itsetiedostus ja kiinnostuksen alueet.

Masentunut toimii herkästi itsensä tuomitsijana. Kriittisyys saa vallan silloin, kun ei jaksa entiseen tapaan. Itsemyötätunto voi toimia lääkkeenä kriittisyyteen. Salmen (2017) mukaan itsemyötätunto tarkoittaa sitä, ettei vaadi itseltä masentuneena mahdottomia, eikä tuomitse itseä virheistä. Masentunut voisi miettiä sitä, mitä kriittiset ajatukset yrittävät kertoa itselle. Sisäinen kannustava puhe olisi parempi vaihtoehto kuin itsensä syytteleminen ja tuomitseminen.

Mindfulness pahoinvoinnin vähentäjänä

Ihminen tarvitsee ja löytääkin oman tapansa lisätä hyvinvointiaan ja ehkäistä psyykkistä pahoinvointia. Mindfulness eli tietoinen läsnäolo on yksi keino lisätä hyvinvointia ja samalla vähentää stressituntemuksia. Mindfulness on ihmisen haluama valinta pysähtyä ja keskittyä käsillä olevaan hetkeen. Säännöllisen harjoittelu muuttaa aivorakenteita siten, että vaistonvaraiset reaktiot vähenevät. Stressin tunne vähenee, virkeys, energisyys, keskittymiskyky ja vuorovaikutustaidot paranevat. Säännöllisen harjoittelu (Vilanen 2018) auttaa positiivisesti siten, että

- yleinen hyvinvointi paranee
- stressin hallinta paranee

- unenlaatu paranee
- energisyys lisääntyy.

- kivunhoito paranee
- masennus lieventyy
- parempi havaintokyky ja kokonaisuuksien näkeminen
- tunnetaidot vahvistuvat

Mindfulness tarkoittaa sitä, että havainnoimme käsillä olevaa hetkeä, ympäristöämme ja itseämme aivan erityisellä tavalla: tietoisesti, nykyhetkessä, hyväksyen asiat sellaisena kuin ne ovat – ilman arvostelua. Tietoisuuteen nouseviin tunteisiin ei reagoida. Sen sijaan niitä havainnoidaan. Mindfulness on siis tietoinen valinta ja päätös olla valppaana tässä hetkessä. (Vilanen 2018.)

Harjoitustan avulla opeteltu tunteiden käsittelyn aktiivinen oppiminen johtaa aivojen myönteisiin rakenteellisiin muutoksiin; negatiivisten emootioiden hallinta tulee helpommaksi, ahdistustuntemukset vähenevät ja mieliala paranee. Daniel Siegel toteaa kirjassaan The Mindful Brain, että toistuvat mindfulness-harjoitukset saavat aivoissa aikaan neuroplastisia muutoksia, kuten

- tunne-elämän tasapainoa
- reagoinnin joustavuutta eli saamme lisää harkintaa ennen toimintaa
- lisää empatiaa ts. kykyämme kuvitella miltä toisesta tuntuu
- parempaa tietoisuutta myös ajallisista ulottuvuuksista (menneisyys – nykyhetki – tulevaisuus).

Siegel toteaa, että mindfulness-harjoittelu jättää aivoihin pysyviä jälkiä. Harjoittelu muuttaa hermoratoja siten, että aktiivisuus vähenee alueilla, jotka ovat yhteydessä kielteiseen ajatteluun ja lisäävät aktiivisuutta niillä alueilla, jotka ovat yhteydessä myönteiseen ajatteluun. Myönteinen ajattelu avartaa mieltä, meidän on helpompi nähdä uusia mahdollisuuksia, uusia tapoja toimia ja ratkaista asioita myös uudella, ehkä toimivammalla tavalla ja myös luovuudelle tulee lisää tilaa.

116

Aivomme muovautuvat sen mukaan, miten käytämme niitä. Mitä enemmän stressaamme, sitä enemmän aivomme ovat taipuvaiset stressaantumaan. Mindfulness-harjoitteissa keskitytään. Se harjoittaa aivojen kykyä keskittyä. (Suora lainaus Pia Vilanen 2018.)

4.8 Työyhteisön sosiaalinen pääoma ja tukitoimet

Oman tutkimukseni (2003) mukaan häiriötöntä suhdetta ylläpiti työntekijöiden mukaan muun muassa työn joustavuus, johdon ja työtovereiden vuorovaikutuksen tasapainoisuus, toisten kunnioitus ja mielipiteiden huomioiminen, yksilön arvostus ja tasa-arvo. Työyhteisön hyvä ilmapiiri edisti vakaata suhdetta situaatioon. Hyvässä ilmapiirissä uskalsi olla oma itsensä. Se tarkoitti sitä, että pystyi myöntämään oman tietämättömyytensä työn suhteen. Työn epäonnistumisia tai sattuneita virheitä ei tarvinnut salata tai hävetä. Sen sijaan sai toisilta tukea ja neuvoja epävarmuustilanteissa. Tasapainoisuutta edisti myös se, että esimies suhtautui tasapuolisesti henkilökuntaansa. "Selkeä työn kuva, rauha keskittyä perustehtävään, avoin vuorovaikutus työyhteisössä, palaute, säännöllinen koulutus, työnohjausta saatavilla tarpeen mukaan, selkeä johdonmukainen organisaation johtamistyyli, mahdollisuutta suunnitella ja kehittää työtään sekä sopivan haasteinen työ antavat voimia" tiivisti eräs vastaaja voimia lisäävästä tilanteesta. (taulukko 6.)

Jaksamista edisti myös työtovereiden ja esimiehen myönteinen suhtautuminen masennuksesta johtuviin poissaoloihin tai tukeminen osa-aikais- tai vuorotteluvapaisiin. Työolosuhteet ja fyysisen työympäristön kauneus vaikuttivat. Joku vastaajista painotti työkierron ja urakehityksen merkitystä jaksamisessa. Myös palkka- ja palkitsemispolitiikan oikeudenmukaisuus koettiin jaksamisen edistäjäksi. Suhde kehollisuuteen on masentuneella monimutkainen. Kun ihminen tekee stressaavia päiviä, huolestuu keho tästä ja seuraa esimerkiksi vatsaoireita ja kiputiloja. Ne toimivat ensisijaisena hälyttimenä. Kipu ja oireet hoidetaan lääketieteellisin keinoin. Kuitenkin on samanaikaisesti tärkeätä tarkastella henkilön suhdetta omaan elämäntilanteeseen. Miten työpäivät voisivat olla vähemmän stressaavia? Miten voisi vähentää työmäärää ja kiirettä? Ensinnä pitää pyrkiä omassa tajunnassa tapahtuvaan stressitekijöiden tiedostamiseen ja sen hyväksymiseen, että välttyäkseen uupumiselta tai masennukselta pitää situaation muuttua. Toiseksi on mietittävä esimiehen ja työterveyshuollon edustajien kanssa, mitkä ovat toimenpiteet tilanteen korjaamiseksi. On tärkeää, että työntekijän viestejä kuunnellaan ja "uskotaan" niiden sisällöt kyseisessä tilanteessa.

Taulukko 6. Työntekijöiden jaksamisen tukeminen organisaatioissa

Organisaatiossa ei pääosin arvosteta hoitohenkilöstön hyvinvointia, koska	työyhteisöissä ei painoteta henkilöstön hyvinvoinnin edistämistä
	työnkuormitus on liian suuri
	työyhteisöissä esiintyy henkistä väkivaltaa, vallankäyttöä
	tasa-arvoisuus ei toteudu
	työyhteisöissä esiintyy toistuvia ongelmia, joista ei keskustella avoimesti, mielipiteitä ei arvosteta
	organisaatioissa päätöksenteko ei ole avointa eikä tasa-arvoista. Johto tekee päätökset. Sen sijaan useissa työyhteisöissä päätöksenteko on kaikille mahdollistettua
	jaksamattomuudesta ei välitetä
	henkilöstön vaikutusmahdollisuudet ovat kapea-alaisia ja melko vähäisiä

Lähde: Suonsivu 2003

Masentuneiden työntekijöiden mukaan organisaatioissa ei voinut vaikuttaa riittävästi, koska esimerkiksi työyhteisöä koskevia muutoksia ei suunniteltu ja toteutettu yhteistyössä johdon kanssa. Jotkut vastaajista totesivat, että "puheen tasolla voidaan vaikuttaa, käytännössä ei." Vaikuttamismahdollisuuksistaan vastaajat ilmaisivat seuraavia esimerkkejä:

> "Työyhteisön esimies on omaksunut toimintatavakseen henkilöstön itsenäisen työskentelyn tukemisen

> Työyhteisössä jokainen kantaa vastuun työhönsä ja toimintaansa liittyvien päätöstensä laadusta".

Esimerkkejä organisaatioiden ja työyhteisöjen työntekijän kyvykkyyden arvostamisesta tuotiin esille melko paljon. Seuraavassa niitä vastaajien autenttisina ilmaisuina:

> "Tietoja, taitoja ja kyvykkyyttä voi käyttää hyväkseen nykyisessä työssä

Työyhteisöissä esimiehen johtamistavassa korostuu kannustus henkilöstön ammatillisuuden kehittämiseen ja uuden oppimiseen

Työntekijän työtä arvostetaan organisaatioissa

Vakinaisilla työntekijöillä on mahdollisuus osallistua osaamista edistävään, työnantajan kustantamaan koulutukseen

Työyksiköihin tultaessa on perehdytetty hyvin

Organisaatiossa pyritään yhdessä oppimiseen

Voi työskennellä itsenäisesti"

Osa masentuneista korosti organisaatioiden tai työyhteisöjen kulttuurien ilmentävän vähäistä hoitotyöntekijän kyvykkyyden huomiointia ja arvostamista. Arvostamattomuuden osoituksina tuotiin esille muun muassa vähäisen palautteen saaminen, perehdytyksen puutteellisuus ja heikko palkkauskehitys. Todettiin myös, että sijaisina toimivat työntekijät olivat kaikkein heikoimmassa asemassa. Heillä ei ollut esimerkiksi mahdollisuuksia osallistua työnantajan kustantamiin koulutuksiin

Organisaation tukitoimia eivät masentuneet olleet käyttäneet kovin paljon. Niitä ei tunnistettu. Organisaation virallisten edustajien (työterveyshuollon edustajat, johto, työsuojelun edustajat, luottamusmiehet, sairaalapappi, psykologi) kanssa oli keskusteluja käyty vähän. Työyhteisöistä ja organisaatioista puuttuivat järjestelmät, joissa henkilöstö pystyi systemaattisin väliajoin keskustelemaan työyhteisön ongelmista tai yksilöinä asioista. Tällaisia tilanteita ei mielletty työn sisällöiksi.

Vastaajat olivat käyttäneet melko vähän organisaation tarjoamia tukitoimia (taulukko 7). Eniten käytettiin työnohjausta, joka koettiin erittäin tärkeäksi tukimuodoksi sekä potilashoitoon liittyvien ongelmien että työyhteisön toimintaan liittyvissä asioissa. Työnohjausta käytettiin ammatillisen identiteetin muodostumisen eli tajunnallisuuden ulottuvuuden eheyttäjänä. Toiseksi eniten käytettiin työyksikön tarjoamia tukimuotoja eli keskusteluja yhteiskokouksissa ja työtovereiden kesken. Jotkut vastaajista hakivat tukea kouluttautumalla. Osa vastaajista oli käyttänyt työterveyshuollon palveluja. Sairauslomia käytettiin jonkin verran. Sairaslomalle lähdettiin viiveellä, masennuksen tai uupumuksen pahentuessa niin, ettei työnteosta tullut mitään. Työsuojeluorganisaation palveluja oli käytetty minimaalisen vähän. Organisaatioiden lakisääteistä yhteistoimintaa tai luottamusmiestoimintaa ei huomioitu jaksamisen tukimuodoiksi.

Taulukko 7. Käytetyt tukitoimet organisaation tarjoamina

Tukitoimi	
Työajan tai –paikan vaihto	Puolipäivätyö Vuorotteluvapaa Työyksikön vaihto
Keskustelut esimiehen, työterveyshuollon edustajan, psykologin kanssa työnohjaus TYKY -toiminta koulutus yhteiskokoukset yhteistoiminta sairaslomat virkistysretket ja juhlat	

Lähde: Suonsivu 2003.

Organisaatiotekijöiden merkitykset masennuksen kannalta

Vastanneiden mukaan organisaatiossa on paljon työyhteisöongelmia, jotka toistuvat. Henkistä väkivaltaa esiintyi jonkin verran. Avointa keskustelua ongelmista todettiin olevan minimaalisesti. Keskusteluihin ei ollut aikaa eikä säännöllisesti toistuvia keskustelun mahdollistavia tilanteita työyksiköissä järjestetty. Työntekijät ovat pääasiallisesti erittäin vastuullisia työssään. Silti he kokivat, etteivät voi tarpeeksi päättää työyhteisöä koskevissa asioissa. Työyhteisöä koskevat muutokset suunniteltiin ja päätettiin pääosin muualla (luottamushenkilöstö ja johto päättivät) kuin työyhteisössä. Vastaajien mukaan perehdytys työyhteisöön tultaessa oli melko hyvin järjestetty. Sen sijaan uusiin tehtäviin ja muutoksiin ei ollut systemaattisia perehdytysohjelmia. Valtaosa totesi kuitenkin pääsevänsä työnantajan kustantamiin koulutuksiin. Sijaisina toimivina ei tätä mahdollisuutta juurikaan ollut.

Ihminen luo elämäänsä yksilöllisesti. Organisaatioissa on toiminnan ja yhteistyön sujuvuudeksi kuitenkin luotava yhteiset rakenteet eli sovitut normit. Yksilöllisyytemme ja persoonallisuutemme ohjaa lopulta työssä toimintatapojamme. Yksilöllisestä ja "yleisestä" muodostuu organisaation monikerroksinen kulttuuri, jossa on runsaasti piilotettua ja sanomatonta. Muutosten eteenpäin viennissä edellä sanottu tulisi erityisesti huomioida. Organisaatioiden sisällä tapahtuvassa avoimessa keskustelussa tulee ilmi osa sanomattomasta. Jos tätä ei tapahdu, on oletettavaa, että muutokset aiheuttavat vastarintaa, koska uudet, tuntemattomat asiat ja vaatimukset pelottavat. Jos ei anneta tilaa muutosten valmistelulle niin, että uusi asia tulee työyhteisössä yhteiseksi asiaksi, on vaarana, että seuraa ristiriitoja ja hyvinvoinnin laskua. Vastaajien mukaan tämä loi pohjaa masennuksen syntymiselle. (Kuoppasalmi 1995, Vahtera & Pentti 1997.)

Palaute voimia antavana tai vähentävänä tekijänä

Masentuneena jaksamisen kannalta on tärkeää tiedostaa, mistä saan voimani. Olenko riippuvainen ympäristöni palautteesta? Kenelle teen työtäni? Kenen palaute on minulle tärkeää jaksamiseni kannalta? Johdon, kollegoitten, esimiesten vai potilaan vai itseni? Jokainen haluaa olla arvokas jollekulle, tuntea itsensä tärkeäksi, tehdä tärkeää työtä. Itsetuntemus lisää tietoa siitä, kenelle haluan olla tärkeä ja miksi? Jos ihminen on vain ympäristön palautteen varassa ilman, että saa tyydytyksen tunteen tekemästään itseltään, ennen pitkää hänen jaksamisensa pettää, koska ylläpitää jotain itselle vierasta, se imee voimia kohtuuttomasti.

Tutkimukseeni osallistuneet saivat palautetta eniten työtovereilta ja esimiehiltä. Palautteen antoa ja saamista pidettiin erittäin tärkeänä. Pahinta vastaajien mielestä oli se, että palautetta ei saanut ollenkaan. Jos sitä ei saanut sanallisesti, työntekijä haki palautteen tarkkailemalla ympäristöä ja muiden työntekijöiden oheiskäyttäytymistä. Tulkinnoissa saattoi erehtyä pahoin. Jotta työntekijän itsetunto ja ammatillisuus säilyy vahvana, esittivät vastaajat, että palautetta tulisi saada säännöllisesti tiimin jäsenyyden onnistumisesta ja työskentelystä siinä. Työntekijöiden odotukset palautteen saamiseksi kohdistuivat paljolti myös työyhteisön ulkopuolelle. Johdolta odotettiin tietoa tulevista muutoksista ja suunnitelmista. Muutostieto miellettiin samalla sekä informaatioksi että palautteeksi ja arvioksi omasta työskentelystä sekä työyhteisön toiminnasta. Jos esimerkiksi työyhteisö aiottiin lopettaa se oli vastaajien mielestä merkkinä huonosti tehdystä työstä.

Negatiivinen palaute lannisti. Vastaajien mukaan hyvin harvoin kukaan osasi antaa negatiivista palautetta rakentavasti. Monasti negatiivinen palaute annettiin joko työtoverien kuullen tai esimies/ työtoveri moitti tunnekuohuisena. Seurauksena oli turhia konflikteja. Negatiivista palautetta annettiin positiivista enemmän. Palaute muutostilanteissa on/olisi tärkeää (suorat lainaukset vastaajien mielipiteistä):

"koska nyt ei saa tietoa tavoitteista, ei tiedä, missä mennään koska nyt vain tietoa saadaan jatkuvasti budjettitilanteesta eli kun raha ei riitä tai on otettu liikaa työtä tai laitettu hinnat vääriin luokkiin tai sijaisia otettu liikaa, nämä masentavat.

koska nyt ei saada tietoa siitä, mikä on sairaalan tulevaisuus tai onko sitä edes olemassa

koska nyt ei ole tietoa siitä, millaista toiminta tulee olemaan

koska ollaan laatusairaala, eikä ole tietoa, mitä se laatu on teoriassa saati sitten hoidossa

että me hoitajat tiedämme millaista on sairaalamme johtajuus?

koska saamme tietää, mitä ovat ylilääkärin tai johdon visiot?

koska nyt on tunne, että tietoa pantataan ja se on valtaa

koska henkilöstöllä on eri totuudet kuin esimerkiksi lääkärillä

koska en tiedä, enkä osaa näitä uusia ATK - juttuja enkä tiedä hoitotieteestä mitään"

Tutkimukseen osallistuneista monet kirjoittivat esimerkkejä enimmäkseen huonoista kokemuksistaan, joku hyvistä palautetilanteista. Vastauksista yhdistelin seuraavan näkemyksen: Palautteen anto ja sen vastaanottaminen kertoo arvoistamme aivan samoin kuin se toiminta tai käyttäytyminen, josta annetaan tai saadaan palaute. Miten annetaan rakentavaa palautetta? Miten vastaanotamme sen rakentavasti? Palautevaihdot ovat osa vuorovaikutustamme. Se parhaimmillaan edistää situaatiomme tasapainoa ja päinvastaisena aiheuttaa häiriöitä vuorovaikutuksessa. Hyvän palautekeskustelun voi rakentaa työyhteisön keskustelutilanteessa arvokeskustelun tavoin. Työyhteisössä työryhmänä käydään lävitse sellaisia palautetilanteita, jotka yhdessä todetaan tärkeiksi. Palautetilanteita voidaan analysoida yhdessä. Miten palautetilanne oli suunniteltu? Mitä haluttiin "palauttaa"? Mitä tilanteessa tapahtui? Millainen oli lopputulos? Kenen tarpeita palveltiin? Mitä arvoja tilanteessa ilmeni? Tämän jälkeen voidaan pohtia sitä, millaisiin tietoisiin tai tiedostamattomiin valintoihin palautteen antajan ja saajan käyttäytyminen perustui? Onko taustalla tunteita, arvoja tai lapsuuden kokemuksia? Millaiset ovat tilanteen tuntemukset? Väsymys, ärtyisyys, uupumus tai masennus aiheuttavat varmasti erilaisen lopputuloksen kuin hyvät tunnelmat. Normaalioloissa on helpompi pitäytyä positiivisissa arvoissa. Kiire ja muutokset voivat muuttaa arvoja, moraalia ja eettisiä periaatteita. Seuraavaksi voidaan pohtia tausta-arvoja. Yhteistilanteessa voidaan vielä pohtia mistä löydetyt toiminnan taustalla olevat arvot ovat peräisin. Onko työyksikössä aina tapana tiuskia palautteet uusille työntekijöille kaiken hyörinän keskellä tai onko uusien asiakkaiden tulo, kuolema tai perjantaipäivä sellaisia asioita, jotka ovat merkitseviä palautearvojen kannalta? Työryhmäkeskustelun lopuksi voisi sopia tulevista käytännöistä.

4.8.1 Viestintä ja masennus

Ihmisten välisessä kommunikaatiossa sanojen ajatellaan usein näyttelevän pääroolia, mutta kommunikointiin sisältyy muutakin. Tavallisessa keskustelussa ei aina täsmennetä verbaalisesti kaikkia viestiin sisällytettyjä merkityksiä, eikä se olisi edes mahdollista. Usein puhuja ei ole edes tietoinen kaikista viestiinsä sisältyvistä merkityksistä, koska kuulijan tekemät päätelmät ovat tilannesidonnaisia. Kuulija tietoisesti ja ei-tietoisesti havaitsee kuultujen sanojen lisäksi puhujan taustaoletuksia, implikaatioita sekä nonverbaalista viestintää. Useimpiin puhuttuihin ja kirjoitettuihin lauseisiin sisältyy taustaoletuksia, joiden puhuja ajattelee olevan itsestään selviä osia asiayhteyttä. Ymmärtääkseen kuulemansa lauseen kuulijan on hyväksyttävä taustaoletusten oikeellisuus. Lauseen taustaoletusosa hyväksytään usein ilman tietoista pohdintaa, kun taas itse lause ymmärretään tietoisesti. Masentunut ihminen on herkkä aistimaan kommunikaation taustalla olevat tunnelataukset ja non-verbaaliset viestinnät. oukkaantumiskynnys on toisinaan madaltunut. Ns. tavallinen puhe, moite tai voimakkaat äänensävyt voivat tuntua masentuneella erityisen voimakkaasti ja mielialaa alentavasti.

Myös masentuneella saattavat taustaoletukset merkitykset muuttua oman olotilan mukaisesti. Masentuneella taustaoletuksina ilmenevät merkitykset, eli muun muassa kysymykset ja johtopäätökset, vaikuttavat tavallista enemmän kuulijaan ja muut puheen merkitykset saattavat pienentyä. Masentunut voi prosessoida kuulemansa lauseen ja todeta, ettei hyväksy siihen sisältyvää taustaoletusta. Tällöin taustaoletus on ollut vastoin kuulijan arvoja, realiteetteja tai uskomuksia, jolloin automaattinen prosessi on keskeytynyt ja kuulija tullut siitä tietoiseksi. Taustaoletuksen vastustaminen näkyy kehonkielen ja fysiologian muutoksista ja kuulijan puheessa. Kommunikointi ilman taustaoletuksia ei ole mahdollista. Normaalissa kommunikoinnissa ei myöskään ole mahdollista tietoisesti havaita ja arvioida kaikkia taustaoletuksia. Koska kaikkia taustaoletuksia ei voi havaita, osa niistä pääsee tietoisuuden ohi rakentamaan kokemuksia ilman tietoista kontrollia ja kritiikkiä. Keskustelutilanteissa on yksilölle tärkeää olla mahdollisimman tietoinen omista taustaoletuksistaan ja yksi kerrallaan tarkistaa, että ne välittävät haluttuja tavoitteen suuntaisia asioita. Suoran viestin ja samanaikaisten taustaoletusmerkitysten ollessa kongruenssissa viestintä on tehokasta ja uskottavaa, vaikkakin joskus epäkongruentti viestintä voi olla tehokasta. (Suonsivu 2010.)

Kommunikaation suoruudessa tai epäsuoruudessa on kulttuurieroja, jotka keskustelijan tulee ottaa huomioon. Erot voivat ilmetä tavassa puhua esimerkiksi työelämästä siinä, miten ohjeistus, palaute ja käskyt henkilö kokee organisaatiossaan annettavan. Suoraa ilmaisutyyliä suosiva puhuja siis ilmaisee näkemyksensä avoimesti ja kertoo haluistaan ja tarpeistaan kiertelemättä, kun taas epäsuoruuteen taipuvaisen keskustelijan todellinen viesti saattaa kätkeytyä rivien väleihin. Suora palaute saattaa hämmentää toista ihmistä. Se pitää huomioida. Avoin ilmaisu voi aluksi hämmentää senkin vuoksi, että esimerkiksi joissakin meille länsimaisille vieraammissa kulttuureissa kasvojen säilyttäminen voi olla tiedon välittämistä tärkeämpi elementti kommunikaatiossa. On tärkeää, että jokainen työntekijä kommunikoi selkokielellä ja kiinnittää erityistä huomiota esimerkiksi sanoihin: kunnolla, liikaa, sopivasti, kauan, lyhyesti jne. Työntekijän pitää huomata mahdolliset epävarmuudet keskustelun aikana ja tarkistaa, että oudommat sanat tai synonyymit saavat yhteisen merkityksen. (Suonsivu 2010.)

Masentuneen henkilön kuunteleminen on osa tärkeää kommunikaatiota. Kuuntelijan on hyvä muistaa, että hyvä kuuntelija ei touhua muuta. Katsekontakti puhujaan tarkoittaa; "olen aidosti kiinnostunut asiastasi". Kuunteleminen on myös keskittymistä toiseen ilman omien tulkintojen ja arvioiden esittämistä. Kuunteleminen on keino osoittaa hyväksyntää. Ärsytystä toiselle ihmiselle voi aiheuttaa myös toisen lauseen jatkaminen, kun puhuja jää miettimään seuraavaa sanaa. Samaan aikaan voi vain joko kuunnella tai puhua.

Suora kommunikaatio on osa tehokasta vuorovaikutusta. Se tarkoittaa kykyä kommunikoida tehokkaasti vuorovaikutustilanteiden aikana ja käyttää kieltä, jolla on voimakkaan myönteinen vaikutus kuulijaan. Käytetyn kielen tulee olla soveliasta ja toista henkilöä kunnioittavaa. Esimerkiksi tekninen tai rasistinen ilmaisu ei ole yksilöä kunnioittavaa. Keskustelu etenee henkilön käyttäessä ymmärrettävää ja selkeäsanaista kieltä sekä keskustellessaan että antaessaan palautetta. Keskustelija voi suoran kommunikaation avulla peilata toisen ihmisen ilmaisevia asioita. Tämä tapahtuu esimerkiksi muotoilemalla tai sanoittamalla uudelleen ilmaisuja. Se voi tapahtua esimerkiksi niin, että ihminen lainaa suoraan yksilön puheesta asian ja pyytää vaihtamaan siitä yhden sanan ja kysyä, miltä se tuntuu. Keskustelija auttaa yksilöä löytämään "oman sisäisen äänen", löytää esille oman kantansa asioista, tuoda se julki syyttämättä muita. Toinen ihminen minä - muotoa käyttäen toimii toisen ihmisen peilinä. Suora sanallinen kommunikaatio mahdollistaa yksilön oivaltamisen ja ratkaisujen etsimisen. Kukaan ei ole ajatusten lukija. Olemalla rehellisiä kaikissa asioissa keskustelija osoittaa luottamusta masentuneeseen ihmiseen ja hänen kykyynsä ottaa "oma" totuus vastaan. (Suonsivu 2010.)

Hyvä dialogi perustuu aitoon minä - sinä – suhteeseen, joka on avoin, suora, molemminpuolinen ja läsnä oleva. Toinen ihminen kohdataan tässä ja nyt, koko olemuksella. Tämän vastakohtana minä - se, subjekti-objekti -suhteessa toinen ihminen koetaan esineenä eikä häntä osata kuunnella. Dialogin käsite on peräisin filosofi Sokrateelta (470-399 eKr.). Sokrates itse oli taitava keskustelija. Filosofin työssään hän vältti muiden vakuuttamista omien ajatustensa oikeellisuudesta. Sen sijaan hänellä oli kyky keskustelukumppanille esitettyjen kysymysten avulla auttaa tätä tulemaan tietoisemmaksi omista ajatuksistaan. (http://.fi.wikipedia.org/wiki/dialogi2018.)

Ihmisten välinen vuoropuhelu onkin perusedellytys kaikelle inhimilliselle kasvulle ja kehitykselle. Onnistuneen dialogin avulla ihminen saa tietoa toisten kokemasta todellisuudesta. Samalla hänellä on mahdollisuus arvioida ja jäsentää omaa todellisuuttaan. Tämä prosessi auttaa ihmistä kasvamaan omaksi itsekseen. Toimiva dialogi on myös yhteisön tasapainoisen kehittymisen perusedellytys. Dialogi voidaan kuitenkin johtaa kreikan kielen sanoista "dia" ja "logos". Logos tarkoittaa sanan merkitystä (sanan sisältöä tai ideaa), ja dia tarkoittaa kautta tai lävitse. Siten dia - logos tarkoittaa merkityksen tai ymmärryksen virtausta keskustelijoiden lävitse. Dialogi voidaan ymmärtää monella eri tasolla. Siihen on myös usein liitetty laadullisia merkityksiä, kuten "hyvä vuoropuhelu", esimerkiksi toteamalla, että "täältä puuttuu aito dialogi", jolloin ilmaistaan sitä, ettei dialogi ole pinnallista keskustelua, vaan perustuu "syvempään" yhteyteen. Tämä on erittäin tärkeää masentuneen kanssa käydyn keskustelun yhteydessä.

Dialogi ilmentää työhyvinvoinnin ja pahoinvoinnin eri lähestymistavoissa sitä, että sen kokemus on jokaiselle yksilölle omanlaisensa. Masennus mielletään moniulotteisena kokonaisuutena ja sen eri lähestymisiin sopii dialogi. Hyvin toteutettuun dialogiaan sisältyvät aito kohtaamisen taito, kyky keskustella rakentavasti ja avoimesti sekä kyky käsitellä omia tunteita. Kun ihminen tunnista ja hallitsee tunteitaan, ei niin helposti esimerkiksi provosoidu toisen ajatuksista ja mielipiteistä. Kyky kuunnella on tärkeä taito. Se tarkoittaa läsnä olemista ja tarkkaavaisuutta. Ilmaistakseen kuuntelevansa voi asianomainen esittää tarkentavia ja toista ihmistä rohkaisevia kysymyksiä. Edelleen kyky puhua on tärkeää. Se tarkoittaa taitoa kyetä ilmaisemaan omia ajatuksiaan minä -muodossa. Tällöin välttyy parhaiten hyökkäämästä, arvostelemasta tai tuomitsemasta kanssa keskustelijaansa. Käytännön toteutuksena dialogi edellyttää riittävää luottamusta, turvallisuuden tunnetta ja arvostusta, kunnioitusta, tasa-arvoisuutta sekä hyväksyntää toisia kohtaan (Suonsivu 2010).

Tiedon kulku

Oman tutkimukseni (2003) tulosten mukaan tiedotus toimi huonosti masentuneiden organisaatioissa. Vastaajista suurin osa oli sitä mieltä, ettei tiedotus ollut organisaatioissa avointa eikä asianmukaista. Varsinkin muutostilanteissa tiedonkulku koettiin huonoksi. Avoimuuden ja yhdessä suunnittelun ja toteuttamisen puute organisaatiotasolla koettiin vähäisen tiedonkulun vuoksi puutteellisiksi. "Oikean tiedon" saanti ja ajan tasalla pitäminen suhteessa muutoksiin olisivat olleet vastaajien mukaan eräs tärkeimmistä muutoksen hallintakeinoista. Taulukossa 8 esittelen vastaajien ilmaisemia mielipiteitä tiedon erilaisista ongelmista.

Taulukko 8. Tiedon kulun ongelmat ja merkitykset

Tiedon kulun ongelmat	Organisaation vuorovaikutus avoimemmaksi eli infon kulku alaspäin, että tiedetään, missä mennään.
	Kun sais tietoa omista kyvyistään...

126

	Kuulee niin paljon kaikenlaista, ei kukaan jaksa lukea niitä kaikkia tiedotteita, miksi kaikki pitää olla niin monimutkaista? Koskaan ei tiedä, mikä on huhua tai mikä on totta. Ylilääkäri puhuu yhtä ja ylihoitaja toista, ei tiedä, kumpaa uskoisi tai uskoisiko kumpaakaan. Joskus johdon edustajista puhuu meille kuin pikkulapsille, mitä ne oikein kuvittelee?
Tiedon kulun merkitykset	Tiedot kyllä helpottaisivat, antaisivat pontta työlle Kun mistään ei tiedä mitään, on vain mielikuvitus, usein se heittää ja sitten tulee pelot Tuntuu siltä, kuin tahallaan johto pantaisi asioita, menee viimeinkin luottamus Olen käynyt epäluuloiseksi tiedon suhteen. Yleensä niitä tulee paperilla, jotain ohjeita tai määräyksiä. Hallinnon ohjeet se ja se numero. Ei paljon kiinnosta. Toivottiin organisaation vuorovaikutusta avoimemmaksi Todettiin, että saadaan mielikuvat todeksi, kun tietoa lisätään eli avoimuutta, infoa keskustelua omista ja yleistä asioista, odotettiin yleistotuutta organisaation tilasta tiedon panttaamisen sijasta, koko henkilöstölle tietoa vain esimiehille suunnatun sijasta Todettiin, että tietoasiat ovat yhteydessä masennukseen, hoitajat tiesivät masennuksesta, sen paranemisesta, - se helpotti Todettiin, että tiedot työstä ja yleensä maailmasta, omista kyvyistä, omista tunteista ja itsetuntemus helpottavat Tiedon lisääminen ikääntymiseen liittyvistä asioista todettiin merkitykselliseksi Ammatillinen tietous tärkeää

Lähde: Suonsivu 2003

Tiedon ongelmina esitettiin muun muassa tiedon heikko kulku, tiedon oikea-aikaistamisen ongelmat, tiedon "panttaaminen" ja informaatiotulva. Odotukset informoinnista suunnattiin "johdolle." Tiedotus muutoksista erotettiin muusta organisaation tiedon välityksestä. Sen todettiin olevan yksisuuntaista eli työyksikön ulkopuolelta työyksikköön tulevaa. Työyksikössä tunnuttiin olevan ikään kuin muutoksista päättävien armoilla. Siihen ei ollut mitään tehtävissä, vain odotettiin. Johdon edustajilta ei kysytty, koska tiedon oikeellisuuteen ei luotettu. Jotkut pelkäsivät kuullakin informaatiota, koska se pääosin sisälsi negatiivisia asioita: säästöjä, muutoksia tai uusia/muuttuneita/lisääntyviä tehtäviä. Vastaajien mukaan olikin vaikeata erottaa, mikä oli huhua ja mikä todellista tietoa. Muutosvaiheisiin liittyy huhujen paljous. Huhut liikkuvat nopeasti, koska ne kulkevat epävirallisia kanavia pitkin. Lisäksi niiden luonteeseen kuuluu se, että ne muuttavat muotoaan kentällä kulkiessaan. Vastaajat olivat pääosin pettyneitä "oikean" tiedon vähyyteen tai oikea-aikaisuuteen. Yleensä se, että muutoksia ei perusteltu tarpeeksi tai infotilaisuuksiin ei varattu tarpeeksi aikaa keskustelua varten, aiheutti pettymystä. Eräs vastaajista ilmaisikin asian: "kun saisi rauhassa hoitaa potilaita, muuta en enää työltä pyydä." Tiedon kulun odotuksiin liittyi itsetunnon säilymiseen ja itsemääräämisoikeuteen liittyviä asioita. Jotkut vastaajista kertoivat esimerkiksi tiedotuslehden kantaaottavista artikkeleista tai henkilöstön keräämistä nimilistoista, joiden avulla vastustettiin jotain määrättyä muutosta. Myös luottamusmiehet ja eri ammattiryhmittymät työskentelivät sen hyväksi, että muutoksesta informoitaisiin nykyistä enemmän. Työyksiköissä tapahtuvaan tiedonvälitykseen oltiin pääasiassa tyytyväisiä.

5 Monipuolistava johtaminen ja esimiestyö

Tässä luvussa esittelen aluksi johtamisen historiaa ja valmentavaa johtamismallia. Tämän jälkeen esittelen tutkimusteni (Suonsivu 2003, 2011) tuloksia. Niissä esitän masentuneiden ja työuupuneiden kokemuksia, näkemyksiä ja toiveita johtamiselle.

Johtamista ja esimiehisyyttä on tutkittu ja kehitetty vuosikymmenten sekä viime vuosien aikana runsaasti. Johtaminen on todettu monimuotoiseksi. Julkishallinnon ja julkisen terveydenhuollon johtamista kohtaan on esitetty paljon kritiikkiä, epäluottamusta ja toiveita nykyistä paremmasta johtamisesta. Johtamista on toisinaan moitittu pelolla johtamiseksi ja epätasa-arvoiseksi. On myös todettu, että johtaja ja esimies on toiminassaan puun ja kuoren välissä.

Julkisessa keskustelussa on todettu, että nykyisten vaatimusten moninaisuuteen vastaaminen vaatii organisaatioiden johtamista monipuolistavaa kehittämistyötä ja innovatiivista tutkimusta, joiden avulla mahdollistetaan julkissektorilla työskentelevän henkilöstön voimavarojen lisääminen. Johdon ja lähiesimiesten tulee paneutua henkilöstön osaamisen, työhyvinvoinnin ja työturvallisuuden ylläpitoon ja kehittämiseen. Johtamisen vastuulla on myös tarkoituksenmukainen työn organisointi, työkäytäntöjen ja henkilöstön osaamisen uudistaminen. Haasteena on tunnistaa työntekijöiden hyvinvointia uhkaavia fyysisiä ja psyykkisiä kuormitustekijöitä, joita ovat esimerkiksi rutiininomaisuus, itsenäisyyden puute, kiire ja työilmapiirin ongelmat. Tavoitteeksi tulee asettaa henkilöstöä osallistava johtamistapa, joka samalla tuottaa luottamusta (Sosiaali- ja terveysministeriö 2013).

Organisaatioteorioiden kehittymisen osana johtamisopit ovat historian aikana muuntuneet. Johtamisopit ovat myös kiinteästi yhteydessä aikaansa ja vallitsevaan yhteiskunnalliseen kehitykseen (Seeck 2008, 17). Yhdysvalloissa 1800- ja 1900-lukujen vaihteessa massatuotanto vaati, että tehdastyötä tehostettaisiin rationalisoimalla. Taylor esitti, että palkka sidottaisiin tuotannon määrään (Seeck 2008, 37). Perinteisen johtamismallin mukaan työ oli välttämätöntä, ihmiset tekivät työtään palkan takia ja vain harvat halusivat ja kykenivät työhön, jossa tarvittiin luovuutta. Mallissa johtajan perustehtävänä oli johtaa ja valvoa alaisiaan sekä paloitella tehtävät yksinkertaisiin ja toistuviin kokonaisuuksiin (Harisalo & Stenvall 2001). Kun 1910-luvulla tieteellinen liikkeenjohto (taylorismi) korosti henkilöstön fyysisten ominaisuuksien ja työ-olosuhteiden tärkeyttä tehokkuuden parantamiseksi, niin 1990-luvulla organisaatioiden johtamisessa innovaatiot ja luovuus näyttäytyivät keskeisinä tehokkuutta lisäävinä tekijöinä. Ruorasen (2011) mukaan 1990-luvulta lähtien johtaminen onkin kehittynyt ihmiskeskeisempään suuntaan, jolloin johtaja toimii rohkaisijana ja valmentajana, luottaen samalla yhä enemmän henkilöstöönsä. Aiemman johtamisen sisältöjä hallinneet kontrolli ja vahva hierarkia ovat osittain siirtyneet luottamukseen ja päätöksenteon vapauteen ja vastuunottoon (Cunningham & Hyman 1999). Kyky jatkuvaan muutosvalmiuteen, monipuolisuuteen ja muutoksen hallintaan sekä epävarmuuden sietämiseen ovat nykyisiä vaateita organisaatioissa ja johtamisen eri tasoilla nykyisissä toimintaympäristöissä. Strategisen (organisaation ylimmän) johtamisen tavoitteena on toteuttaa yrityksen ja organisaation toiminta-ajatusta, saavuttaa toiminnalle asetetut päämäärät sekä löytää organisaation menestymisen kannalta oleelliset strategiset menestystekijät. Strategista johtamista ohjaa pyrkimys organisaation kilpailuedun vahvistamiseen ja lisäarvon tuottamiseen asiakkaille ja muille keskeisille sidosryhmille (ks. Neilimo 2008). Keski- ja lähijohtamisessa korostuvat tilanne- ja henkilöstöjohtaminen sekä kyky motivoida henkilöstöä. Johtamiselta odotetaan kykyä laaja-alaisuuteen, innovatiivisuuteen, jämäkkyyteen ja tulosvastuullisuuteen (Salminen 2004, Manka ym. 2007). Esimiestoiminta ja henkilöstön johtaminen tarkoittaa kaikkia niitä toimenpiteitä, jotka kohdistuvat henkilöstöön ja sen toiminnan vaikuttamiseen. Henkilöstövoimavarat ja esimiestoiminnan kompetenssit ovat Stenvallin (2008) mukaan yleisjohtajuus, läsnä oleva johtaminen, rohkeus tarttua ongelmatilanteisiin, kyky itsensä likoon laittamiseen, luottamuksen rakentaminen ja valmentava johtajuus. Erityisen keskeistä on johtajuuden ja esimiestoiminnan kehittäminen oman persoonallisuuden ja toimintatavan mukaisesti (Viitala 2007a, Viitala 2007b).

Johtamisen kehittäminen on nostettu yhdeksi ajankohtaisimmista asioista suomalaisen työelämän kehittämisessä ja kohdentuu myös sosiaali- ja terveysalan organisaatioihin (Kauppinen ym. 2013). Johtajuus vaikuttaa tutkimusten mukaan organisaatioiden suoriutumiseen ja menestykseen, ammattitaitoon ja osaamiseen sekä työhyvinvointiin (esim. Kirmeyer & Dougherty 1988, Prabhu & Robson 2000, Pettigrew ym. 2001, Vanhala & Kotila 2006, Vanhala & Tuomi 2006, Mäkelä & Viitala 2010, Suonsivu 2011, Kupczyk 2013). Suomessa innovaatioteoriat näyttäisivät olevan nykyisessä työelämässä vallitsevassa asemassa. Innovaatiot mielletään yrityksen menestyksen ja kilpailukyvyn keskeisenä edellytyksenä (Seeck 2008). Kanterin (1989) mukaan innovaatio on keskeinen tekijä yritysten kykyyn uusiutua ja hyödyntää työntekijöiden potentiaalia. Innovaatioteorioiden odotetaan vastaavan nykyisiin ongelmiin, kuten jatkuvaan uusiutumisen tarpeeseen, tiedon hyödyllisyyden arvioimiseen sekä osaamisen tuotteistamiseen ja mittaamiseen (Seeck 2008). Esimiehen/johtajan rooli on pitkään koostettu kahdesta osa-alueesta: manager ja leader. Management-johtaminen (asiajohtaminen) tuottaa selkeitä vastuita, tavoitteita, informaatiota ja tuloksia. Manager - roolissa johtaja keskittyy organisaation perustehtävään. Johtaja muuntaa strategian ja perustehtävän arjen tavoitteiksi, erilaisiksi tehtäväkokonaisuuksiksi ja työprosesseiksi. Hän suunnittelee toimintaa, organisoi tehtäviä ja asioita sekä valvoo alaisiaan ja palkitsee heitä. (Kets de Vries 1994.) Leadership-johtamisen keskiössä on ihmisten johtaminen. Johtaja motivoi alaisiaan energisoimalla ja inspiroimalla heitä (Seeck 2008). Suonsivun (2011) mukaan johtaminen pohjautuu aina jonkinlaiseen ihmiskäsitykseen, tiedostettuun tai tiedostamattomaan. Johtajan ihmiskäsitys vaikuttaa hänen johtamistyyliinsä ja paljastuu hänen kielenkäytössään sekä tavassa olla vuorovaikutuksessa työntekijöiden kanssa.

Pessimistisen ihmiskäsityksen omaava leadership-johtaja valitsee autoritaarisen, käskyttävän ja epäitsenäisyyttä suosivan johtamistavan. Optimistisen ihmiskäsityksen omaava johtaja taas uskoo, että jokainen ihminen on arvokas ja ainutlaatuinen ja jokainen on subjekti ja aktiivi toimija. Tällaisen johtajan johtamistyyli on arvostava, neuvotteleva ja työntekijän kehittymistä kannustava (Sädevirta 2000, Bass ym. 2003, Koskinen 2005). Se korostaa työntekijän tunteiden (Ropo ym. 2005) ja kohtelun oikeudenmukaisuuden huomiointia (Moorman 1991, Kotter 1996). Mankan, Kaikkosen ja Nuutisen (2007) mukaan hyvässä johtamisessa yhdistyvät toiminnan ja ihmisten johtaminen (myös Kets de Vries 1994). Downey (2003) lisää johtajuuden rooleihin kolmantena valmentavan johtajuuden osa-alueen.

Valmentava johtaminen syntyi 1960–1970 luvuilla vastauksena yritysten joustavampien johtamistapojen tarpeisiin. 1980-luvulla kehitettiin Yhdysvaloissa valmentavan johtajuuden ammattikunta (Zeus ja Skiffington 2010). Suomeen valmentavan (coaching) johtamisen malli tuotiin vuosituhannen vaihteessa (Luoma ja Salojärvi 2007). Valmentavan johtamisen tutkimus on toistaiseksi ollut melko vähäistä. Park, McLean ja Yang (2008) ovat tutkineet henkilöstön oppimisen ja organisaatioon sitoutumisen yhteyksiä. Ellinger, Ellinger ja Keller (2003) ovat tutkineet valmentavan johtamisen ja henkilöstön työtyytyväisyyden ja työstä suoriutumisen yhteyksiä. Valmentavaa johtajuutta olisi tarpeellista tutkia lisää muun muassa tuloksellisuuden, lähestymistapojen tai kriittisten menestystekijöiden näkökulmista (White 2006, Virolainen 2010). Leader- ja valmentajajohtamisella on vahvoja keskinäisiä yhteyksiä. Valmentavalla johtamisella on yhteydet myös innovaatioteoriaan. Harisalon (2009) mukaan innovatiivisuus on tällä hetkellä organisaatioiden keskeisempiä haasteita, koska niiden menestyminen on sidoksissa kykyyn kehittää ja hallita muutoksia. Organisaatiot ovat tilanteessa, jossa niiltä vaaditaan kykyä oppia pois vanhasta ja omaksua nopeasti uusia ajattelu- ja toimintatapoja ja rakentaa uudentyyppisiä toimintamalleja. Valmentava johtajuus antaa näihin haasteisiin keinoja ja menetelmiä (Aaltonen ym. 2005). Jokaisella kolmella roolilla on oma tarkoituksensa, tavoitteensa ja asiat, johon kukin rooli sopii parhaiten. Tämä on sidoksissa siihen, millaiset asiat kulloinkin ovat kyseessä, ovatko ne yksilön tai vaihtoehtoisesti organisaation vaikutus- ja päätösvallan piirissä olevia. Jotkut asiat sisältyvät kaikkiin kolmeen päätösvalta-alueeseen (Carlsson & Forssell 2008).

Valmentavaa johtamista on määritelty usealla tavalla ja sitä on vertailtu useihin lähikäsitteisiin. Määrittely on kesken. (Bass 1985, Their 1994, Barry 1994, Phillips 1994, Ellinger ym. 1999, 2008, Mclean ym. 2005, Hamlin ym. 2006, Senge 2000, Macneil 2001.) Suomessa on vakiintumassa ilmaus valmentava johtajuus (Ristikangas & Ristikangas 2010).

Valmentamisella tarkoitetaan yleisellä tasolla työntekijän toimintatapojen kehittämistä ja sen kautta koko organisaation suorituksen ja tulosten parantamista (Burdett 1998, Evered & Selman 1989, Barry 1994, Rogers 2000, Styhre 2008, Heslin ym. 2006, Gilley, Gilley & Kouider 2010). Valmentava johtaja auttaa alaisiaan tunnistamaan mahdollisuutensa parantaa ammattitaitoaan (Popper & Lipshitz 1992, Orth ym. 1987) ja valmentavan johtajuuden idea tarjoaa johtajalle väylän henkilöstön tukemiseen niin, että työntekijä oppii auttamaan itseään kehittymistehtävässä (Hellbom, Mauro & Salo 2006). Valmentavalla johtajuudella viitataan myös johtajuuden esimiehen ja hänen alaistensa väliseen vuorovaikutussuhteeseen (muun muassa Peterson & Little 2005), jonka tarkoituksena on työntekijän potentiaalin vapauttaminen, kyvykkyyksien kehittäminen ja oppimaan auttaminen, jotta sekä alaisen että koko organisaation suorituskyky paranee. Valmentavan johtajuuden tärkeimpänä ytimenä on vuorovaikutus, dialogitaidot, kyseleminen, kuunteleminen, taito analysoida asioita ja tilanteita, havainnointitaito, palaute, tavoitteista keskusteleminen, ohjaaminen, neuvominen ja valtuuttaminen, empaattisuus, rehellisyys ja puolueettomuus ja kyky tunnistaa alaisten ja tilanteen tarpeita sekä soveltaa sopivaa valmentajan roolia (Orth ym. 1987, Phillips 1994, Ellinger & Bostrom 1999, Rogers 2000, Ellinger ym. 2003, 2005, Bluckert 2005 a, b). Päämääränä on tilannejohtajuus, joka on kontekstisidonnaista ja riippuu historiallisesta ajasta, paikasta ja työyksikön tilanteesta (Dachler & Hosking 1995). Valmentavan johtamisen osa-alueina on tuotu esille kuusi suhtautumistapaa. Ensimmäiseksi on tunnistettu valmentava suhtautumistapa, jossa keskeistä on, että valmentava johtaja etsii työntekijän parhaat puolet ja kiinnostusalueet ja pyrkii hyödyntämään henkilöstön voimavaroja täysimääräisesti (Harisalo & Stenvall 2001). Se tarkoittaa huomion kiinnittämistä ratkaisukeskeisyyteen ja niihin keinoihin, jotka lisäävät työniloa ja innostusta (Suonsivu 2009, Manka 2008a). Toiseksi on tunnistettu läsnä olemisen taito, joka näyttäytyy kohtaamistilanteissa. Valmentaja- roolissa johtaja löytää toiset ihmiset arvokkaina persoonallisuuksina. Vincen ja Saleemin (2004) mukaan organisaatiot ovat tunnepitoisia ja täten tarjoavat työntekijöille merkityksen. Tärkeänä näkökulmana on se, etteivät vain asiat kommunikoi keskenään (Harju 2002, Manka 2008b,

Saarinen 2007). Kolmanneksi on ilmaistu itsensä johtaminen, jonka lähtökohtana on itsensä tunteminen. Itsensä tuntemisen ja johtamisen kautta laajentuu sellainen osaaminen, minkälaista osaamista johtajalla pitäisi olla. Osaaminen jakaantuu ammatti-, hyvinvointi-, vuorovaikutus-, tehokkuus- ja johtamisosaamiseen sekä itseluottamukseen, joista muodostuu "johtajuuden osaamispuu". Johtajan pitäisi olla jämäkkä, empaattinen, vaikuttava, avoin, tuloksellinen, tarmokas, fyysisesti, psyykkisesti, sosiaalisesti ja henkisesti hyväkuntoinen sekä nöyrä (McLean ym. 2005). Hyväksi johtajaksi kasvaa johtamalla ja analysoimalla (reflektoimalla) omia suorituksiaan (Saarinen 2007, Sydänmaalakka 2007). Neljänneksi on esitetty molemminpuolinen luottamus, jolloin johtajan odotetaan olevan luotettava ja hänen tulee luottaa alaisiinsa ja tiimiinsä. Parhaimmillaan luotettavuus tarkoittaa sitä, että jokainen voi luottaa jokaiseen ja tämä luottamus nousee emootioiden tasolta (Aaltonen ym. 2005). Viidenneksi on tunnistettu erilaisuuden kokeminen voimavarana, jolloin valmentavan johtajan tehtävänä on löytää sopiva, osaava ja erinomaisia ratkaisuja löytävä henkilö kulloiseenkin tehtävään. Johtajan ohjauksen ja valmennuksen avulla lisätään ymmärrystä itsestä ja muista työntekijöistä sekä organisaatiosta ja työtoiminnasta (Ellinger & Bostrom 1999, Evered & Selman 1989). Kuudentena on löydetty yhdessä tekemisen taito (Basten 2011), jota vaaditaan valmentavalta johtajalta hänen osallistuessa itse ja organisoidessa työryhmänsä osaamista tavalla, joka tuottaa tarvittavia tuloksia (Suonsivu 2008). Terveysalan organisaatioiden johtamisessa korostuu toimialan luonteesta johtuen ihmislähtöinen johtaminen. Tässä kirjassa valmentavalla johtamisella tarkoitetaan eettisesti kestävää ja ihmisen arvoon, potentiaaliin ja oppimiskykyyn uskovaa johtamista (Carlsson & Forssell 2008). Pääpaino on yksilön ja yhteisön vahvuuksissa ja ratkaisukeskeisyydessä (Rogers 2000). Valmentaja johtaja toimii rohkaisijana ja mahdollistajana. Johtamisen tavoitteena on osaamisen, tietojen, taitojen, vastuun ja vallan lisääminen työntekijöissä. Johtajuus on tällöin jämäkkää ja sytyttävää, päämäärätietoista ja ihmistä ymmärtävää (Aaltonen, Pajunen & Tuominen 2005.) (Suonsivu 2014. Julkaistu artikkelina: Valmentava johtaminen henkilöstöjohtamisen muotona. Kunnallistieteellinen aikakauskirja 3/2014.)

Tutkimustulosteni (Suonsivu 2003,2011) mukaan useat lähiesimiehet pohtivat sitä, että työorganisaation sisällä eri yhteisöjen moni ammatillinen työskentely mahdollistaa sen, että ikääntyvien tarpeisiin pystytään vastaamaan kokonaisvaltaisesti. Yhteistyö ja sen kehittäminen todettiin keskeisiksi johtamistoiminnoissa ja johtamisosaamisessa. Osa vastaajista painotti työolojen riskien minimointia, turvallista työympäristöä, mahdollisiin ongelmiin nopeata puuttumista, ajanmukaisia ja ergonomisia sekä terveyttä edistäviä työvälineitä ja -tiloja. Lähiesimiehen oma esimiestyö perustui omaan osaamiseen, hyvinvointiin, itsensä johtamiseen ja esimiestaitoihin, toiminnan selkeyteen, oman esimiehen tukeen ja palauttei siin sekä yhteistyöhön alaisten kanssa. Organisaation toimintakulttuurin luonne oli myös keskiössä. Työyhteisön sisäiset haasteet, organisaatiojohdon ja esimiehen vaatimukset ja yhteistyökumppaneiden, potilaiden ja omaisten odotukset ohjasivat lähiesimiehen kehittämisvaateita.

Organisaatiotason johtaminen

Tutkimusten tulokset osoittavat, että organisaatiotason johtamisen sisällöt ja muutosodotukset edellyttävät koko terveystoiminnan ajattelun, asenteiden ja johtamisen uudistamista. Organisaatioiden johtamisen kehittyminen vaatii valtakunnallisen koulutuspolitiikan ja -linjausten, ammatillisen, tutkimuksellisen ja kehityksellisen sekä lainsäädännöllisen pohdinnan ja muutoksen. Tämä on ennen kaikkea eri ikäkausien kunnioittamiseen liittyvä ja "inhimillinen ihmisyys" kysymys. Julkisen terveysalan johtamisen laajoina haasteina ovat väestön vanheneminen monimuotoisine sairausongelmineen, hoitomenetelmien ja -välineiden sekä teknologian nopea kehitys. Tutkimuksen tuloksissa todetaan, että terveydenhuollon toiminnan johtamisen keskiöön halutaan nostaa palveluja saava ihminen nykyistä enemmän. Arjessa se tarkoittaa entistä suurempia panostuksia kansalaisen tyytyväisyyteen ja korkealaatuiseen työhön. Työyhteisössä korostettiin välittömän hoitotyön mahdollisuuksia ja potilastyössä perusarvona aitoa kohtaamista. Odotuksina ilmaistiin mahdollisuudet ja yhteinen tahtotila kehittää työyhteisöt "välittäviksi työyhteisöiksi", joissa toimisi avoin yhteistyö ja autetuksi tuleminen (Suonsivu 2011). Organisaation johtamisessa on kiinnitettävä aikaisempaa enemmän huomiota työn ilon ja onnistumisen kokemuksiin vahvistamalla ihmisten välitöntä kohtaamista, välittämistä, oikeudenmukaisuutta ja myönteisiä tekijöitä. Tärkeänä todettiin muutostahdin hidastaminen ja työrauhan antaminen välittömälle työlle. Hyvä työyhteisön ilmapiiri rakentaa työtoiminnan toimivuutta. Johtajien ja esimiesten pitäisi uudistaa tapaa toteuttaa johtamistehtäväänsä. Tutkimustulosten mukaan vastaajat loivat odotuksia johtamisen pääpainon siirtämisestä henkilöstöjohtamiseen, tilannejohtamiseen ja läsnäolon lisäämiseen työyhteisöissä. Esitettiin, että lähiesimiehet tarvitsevat tukea omassa johtajuustehtävässään. Muutosten eteenpäin viemiseksi odotettiin keinojen lisäystä. Vaikuttaa siltä, että osin johtaminen on jähmettynyt aikaisempiin malleihin. Julkisen terveysalan johtamiseen sisältyy kehittymättömyyttä ja kehittyneisyyttä. Johtaminen ei ole kaikin osin kokonaisvaltaisesti koordinoitua ja organisoitua kokonaistoimintaa. Nykyinen toiminta vaatii innovatiivista johtamisotetta, uudenlaista asennoitumista toiminnan kehittämiseen ja työtoiminnan hallintaan. Johdon kyvykkyyttä ja päätöksenteon keskittymistä korostuvasta johtamisotteesta halutaan siirtyä henkilöstön kyvykkyyttä huomioivaan toimintaan. Nykyisiin moninaisiin haasteisiin on vaikeata vastata. Tämän tutkimuksen tuloksissa näyttäytyy se, että laki-, terveydenhuollon rakenne- ja asiakaspalveluiden muutokset vaikuttavat välillisesti myös työtoimintaan. Vaikutukset näyttäytyvät lähiesimiehille sairaalapaikkojen vähentämisvaateiden ja vuosittaisten budjettien pienentämisvaatimusten välityksellä. Johtaminen mukautuu rakenteellisten mallien ohjailuihin. Johtamisessa ei luoteta kaikin osin omiin sisäisiin esimiesten ja henkilöstön osaamisiin. Tilanne aiheuttaa sen, että paineita kasvaa johtamisen uudistamisen lisäksi esimerkiksi arvojen kirkastamiselle ja asiakaslähtöisen hoitotyön kehittämiselle sekä henkilöstön kuuntelemiselle. Ihmisten välinen luottamus korostuu toiminnan tuloksellisuudessa. Organisaation johtamisen kehittyneisyys näyttäytyy siten, että perustehtävä ja työnjako on selkeytetty, näkyvillä on henkilöstön hyvä ammattitaito ja avoin, palautetyyppinen keskustelu mahdollistavat henkilöstön kehittymisen ja maksimaalisen kyvykkyyden käytön. Myös toteutetut valmennukset ja sisäiset koulutukset tukevat työyhteisöjen ja johtamisen kehittymistä. Tutkimustulosten perusteella tulee edelleen kehittää riittävää muutosvalmennusta, yhteistyömalleja ja -foorumeja johdon ja henkilöstön välille, johdon toimintamallien kokonaisvaltaista rakenteiden ja sisältöjen samanaikaista kehittämistä, jotta ne tukisivat organisaation toimintaa. (Suonsivu 2014. Osa julkaistu artikkelina: Valmentava johtaminen henkilöstöjohtamisen muotona. Kunnallistieteellinen aikakauskirja 3/2014.)

Vastaajien mukaan organisaation johdolta odotettiin keskittymistä henkilöstöjohtamiseen. Toteutuksen vähäisyyteen liitettiin kokonaisuuden hallinnan ja johtamisen puutteita. Jotkut lähiesimiehet haastoivat ylimmän johdon tuovan esille henkilöstölle tietoisuuteen ja käytäntöön ne asiat ja vaatimukset, jotka on organisaatiolle määritelty. Suurin osa vastaajista toi esille henkilöstöjohtamisen suurimpana heikkoutena sen, ettei toiminnan kokonaisuutta nyt ja tulevaisuuden suunnittelemiseksi tuntunut hallitsevan eikä koordinoivan kukaan. Ylimmän johdon toiminta oli liian suljettua ja päätöksenteko ei ollut delegoinneista huolimatta tarpeeksi hajautettua. Jotkut korostivat myös informaation huonoa kulkua. Tiedotus toimi huonosti koko organisaatioiden alueilla, vaikka viestintää oli jo paljon kehitetty. Tiedon ongelmina esitettiin muun muassa tiedon heikko kulku, tiedon oikea-aikaistamisen ongelmat, tiedon "panttaaminen" ja informaatiotulva.

Valmentavan johtamisen edistämisen kannalta merkityksellisempiä olivat työyhteisössä ja koko organisaatiossa selkeä toiminnan perustan lujittaminen, osallistava johtaminen tukitoimineen, yhteistyösuhteet, avoimuus, luottamus ja kuulluksi tuleminen sekä työn autonomisuus. Työtoiminnan mielekkyyden parantamista haluttiin työyhteisöihin lisäämällä tiimityötä ja päätösten- ja tiedonkulun läpinäkyvyyttä, kehittämällä käytännön työtä ja työntekijän tarpeita huomioon ottavia joustavia työaikoja. Odotuksina todettiin, että hyvä valmentava johtaja käyttäisi henkilöstön resurssit, osaamisen ja potentiaalisen kyvykkyyden toiminnassa hyväksi. Valmentava johtajuus mahdollistaisi laadukkaan toiminnan toteutuksen. Johtajan tulisi olla myös jämäkkä päätöksentekijä. Luovuus ja yhteinen ideointi koettiin tärkeäksi voimavaraksi.

Muutama lähiesimies pohti henkilöstöjohtamisen tärkeyttä koko toimintaympäristön talouden minimoinnin ja näistä seuranneiden työyhteisöjen ongelmien kannalta. Heidän mielestään henkilöstöjohtamisen panosta tarvittiin näiden kysymysten pohtimiseksi yhdessä henkilöstön kanssa. Edellä mainitut seikat aiheuttivat voimakkaita ristiriitaisuuksia toiminnassa, koska osa lähiesimiehistä koki, että heiltä odotettiin työtoiminnan laadun parantamista, jatkuvaa kehittämistä ja säästötoimenpiteitä, mutta heidän johtamistehtäväänsä suunnatut tukitoimet olivat riittämättömät. Tästä esimerkkeinä seuraavat suorat lainaukset:

> "Kannustamisen ja myönteisyyden vähäisyys: aidosti kannustava ilmapiiri saisi meidät (minut ja henkilökunnan) venymään ja suurempaan luovuuteen. (luottamuspula, teoria ja käytäntö eivät kohtaa)
>
> Emme tule kuulluksi riittävästi henkilökohtaisella tasolla
>
> Ylimmän johdon toiminta on uhkailevaa, meistä ei pidetä huolta."

Vastaajat kertoivat, että työorganisaatiossa kerättiin tunnuslukuja taloudellisuudesta ja hinnoittelusta, potilastiedoista, henkilöstön päivittäisestä vahvuustilanteista, poissaoloista, jne. Sen sijaan vajavaiseksi jäi, miten tietoja hyödynnetään ja miten vanhusten saama palvelu tietojen avulla tehostui. Organisaatioiden taloudelliset ongelmat ja säästötoimenpiteet olivat työyhteisöjen arkea. Taloudellisuus, säästöt ja tuloksellisuus olivat vastaajien mielestä toisinaan jopa potilashoitoa puhutuimmat työelämän aiheet. Ne näyttivät muodostavan organisaatioiden vahvimmat arvot. Taloudelliset tavoitteet muodostuivat muita tavoitteita tärkeimmiksi. Ne ohjasivat vastaajien kokemuksina toimintaa.

Työyhteisöissä oli toteutettu runsaasti rakenteellisia muutoksia (supistamismuutokset, kehittämismuutokset, työyhteisömuutokset, toiminnalliset muutokset) ja sisällöllisiä muutoksia (esimerkiksi muutokset työssä ja tehtävissä, yhteistyöryhmät omaisten kanssa, uusien arviointi ja seurantajärjestelmien käyttöönotto ja ATK-järjestelmien kehittely). Monet vastaajat totesivat, että useat muutokset johdettiin organisaation ulkopuolelta ja ylhäältä alaspäin. Muutosvalmennus oli melko vähäistä. Viime aikoina oli muodostettu henkilöstön, luottamusmiesten ja esimiesten yhteisiä työryhmiä, jotka olivat suunnitelleet ja toteuttaneet muutoksia. Useimmat lähiesimiehet totesivat tämän olleen positiivista. Useiden tutkimusten mukaan muutosten etenemistavoilla on merkitystä henkilöstölle. Muutokset, jotka lähtevät liikkeelle työyksikön tarpeesta tai ehdotuksista, luovat toivoa ja positiivisia merkityksiä.

Osa vastaajista oli kokenut saaneensa myönteisiä palautteita omalta esimieheltä tai organisaation johdolta. Ne loivat tunteen työssä onnistumisesta, oman työn tärkeydestä, arvostuksesta ja vanhusten hoidon merkityksellisyydestä. Lähiesimiehet ilmaisivat myös, että heidän mielipiteitä oli kuunneltu ja arvostettu (Syväjärvi ym. 2012). Heillä oli tunne, että työssä saa vastuuta omien kykyjen ja intressien mukaisesti. Vastaajat ilmaisivat runsaasti asioita, jotka heidän mukaan toi julki valmentavan ja osallistavan johtamisen piirteitä (taulukko 9).

Lähiesimiehen oman esimiehen johtaminen

Valtaosa vastaajista korosti työyhteisön työn sujuvuuden lisäämiseksi heille ja henkilöstölle esimiehen antamaa läsnäoloa, tukea, tavoitettavuutta ja mahdollisuuksia yhteiskeskusteluihin. Tärkeänä koettiin varmuus siitä, että tukea ja keskusteluja sai halutessaan tai tarvitessaan. Todettiin, että esimiehillä oli kova kiire, he olivat harvoin saatavilla. Vaikka esimies ei ollut konkreettisesti paikalla, niin luottamus ja luottamuksellinen yhteistyösuhde antoi tunteen tuesta ja hyväksymisestä. Esimerkiksi esimiehen pitämät informaatiotilaisuudet ja tiedotukset onnistumisista edistivät omaa johtamistehtävää ja antoivat uutta innostuneisuutta työhön. Ns. työrauhan antaminen lähiesimiehille ja koko henkilöstölle lisäsi luottamusta esimieheen.

137

Taulukko 9. Johtamisen osallistavuus

Laitoshoidon johtajuus on osallistavaa, koska
– johdolta saa säännöllisesti palautetta
– tehtäviä ja päätösvaltaa on delegoitu alaspäin
– se edistää työn joustavuutta ja työhön innostumista
– se auttaa minua omien lähiesimiestyön tavoitteiden hahmottamista ja toteuttamista
– se luo valmiuksia ja auttaa oman työn hallinnassa
– se tukee autonomisen työskentelyä ja luo työhön vaikuttamismahdollisuuksia
– se auttaa yhteistyön sujumista
– se mahdollistaa osaltaan työn ilon kokemuksia
– se kuuntelee lähiesimiehen perusteltuja ehdotuksia ja auttaa toteuttamaan niitä
– se auttaa kehittämään työn sisältöjä
– se lisää työstä kiinnostusta antamalla tukea
– toiminnan arviointi ja seurannat on hyvin toteutettu eri työyhteisöissä.

Lähde: Suonsivu 2003

Toiminnan autonomisuuden toteutumiseen esimiehen toimesta liittyi ongelmia. Tästä esimerkkeinä seuraavat lainatut ilmaisut:

> "Esimiehillä vastuuta ja velvollisuuksia on paljon, oikeuksia päättää asioista vähän
>
> Vaatimuksia paljon, mahdollisuuksia vastata haasteisiin ei kuitenkaan tarjoa
>
> Esimiehen tuen puute, vastuun ja velvollisuuksien epätasapainoisuus on tärkeää
>
> Puuttuu oman esimiehen tuki, kiinnostus omaan työhön ja minua kohtaan myös, työn arki on täynnä riittämättömyyttä ja ristiriitaisuutta, se syö."

Lähiesimiehen oman työyhteisössä toteutuvan esimiestyön arviointia

Lähiesimiehet arvioivat omaa johtamistaan ja ammatillisuuttaan pääasiassa kriittisesti. Osa vastaajista pohti mahdollisuuksiaan toimia johtajana arjen tilanteissa ja tehdä hyvää johtamistyötä nykyistä enemmän. He totesivat, että ulkopuolelta tulevat vaatimukset (esimerkiksi taloudelliset) haittasivat oman työn suunnittelua ja päivittäistä toteutusta. Vaateet saattoivat tuntua ristiriitaisilta niiden toteutukseen annettujen mahdollisuuksien ja organisaation johdolta tai omalta esimieheltä saadun riittämättömän ohjauksen kanssa. Seurauksena koettiin hoitotoiminnan laadun huonontuneen. Tyytymättömyys omaan työhön kasvoi aiheuttaen syyllisyyttä ja riittämättömyyttä. Seuraavassa kehittämistä vaativat kokonaisuudet suorina lainauksina:

"Ajankäyttöön liittyvät ongelmat (liian vähäinen resurssointi):

– työn jatkuvat keskeytykset ja aikajänne, ajankäyttöön liittyvät ongelmat. Vaikka oman työnsä suunnittelisi hyvin, voivat kiireelliset asiat muuttaa koko päivän aivan toiseksi – ei välttämättä ongelma, koska se kuuluu mielestäni tähän työhön

– vähäiset resurssit, vakinaisten vapaat joudutaan liian usein vaihtamaan, ollaan liian kiinni työssä, sijaisia ei saa ottaa

– asioita on paljon, eikä ehdi niitä kerrata henkilöstölle tiedoksi tarpeeksi

– olen kahden tulen välissä, kun perushoitotyötä henkilökuntaa ei ole tarpeeksi, niin heidän täytyy olla käsiparina. Omat vaaditut työt jäävät viime tippaan. Johtamisjärjestelmä on tarkistettu ja arvioitu, jonka mukaan pelisäännöt on sovittu, vastuut ja valtuudet sovittu. Tietoa on jaettu – miten ymmärretty – on hakusessa liian paljon alaisia, ei ehdi paneutumaan yksilöllisesti joka asiaan ja antamaan aikaa (autonomiseen ja rohkean työhön on vielä matkaa).

– iso ristiriita siinä, että esimiehiltä vaaditaan yhä enemmän ja aikaa ns. omaan esimiestyöhön on yhä vähemmän. Odotukset, että tulisi hoitaa hyvin ja ajallaan, eikä se mahdollistu

Tiedonkulun katkot:

– tiedonkulun katkot: kun yhdelle joukolle selvität ja perustelet, ei väki ota vastuuta tiedon levittämisestä. Tieto voi myös muuttua matkan varrella ihan toiseksi

– säästöistä seuraa välttävä hoidon laatu – se on sisäisesti ristiriitaista, sillä ammatti-
ihmisellä on tieto/taito siitä, mikä on hyvää hoitoa tutkimusten mukaan (näyttöön
perustuva hoitotyö)

Hidas tarttuminen asioihin:

– oma rohkeuden puute tarttua asioihin

Tasapuolisesti vastuun ottamisen vähäisyys:

– että kaikki ammattilaiset tuntisivat osaltaan vastuuta, eikä tukeutuisi liikaa pomoon. Ei
pomo voi yksin kaikille asioille, vaan kaikkien tulee kantaa vastuuta

– esimiestyö on toki tärkeätä, mutta siihen tulisi saada aikaa ja tilaa

Selkeiden työnkuvien vähäisyys:

– selkeät työnkuvat ja yhteiset linjaukset puuttuvat – sooloillaan ja siitä kuitenkaan ei
tykätä

– työyhteisöissä vallitsi edelleen kiire, työnkuormitus ja huono työtoiminnan organisointi."

Lähiesimiehet pitivät tärkeänä oman johtamisensa mahdollistamiseksi sitä, että työyhteisön
resurssit ja mitoitus olivat kunnossa. Henkilöstön ammatillisuus ja lähiesimiehen oma
ammattitaito ja sen ylläpitäminen, koulutusmyönteisyys sekä autonominen ja ergonominen
työvuorosuunnittelu olivat esimerkkejä jo toteutuneesta hyvästä esimiestyöskentelystä. He
korostivat, että sekä itsellä että henkilöstöllä oli mahdollisuuksia julkituoda omia ajatuksia ja
kehittämistarpeita työyhteisössä. Osa vastaajista ilmaisi, että henkilöstöllä oli
mahdollisuudet itsenäisiin päätöksiin ja työn suunnitteluun sekä ideoiden toteuttamiseen.
Nämä toteutuivat, kun työyhteisössä ja organisaatiossa yhdessä sovituista linjauksista ja
sopimuksista pitivät kaikki osapuolet kiinni. Tärkeinä asioina oli koettu työyhteisöissä
esimiehen läsnäolo, tasa-arvoisuus ja esimiestyön suunnitelmallisuus.

Lähiesimiestyöskentelyn kokemukset ja näkemykset suhteessa omiin alaisiin

Lähiesimiehet toivat esille kaikkein tärkeimpänä asiana luottamuksen henkilökuntaansa
kohtaan. Parhaimmillaan luottamus kasvoi molemminpuoliseksi henkilöstön ja
lähiesimiehen kesken. Luottamus on keskeinen voimistavan johtamisen arvoista (mm. Vogt

& Murrel 1990; Randolp 1995; Russell 2001; Scarnati & Scarnati 2002). Luottamus alaisia kohtaan vähentää kontrollin tarvetta, ja lisää muun muassa työntekijän aloitteellisuutta, virikkeellisyyttä, tuottavuutta ja itseohjautuvuutta (Laaksonen 2008). Heidän mukaan esimiestyöstä puhuttaessa luottamukseen sisältyvät tekijät tulivat keskusteluissa ensimmäisinä esille. Tästä esimerkkinä seuraavat lainaukset:

"Esimiehen luottamus, arvostus, mielipiteiden kuunteleminen, palaute, kiittäminen ja kannustaminen työntekijöitä kohtaan on tärkeätä sekä aito kunnioitus ja avunanto, koska henkilöstö tekee hoitotyötä vahvasti sydämellä."

Eräs vastaajista pohti,

"että hoitajuuden arvostaminen, tunne siitä, että tekee tärkeää työtä, tulla kuulluksi työyhteisössä ja että työntekijä tuntee löytäneensä oman paikan ja aseman työssään, on lähiesimiehen osattava

välittää työntekijöilleen".

Työyhteisön hyvän ilmapiirin rakentamista edistää myös lähiesimiehen oma varmuus tilanteiden hoitamisesta, kuten seuraavassa esimerkeistä on luettavissa:

"Koen kykeneväni rauhoittelemaan erilaisia tilanteita vankan ammattitaitoni ansiosta

Minulla on kokemus ammattitaitoni tuomasta varmuudesta ja itsenäisyydestä

Takanapäin puhuminen pois, tilalle suoraan puhumista

Työkavereiden keskinäinen kunnioitus ja asukkaiden aito kohtaaminen on siltojen rakentamista parhaimmillaan."

Odotukset johtamisen kehittymiseksi kohti valmentavaa johtamista

Toiminnan ydin on se, että asiakas on työn keskiössä. Korostettiin asiakkaan tyytyväisyyttä saamiinsa palveluihin. Hoitotoimintaan haluttiin perusarvoksi aito kohtaaminen "ihminen ihmiselle". Odotuksena ilmaistiin kehitettävän sellainen "välittävä työyhteisö", jossa toimisi avoin yhteistyö ja työtovereiden molemminpuolinen autetuksi tuleminen. Siellä jokainen voisi kokea tulevansa hyväksytyksi, työt koettaisiin merkitykselliseksi. Tämä vaatii henkilöstöjohtamisen vahvistamista siten, että lähiesimies saisi halutessaan tukea muutosten eteenpäin viemiseksi ja omassa johtajuustehtävässään. Henkilöstöjohtamista parantavina asioina tuotiin esille verkostot ja vertaisryhmät, myös organisaation ulkopuoliset. Kollegojen ja esimiehen tuki sekä tilanteen mukaan konkreettinenkin apu todettiin ensiarvoisen tärkeäksi. Niitä käytettiin ja ne oli koettu antoisiksi työmuodoiksi. Lähiesimiehen johtajuutta tuki työyhteisön henkilöstön yhteisyys. Vastaajien mukaan siihen kannattaa antaa aikaa ja tehdä työtä, jotta me-henki saadaan tiivistettyä energiaksi. Esimiestyön kehittämiseksi odotuksina korostettiin henkilöstön vahvuuksien tunnistamista ja niiden käyttöönottoa, valmiuksista huolehtimista, pitkäjänteisempää toiminnan suunnittelua ja organisaation johtotyöskentelyä sekä yhtenäistä sopimusohjausta. Edelleen painotettiin yhtenevien selkeiden tavoitteitten asettamista koko laitoshoidon alueelle ja tiedon siirtoa arjen teoiksi. Odotuksena ilmaistiin myös, että sekä johto että esimies toimisi uusien asioiden tulkkina ja informaation selkeyttäjänä. Jotkut lähiesimiehet pohtivat, että heidän organisaatioissaan pyritään holistisen ihmiskäsityksen mukaiseen toimintaympäristöön. Näkyvillä on hallinnollisia rakenteita, jotka tukevat esimerkiksi käskyttäviä johtamismalleja ja näin horjuttavat holistisuuden toteutumista.

Eräs vastaajista kertoi, että hänen kokemuksensa mukaan työntekijät ovat kohde, joiden odotetaan tottelevan johtoa ja esimiehiään kritiikittä. Jos organisaation muutosvaiheissa ei näin tapahdukaan, työntekijät nimetään vastarintaisiksi, sellaisiksi, jotka eivät ymmärrä organisaation välttämättömiä tuloksellisia päämääriä. Osa vastaajista ilmaisi, että heidän organisaatioissaan on lähiesimiehiä ja työntekijöitä yksilöllisesti kuunteleva ja huomioiva johto ja työympäristö, jotka huolehtivat henkilöstöstä hyvin.

Toiveita masennuksen ehkäisemistoimenpiteiksi kohdistettiin hallinnolle runsaasti. Eniten odotuksia ilmaistiin johdolle, toiseksi eniten esimiehille, kolmanneksi työtovereille ja neljänneksi työterveyshuollolle. Johdolle suunnatut odotukset liittyivät henkilöstön resursseihin, (kuten riittävän miehityksen saaminen ja sijaistyövoiman käytön lisääminen), kuormitukseen ja kiireeseen liittyvien ongelmien minimointi, muutosten toteutumiseen ja perusteluihin liittyvät sekä johtamistapoihin liittyvät asiat. Johdolta odotettiin positiivista palautetta, tietoja työyhteisön tulevaisuuden asioista, henkilöstön ammatillisen kasvun tukemista nykyistä enemmän ja tasa-arvoisuuteen liittyvien asioiden huomiointia, (kuten määräysten sijaan henkilökohtaisia keskusteluja eri asioista, työyhteisön kannanottojen ja mielipiteiden kuunteleminen ja arvoihin sekä oikeudenmukaisuuteen liittyvien ongelmien ratkaisemista). Työntekijät odottivat johdon mahdollistavan aiempaa enemmän

142

organisaation sisäisiä ja ulkopuolella tapahtuvia virkistymistapahtumia, tutustumis- ja opintokäyntejä. Johtoon liittyvät odotukset olivat sekä konkreettisia tukitoimia että ihmisyyteen, välittämiseen, yhteistyöhön, avoimuuteen ja eettisyyteen liittyviä odotuksia. Vastaajat toivat esille sosiaalisia ja vuorovaikutuksellisia tarpeita. Odotettiin "paljon keskusteluja, ei määräyksiä. " Odotukset olivat dialogin toteutumisessa. Toivottiin johdon kuuntelevan alaisiaan ja toteuttavan toimenpiteitä epäkohtien poistamiseksi "väittelyn sijasta." Esitettiin myös lainsäädännöllisten asioiden ja sääntöjen yksinkertaistamisesta. Organisaation taloudelliset seikat olivat paljolti esillä vastaajien kanssa keskusteltaessa. Johdolle suunnattiin myös odotuksia johtamisen ja esimieskykyjen kehittämisestä.

Odotukset esimiehille

Esimiehille suunnattiin odotuksia työyhteisöllisten ongelmien parantumiseksi. Toivomuksena esitettiin ilmapiiriin liittyviä toiveita, kuten kannustavuuden ja tasa-arvoisuuden lisääntyminen sekä parannusta työyhteisöissä koettavien turhien pelkojen ja uhkien kokemusten poistamiseksi sekä tiimiytymistä. Odotuksia suunnattiin esimiehen johtamistaitoihin liittyvinä, kuten jämäkkyyden (kysyttiin esimerkiksi: "miksi osastonhoitaja ja ylihoitaja antavat vallan työpaikkakiusaajille?"), tasapuolisuuden ja oikeudenmukaisuuden lisäämistä. Toiveina ilmaistiin esimerkiksi: "Esimiehen tulisi omata työssään kannustava ote, ottaa huomioon työntekijöiden taipumukset ja kiinnostukset työnteon suhteen, keskustella muulloinkin kuin silloin kun henkilöstöllä/työyhteisöllä menee huonosti, muuttaa asennettaan suhteessa henkilöstöön (kriisitilanteissa haluttiin enemmän tukea kuin syyttelyä), osastonhoitaja toimisi avoimesti ja huomioisi alaistensa jaksamisen sekä kuulisi heidän mielipiteet". Työyksikkötasolla toivottiin esimiestä, joka olisi johtajana oikeudenmukainen ja vahva. Häneltä odotettiin runsaasti erilaisia työryhmätyöskentelyn ohjaukseen, johtamiseen ja päätöskykyisyyteen liittyviä kykyjä. Toivottiin työnohjauksen saanti mahdollisuuksia, avoimia ongelmien ratkaisutilanteita, yhteisiä työn kehittämispäiviä, säännöllisiä yhteiskokouksia ja kouluttautumismahdollisuuksia. Työn organisointiin liittyi suurimmalla osalla vastaajia odotuksia, jotta kiire ja paineet laantuisivat.

Odotukset itselle lähiesimiehenä

Tutkimukseen osallistuneen vastaajan toiveena oli, että

> "omana ja koko laitoshoidon johdon lähitulevaisuuden tehtävänä olisi tehtäväkuvien selkeyttäminen, kaikki eivät voi tehdä kaikkea osaamisesta

välittämättä. Henkilöstön vähäinen sitoutuminen ja ajoittainen passiivinen vastarinta pitäisi saada myönteisiksi".

Eräs lähiesimies kirjoittaa:

"Selkeät työnkuvat poistaisivat ainakin natinan, mitä kukakin tekee. Kaikki tekee kaikkea ei voi olla periaatteena, koska esim. laitoshuoltajat ja lähihoitajat eivät voi tehdä sairaanhoitajien töitä. Jos sairaanhoitajatkin saisivat tehdä omat hommansa työrauhassa, niin hoitotyön laatu ja arvostus paranisi. Toivoisin esimiehen ja esimiesten aitoa tukea, joka nyt on hukassa. Paljon puhutaan, mutta aito, luotettava ote puuttuu. Kaikkien pitäisi vähän löysätä ja olla ihmisiä. Tärkeily ja niuhotus pois. Aito, reilu ammatillinen ote käyttöön."

Yksi kirjoittaja ilmaisi odotukset seuraavasti:

"Organisaatioissa odotettiin nykyistä enemmän palavereja ja kehittämiskeskusteluja koko henkilöstön kesken. Ehdotuksia kehittämistoimintaan pitäisi myös pohtia yhdessä."

Omalle osaamiselle ja innovaatioiden kehittämiselle sekä ideoinnille esitettiin myös odotuksia.

Odotukset työyhteisön henkilöstölle

Lähiesimiehet odottivat, että jokainen työntekijä on vastuullinen omasta työstään, omasta ammatillisuudestaan, työhyvinvoinnistaan ja itsensä johtamisesta. Samoin he korostivat työyksiköissä avoimen keskustelun merkityksiä ja sitä, että jokainen haluaisi huolehtia mehengestä ja mukavasta ilmapiiristä työyhteisössä. He odottivat, että työtoverit kannustaisivat toisiaan, jättäisivät kateudet pois ja panostaisivat yhteistyöhön, kuten onnistumisista yhdessä iloitsemiseen, tukemiseen, ohjaukseen ja opastukseen. Yhtenä osa-alueena painotettiin kollegiaalisuuden lisäämisen tarvetta yhteisöissä. Myös henkilöstön vaikutusmahdollisuuksien lisäämiseksi lähiesimiehet odottivat, että koko henkilöstö aktiivisesti suunnittelisi itse työvuoronsa autonomisen ja ergonomisen työvuorosuunnittelun avulla.

144

Odotukset omalle esimiehelle

Jotkut lähiesimiehistä odottivat oman esimiehensä johtamisen kehittyvän nykyistä selkeämmäksi. Siihen sisällytettiin erilaisten tukitoimien aktiivinen käyttäminen. Tämä mahdollistuisi, jos esimiehellä olisi enemmän aikaa olla mukana työtoiminnan arkikeskusteluissa ja suunnitteluissa. Vastaajat odottivatkin nykyistä enemmän säännöllisesti toteutettuja yhteistyöpalavereja, jotka oli koettu erittäin tärkeiksi. Odotuksia esitettiin myös virka- ja vuorotteluvapaan ja joustavien työaikaratkaisujen käytäntöihin siirtymistä entistä enemmän. Varsinkaan pitempiä virka- tai toimivapaita ei juurikaan myönnetty henkilöstölle. Niitä pidettiin kuitenkin tärkeinä vakinaisille työntekijöille. Mahdollisuus osallistua työnantajan kustantamaan koulutukseen todettiin pääsääntöisesti melko vähäiseksi, koska koulutusmäärärahat olivat määrällisesti pieniä.

Odotukset laitoshoidon johdolle

Osa vastaajista toi esille huolen vanhusten laitoshoidon tulevaisuudesta, erityisesti vanhusten hoidon laadun tasosta. Organisaatioiden ulkopuolelta tulevat laatuvaatimukset, kuten omaisten, vanhusten, tilaajan ja poliittisten päättäjien haasteet luovat hyvin toteutetulle toiminnalle rajoja. Ammatilliset, koulutus- ja osaamisvaatimukset ovat lisääntyneet. Oletettavaa on, että tulevaisuudessa laitoshoidossa hoidetaan entistä sairaampia ja moniongelmaisempia vanhuksia. Taloudelliset - ja henkilöstöresurssit olivat jo niukentuneet ja niiden odotettiin tulevaisuudessakin olevan niukat. Tämä luo entistä enemmän odotuksia henkilöstöjohtamiselle, henkilöstön kuulemiselle, avoimelle vuorovaikutukselle ja päätöksenteolle informaation kulkuun sekä muutosvalmennukselle. Osan vastaajien mukaan ovat valtakunnalliset laatusuositukset ja omaisten odotukset hyvän hoitotyön toteuttamiseksi ristiriidassa mahdollisuuksiin hoitaa hyvin vanhuksia. Ristiriita vaikuttaa henkilöstön ja lähiesimiehen voimia vähentävästi.

Lähiesimiehenä haluttiin nykyistä enemmän päätöksentekoon laajuutta. Työn kuormittavuustekijöiden määrään odotettiin alenemaa, työn hallinnan ja ajankäytön parantamiseksi ohjausta ja uusien keinojen käyttöönottamista. Yhteneviä tuloksia on koottu vuoden 2010 työolotutkimuksessa (Työterveyslaitos 2010). Tulosten mukaan vanhainkotien ja terveyskeskusten vuodeosastojen työoloissa on eniten kehittämistä. Työn todetaan olevan kuormittunutta ja koetaan raskaaksi.

Jotkut lähiesimiehistä esittivät, että lähiesimiesten ja johdon välillä on liian paljon etäisyyttä. Työyhteisöissä hoidettiin vanhuksia heidän lähtökohdistaan käsin. Johto toimi pääasiassa organisaatiolähtöisesti. Näiden kahden maailman välillä ei ollut tarpeeksi yhtymäkohtia vastaajien kokemuksina. Toisen ristiriidan koettiin olevan johdon taholta viestitettävän säästötoimenpiteiden, seurantojen tekemisen eli ns. välillisen työn ja arjessa tehtävän välittömän hoitotyön välillä. Toimintaympäristön ja vaatimusten muutokset ymmärrettiin, mutta samalla tuotiin esille se, että edelleen vanhus oli tarpeineen sama. Vanhuksen välitön hoitotyö ja kohtaaminen on lähiesimiesten mukaan tärkeämpää kuin muut työt. Tästä ristiriitaisesta tilanteesta haluttiin yhteiskeskusteluja. Monet vastaajista totesivat, että johdolta odotettiin muutosta moniin asioihin, mutta lopulta luottamukselliset yhteistyösuhteet, toiminnan koordinointi ja monipuolinen ohjaus olivat keskeisimmät odotusten sisällöt. Myös henkilöstön kuuleminen ja "heidän puolensa pitäminen" olivat tärkeitä odotuksia lähiesimiesten näkemyksenä. Edelleen johdon puheiden ja käytännön toiminnan yhdenmukaistaminen koettiin tärkeänä mielekkään toiminnan edistäjänä. Nyt ne kettiin ristiriitaisiksi. (Suonsivu 2014. Osa julkaistu artikkelina: Valmentava johtaminen henkilöstöjohtamisen muotona. Kunnallistieteellinen aikakauskirja 3/2014.)

Vastaajat toivat esille konkreettisia asioita, joissa he kokivat työn sujuvuutta estäviä ongelmia. Niitä mitätöitiin. Esimerkkeinä tästä ovat: Potilaiden hoidon ohjeistuksiin liittyvät asiat, kuten "esimies ei anna ohjeita, miten potilastulvan kanssa menetellään tai työn suunnitteluun liittyviä asioita, kuten "esimiehen kanssa ei suunnittelukeskustelut suju tai työyksikön työkuormitukseen liittyviä asioita, kuten "johto ei kuuntele meidän osaston murheita. Meillä on liian vähän henkilökuntaa ja potilaita on liikaa" tai hoitohenkilöstön jaksamiseen liittyviä asioita, (taulukko10) kuten "johto ei yhtään välitä eikä kuuntele sitä, ettei me enää jakseta, on liian kiire."

146

Taulukko 10.   Johtaminen on ongelmien mitätöintiä

Johtaminen on ongelmien mitätöintiä, jos	johtajan maailmaan ei kuulu minkäänlaiset ongelmat
	yksittäistä työntekijää ei kuunnella huolissaan
	johto ei kuuntele työyhteisön taholta esitettyjä pelkoja
	suuria sairauslomamääriä ei noteerata
	ei huomioida henkilöstön jaksamattomuutta
	työyksikön lopettamisen uhkaa mitätöidään
	muutosprosesseja ei hoideta loppuun, vaan uusi muutosprosessi keskeyttää entiset

Lähde: Suonsivu 2003

Päätöksenteko

Vastaajien mukaan organisaatioissa olivatkin näkyvillä kahdet eri tavoitteet jotka eivät kaikki kohdanneet. Tästä esimerkkinä kertoi eräs vastaajista: "Hallinto elää omaa elämäänsä, henkilöstö omaansa. Portaita ei juurikaan ole välissä." Eräs työntekijöistä kertoi: "Määräyksiä satelee. Sanotaan, että ehdottakaa, ottakaa kantaa, jos otti, sellaiset hyväksyttiin, jotka ovat johdon tavoitteiden suuntaisia. Jos kritisoi tai otti uudelleen keskusteluun, on hankala hoitotyöntekijä, jos pyytää perusteluja, ne vaihtelevat." Henkilöstön odotettiin joustavan sekä sitoutuvan toimintaan ja muutoksiin, olivat ne sitten millaisia hyvänsä. Jos ei "alistunut", osoitettiin, että voi hankkia uuden työpaikan. Nämä olivat ääritapauksia masentuneiden kokemuksena. Päätöksenteon mahdollisuuksia koettiin olevan ydintyön toteutuksessa, laajemmin hyvin vähän.

Työn organisointi

Työn organisointiin liittyviä ongelmia vastaajat toivat esille melko paljon. Nopeiden muutosten vuoksi työ koettiin entistä vaativammaksi. Ongelmina todettiin työn selkeytymättömyys, koska työ oli kiireistä ja pakkotahtista ja uusiin tehtäviin ei ehditty perehtyä. Työnjaon koettiin olevan epäoikeudenmukaista, toisille tehtäviä kertyi paljon, toisille ei. Yleiseksi ongelmaksi nimettiin potilaan hoidon systematisoinnin puute, joka

147

haittasi kiireisenä aikana. Työ oli vastaajien mukaan organisoitu vanhanaikaisesti, toimimattomasti tai ei ollenkaan. Osa vastaajista luonnehti myös sitä, miten työelämä vaikuttaa yksityiselämään ja päinvastoin. Näillä oli yhteytensä masennuksen kokemuksiin: "Henkilökohtaisen elämän hoitamiseen ei ole aikaa, ihmissuhdeongelmat korostuvat kotona, huoli lapsista ja tulevaisuudesta, parisuhde ei toimi, on paljon riitelyä, asiat jäävät vapaa-aikana hoitamatta, paljon henkisiä voimavaroja vieviä potilaita eli emotionaalista kuormitusta, syksy, ikä, kiire työssä, monet muutokset yhtäkkiä ja samanaikaisesti, liian pitkään jatkunut vuorotyö (n. 30 v), liiat muutokset työssä masentavat, muutosta ja taas muutosta, ei millään jaksaisi," kertoi eräs vastaajista.

Vastaajien mukaan heidän työnsä organisointi työyksikkötasolla oli huonontunut 90-luvun alussa eli siinä vaiheessa kun resurssien supistamiset alkoivat. Työyksiköillä työ koettiin paremmin organisoiduksi kuin koko organisaation tasolla. Noin joka kolmannen mielestä tehtävät oli organisoitu hyvin ja saman verran oltiin eri mieltä. Resurssien supistamisia seurasi siirtyminen entistä enemmän tehtäväkeskeiseen toimintamalliin. Mallissa ei lähtökohtana ollut potilas/asiakas ja hänen elämäntilanteensa kokonaisuus, vaan hoitotoiminta muodostui yksittäisistä tehtävistä. Resurssit eivät riittäneet yksilövastuisen hoitotyön toteutukseen siinäkään määrin, mitä ennen supistamisvaiheita sitä pystyttiin toteuttamaan. Töiden tehtäväkeskeisyys merkitsi itsenäisyyden ja joustavuuden vähenemistä hoitotyöntekijöiden työssä. Osa hoitotyöntekijöistä kertoi, ettei enää välittänyt työn hyvästä organisoinnista, koska ei ollut muutosten ja supistamisten jälkeen enää sitoutunut työhönsä, niin kuin ennen.

Johdon asema

Kuten edellä olevista kirjoituksista käy ilmi, niin organisaatiot olivat jähmettyneitä, eivätkä kyenneet vastaamaan joustavasti ulkopuolelta tuleviin haasteisiin. Organisaatiot joutuivat mukautumaan ulkopuoliseen ohjailuun. Tilanteessa ei uskottu omiin voimavaroihin eikä omaan terveydenhuollon ainutlaatuiseen osaamiseen.

Organisaatiot/työyhteisöt hakivat erilaisia tapoja löytääkseen tasapainon. Tasapainoa haettiin pitäytymällä paikallaan. Kriisiytynyt organisaatio hakee turvallisen oppimisen muodot. Se ei jähmettyneenä kykene uusiutumaan ja vastaamaan haasteisiin. Vastaajien mukaan myös esimiehet olivat jaksamattomia ja neuvottomia. Kuka heitä ohjasi ja auttoi? Yksilöillä ja työyhteisöllä on periaatteessa samantyyppiset strategiat. Työyhteisötasolla ryhmädynamiikka luo lisäulottuvuuksia monimutkaistaen ongelmien selvittelyyn. Näin ilmennettiin myös tässä tutkimuksessa. Vähitellen pystyttiin käsittelemään konflikteja ja toteamaan, että toisaalta ne vievät voimia, toisaalta auttavat siirtymään seuraavaan kehitysvaiheeseen. Ihmisiä ei lopulta voi johtaa vain ulkoapäin tulevilla vaatimuksilla. Se estää sitoutumisen työhön. Yksilöille pitää saada kehittyä sisäinen johtaminen, vastuu ja vaikutusvalta omaan työhönsä. Se lisää työn kokemista merkittäväksi ja tärkeäksi.

Organisaatioissa lisääntyivät arvojen ja kokonaisajattelun muutospaineet. Mekanistisesta, ei päätöksentekijästä, joka tekee muiden päättäminä (johdon suunnittelemia, päättämiä, ohjaamia ja arvioimia) suorittavaa työtä, on muovautumassa vastuunottava ja kehittävä oman työnsä asiantuntija. Nykyisessä toiminnassa ei voi yksilö vastaa vain omasta työstään, vaan laadullisessa prosessissa yhteistoiminnallisesti yhtenä tiimin tai verkoston jäsenenä. Tämä vaatii uudenlaisen asennoitumisen lisäksi uudenlaista työn hallintaa. Hallinnan saavuttamiseksi yhdistyvät yksilön omat resurssit, kyvykkyys sekä organisaation kulttuurinen ja toiminnallinen tila sekä uudenmuotoisen toiminnan mahdollistaminen. Johdon kyvykkyyttä korostuvista toimintatavoista ollaan hiljalleen siirtymässä myös henkilöstön kyvykkyyttä huomioivaan toimintaan. Sellaisessa työyhteisössä, jossa henkilöstö koetaan resurssina, yksilöllisyyttä kunnioitetaan, henkilöiden päätöksentekoa ja kyvykkyyttä arvostetaan, jatkuvaa oppimista tuetaan ja onnistumista palkitaan, on luultavaa että paha olo on vähäisempää kuin jäykässä, byrokraattisessa työyhteisössä. Sellaisessa työyhteisössä, jossa on selkeytetty perustehtävä riittävästi, jossa on selkeytetty työnjako riittävästi, jossa on riittävän hyvä ammattitaito ja jossa kehittäminen sekä keskustelu on jatkuvaa, on luultavaa että jaksetaan melko hyvin. Se, millaiseksi työyhteisö muodostuu, on esimiesten vastuun ohella myös jokaisen siellä työskentelevän vastuulla.

Joidenkin vastaajien mukaan organisaatiot tai työyksiköt olivat taantuneet ja byrokratisoituneet. Eräs vastaajista ilmaisi hierarkkista organisaatiotaan ja esimiehen ongelmiin puuttumistapaa seuraavasti: " vahva esimies saattaa tuntua liian vahvalta, toisaalta myös se, että antaa asioiden olla sinällään, eikä puutu niihin, koetaan ongelmakeskeiseksi. Eli esimiehen kohde vaihtuu. Kaikki tämä jännite osastolla sekä epäsovun kohteena että vierestä seuraajana on voimavaroja kuluttavaa ja raskasta." Vastaajien mukaan osa esimiehistä käytti aseman tuomaa valtaa mielivaltaisesti. Johtamista vallankäyttönä kuvasivat masentuneet seuraavasti:

"esimies saattaa käyttää valtaansa väärin, jos alainen on sillä hetkellä epäsuosiossa

hallinnon johtohahmoilla on "hajota - hallitse" johtamistyyli eli sopimuksiin ei voi luottaa.

hallinto johtaa mielivaltaisesti

johto ei näe mielenterveystyön kokonaisuutta ja sitä, että sairaala on vain osa sitä

hoitajien täytyy pitää suunsa kiinni, sillä he pelkäävät työpaikkansa puolesta

ylihoitajalla on valta neuroosina

ylihoitaja käyttää väärin valtaansa

organisaatiossa on autoritäärinen johtamistapa

alistetaan ja käytetään sanelupolitiikkaa"

Vastaajien mielestä johtamistapa tuntui työyhteisön työskentelyssä. Jotkut vastaajat pohtivat paljon esimiehen valtaa heidän työhönsä, mutta myös heidän työniloonsa ja kokemuksiin työn merkityksistä. Koettu organisaatiojohdon itsevaltius ja luottamuspula organisaatiojohtoon mainittiin yhteyksissä, kun puhuttiin esimerkiksi työkierrosta vastoin tahtoa, määräyskirjan uusimatta jättäminen ilman perusteluja tai koetusta hoitotyöntekijän työn kunnioittamattomuudesta. Kaksi hoitotyöntekijöistä kuvasi työyhteisöissä olemistaan:

"se on vuorovaikutusta, kun autamme itseämme, autamme muita, jaksaminen tapahtuu siinä vuorovaikutuksessa - ryhmästä tulee se rakkaus ja palaute, turvallisuus, hyväksytyksi tuleminen ja erilaisuuden sietäminen, entä mihin sijoittuu johto tätä ajatellen?"

"voisi ajatella sellainen johtaja kuin on alainen, hyvä johtaja - hyvä alainen. Esimiehen pitää kuitenkin ansaita alaisten luottamus, lopulta henkilöstö luo sen johdon vallan...."

Johdon aseman todettiin lamavuosien aikana heikentyneen. Johdon todettiin olevan ulkopuolisten vaatimusten toimeenpanijoita. Sen sijaan johdon asema koettiin vahvistuneen tai henkilöstön odotukset olivat suuremmat aikaisempaan verrattuna siinä mielessä, että oli tärkeää henkilöstön hyvinvoinnin kannalta, kuinka ulkopuolisten vaatimusten (yleensä

150

säästövaatimukset) täytäntöönpano sujui ja miten henkilöstöä tuettiin näissä toimenpiteissä. Johto koettiin siis aikaisempaa enemmän "tarpeelliseksi" hoitotyön toteutuksessa.

Työyhteisöissä lähiesimiehen vastuu ja valta sekä työmäärä oli lisääntynyt viimeisten vuosien aikana. Joissain työyksiköissä ongelmat olivat lisääntyneet tämän myötä, osassa vähentyneet. Lähiesimies (yleensä osastonhoitaja) koettiin entistä tärkeämmäksi oman työyhteisön puolustajana.

Keskusteluareenat

Sellaisia keskustelutilanteita, joissa oli läsnä johdon edustaja, oli työyksiköissä satunnaisesti. Enimmäkseen toteutetut tilanteet olivat informaatiopohjaisia. Päätöksiä ei näissä useinkaan tehty. Työyksikön sisäiset keskustelutilanteet oli toteutettu hyvin eri tavoin eri yksiköissä. Yhdessäkään työyhteisössä keskusteluareenat eivät toimineet vastaajia tyydyttävillä tavoilla. Tilanteiden olisi pitänyt perustua luottamukseen esimiestä ja työtovereita kohtaan ja tasa-arvoisuuteen. Myös kiire nimettiin syyksi siihen, ettei sellaisia järjestelmällisiä kokoontumisia pidetty, joiden sisältönä olisi ollut esim. työyhteisön ongelmat, arviointi, suunnitelmat, konfliktit tai henkilöstön tilanne. Vastaajat totesivat johtamisen organisaatioissa ja monissa työyhteisöissä olevan epätasa-arvoista (taulukko 11).

Taulukko 11. Johtaminen on eriarvoistamista

Johtaminen on eriarvoistamista, jos	osastonhoitaja on epäoikeudenmukainen, suosii joitakin, käyttää valtaa työvuoroja laatiessa. Hänellä ei julkisia mielipiteitä
	toisten mielipiteitä muut arvostavat, esimies ei
	organisaatiossa ei olla tasa-arvoisia
	johto kuvittelee vain tietävänsä, miten pitää toimia
	organisaatiossa on kahdet tavoitteet: johdon ja henkilöstön tavoitteet eivät yhdenny
	mielipiteitä ja ehdotuksia kuunnellaan aseman ja koulutuksen mukaan. Sukulaiset ja omat ystävät huomioidaan

Lähde: Suonsivu 2003

Muutosten johtaminen

Muutosvaiheen johtajuuteen liitetään esimiehen muutoshallintakyvyn lisäksi läsnäoloa henkilöstön keskuudessa. Organisaatioiden muutospaineessa johtajuuden osuus korostuu entisestään. Esille nousevat esimerkiksi seuraavat kysymykset, kuinka muutosta johdetaan, miten henkilöstöä tuetaan muutoksessa, mikä on johtajuuden ihmiskäsitys, luotetaanko alaisiin, entä johtoon, kuka hoitaa ja tukee esimiehiä. Tutkimukseni (Suonsivu 2003) tulosten mukaan jotkut vastaajista korostivat sitä, että nopea muutosvirta merkitsi johtoon liittyvien odotusten ja pettymysten lisäystä. Luottamus johtoon todettiin heikoksi. Johdon pitämiä informaatiotilanteita ei arvostettu. Työntekijät suojasivat itseään toistuvilta pettymyksiltä. Kuten jotkut vastaajat ilmaisivat asian: "Viimeistään ensi viikolla kuitenkin kaikki on taas toisin". Organisaatioissa vastaajien mukaan oli paljon tällaista sanojen ja tekojen ristiriitaa. Johdon päätökset olivat erilaiset kuin puheet antoivat ymmärtää (taulukko 12). Eräs masentunut kertoi mielipiteensä:

> "Kyllä minulle ovat tärkeitä työolot, työssä viihtyminen, työnsisältö ja ilmapiiri. Me työntekijöinä tiedetään, että kaikki vaikuttaa kaikkeen. Meistä jokainen vaikuttaa työyhteisössä, johto eniten. Minun tietoni masennuksesta yleisesti on vähän helpottanut omaa masennustani, toisinaan se suututtaakin, kun on ilmeistä, miten vähän lopulta organisaatiossa tänä päivänä työntekijästä välitetään. Kaikki mahdollinen otetaan irti"

Taulukko 12. Johtajuus on kyvyttömyyttä

Johtajuus on kyvyttömyyttä, jos	osastonhoitaja ei kykene jakamaan töitään
	se on lyhytjänteistä toimintaa
	se on kaoottista
	se on alati muuttuvaa
	ja se on seurausta siitä, että osastonhoitajan koulutus ei vastaa työtehtävien vaatimuksia
	osastonhoitajalla on suosikkijärjestelmä. Suosikit toimivat asioiden eteenpäin viejinä; "kantelijoina"

	vain yhdellä hoitotyöntekijällä on arvoa osaston johdon silmissä. Häneltä kysytään kaikki asiat ja mitä hän sanoo, niin tehdään. Muut kuitenkin tyytyvät, koska ovat samaa ammattiryhmää. Itse olen vähemmistössä, vaikka olen koulutetumpi
	meillä on itsekeskeinen johtaja
	työyhteisössämme esimiehillä ei ole luottamusta työntekijöiden ammattitaitoon, pitää vahtia, huomautella (huomautuksia annettu esim. opiskelijoiden kampauksista, kävelytyylistä jne.)

Lähde: Suonsivu 2003

Eniten vastaajat toivat esille johdon kyvyttömyyden hallita muutoksia. Toiminnan lyhytjänteisyys, suunnitelmien nopeat muutokset ja johdon "salainen" ja äkkinäinen päätöksentekotapa näyttäytyivät työyhteisön arjessa kaoottisena toimintana. Vastaajat totesivat, ettei esimiehet kyenneet irrottamaan itseltään tehtäviä eikä päätösvaltaa eli yhteisyyttä ja yhdessä tekemistä toiminnassa ei toteutettu. Joidenkin työntekijöiden mukaan johto vaikutti itseään täynnä olevalta: "Järkevämpää olisi, jos hän neuvottelisi meidän työntekijöiden kanssa ja kuuntelisi meidän kannan asioihin".

Johtamisen merkitykset masennuksen kannalta

Johdon toiminta koettiin ristiriitaiseksi ja ongelmalliseksi. Luottamus oli heikentynyt viime vuosien aikana. Eniten tuotiin ongelmina muutosten hallinnan vajavaisuus, tasa-arvon puute, erilaiset uhat, joista ei luotettavasti kerrottu, johdon kykyjen puute kohdata hoitohenkilöstön odotukset niin töiden organisoinnissa, työkuormituksessa tai tuen antamisessa henkilöstön jaksamiseksi. Johdolla ei tuntunut olevan keinoja muutosten hallintaan. Muutoksia ei perusteltu järkisyin. Pettymystä koettiin myös "ihminen ihmiselle" kohtaamisen puutteesta. Tällöin osa henkilöstöstä koki, ettei heitä kuunneltu eikä heistä välitetty. Osa vastaajista koki johtamisen byrokraattiseksi ja ihmiskäsityksen mekanistiseksi. Avointa yhteistyötä ei tehty niin paljon kuin hoitotyöntekijät olisivat odottaneet. Laman aikana kokemus oli, että johtamisessa siirryttiin ikään kuin taaksepäin ja otettiin takaisin käyttöön käskytystä ja vallan käyttöä. Määräysvaltaa toteutettiin. Henkilöstön erilaiset mielipiteet varsinkin resurssien supistamispäätöksissä minimoitiin. Varsin yleinen kokemus oli, että organisaatioilla johtotasolla olivat erilliset tavoitteet kuin työyhteisöissä. Näennäisesti ne olivat yhtenevät, käytännössä ei. Organisaation johdon ja ruohonjuuritason henkilöstön välille oli muodostunut kuilu, jota oli vaikeata ylittää. Ylitystä tapahtui "juhlapuhetasolla, mutta se ei näkynyt käytännön työn toteutuksessa. Osan organisaatioista johtotehtävissä olevista vaihtui tiheään, se loi epävarmuutta (Suonsivu 2011.)

Johtajuuteen liittyvänä pettymyksenä vastaajat kuvasivat tärkeimpänä sen, että johtajat työskentelivät liian etäällä ydintyöstä. He olivat läsnä arjessa liian vähän aikaa. Johdolla oli aina kiire. Vastaajien ilmaisemana johto ei joko tiennyt tai ei kuunnellut hoitotyöntekijöiden antamaa tietoa hoitotyön "todellisuudesta käytännössä." Osa ei uskonut sitä, että työyksiköissä vallitsi ainainen kiire. Jotkut esimiehistä eivät tuntuneet välittävän alaisistaan ja potilaista. Jotkut vähättelivät heille esitettyjä ongelmia. Seurauksena johdon ajatukset ja tavoitteet eriytyivät hoitotyön käytännön ongelmista ja päämääristä. Johtoa kiinnostaa vain laajat taloudelliset linjat. Johtajuus todettiin pääosin vanhanaikaiseksi eli byrokraattiseksi ja ihmiskäsitykseltään konemaiseksi. Johto muodostaa teoreettisesti pätevät tavoitteet, joilla ei ole yhtymäkohtia siihen, millä resurssein potilaita hoidetaan. "Kun tavoitteina on esimerkiksi hyvä laatu, niin ei lopulta kuulla potilaan tai hoitotyöntekijän ääntä. Hoitotyössä läsnä oleva tuska mitätöidään. Tuntuu siltä, että organisaatiot eivät ole potilaita varten, vaan enemmänkin julkisuutta, hallintoa tai luottamuselimiä varten," kiteytti eräs vastaaja asian.

Vastaajien mukaan johdolta odotettiin valmiuksien ja tukimuotojen luomista henkilöstölle, jotta henkilöstö pystyisi vastaamaan potilaiden odotuksiin ja tekemään hoitotyötä mahdollisimman hyvin. Samanaikaisesti odotettiin, että työkulttuuri kehittyisi hitaasti. Monet vastaajista totesivat, että johdolta odotettiin muuttumista, mutta henkilöstö ei halunnut kuitenkaan muutosta. Vaikeutena todettiin myös se, että toimintamallit murrosaikaisuudesta huolimatta haluttiin pitää samoina. Toiveena oli, organisaatiotasolla toimintamallit olivat eriytyneet; puheissa ja käytännön toteutuksessa ne eivät yhdentyneet. "Johto kulkee omia raiteitaan, eikä sitä saa vastustaa" kuittasi eräs vastaajista asian. Johtamisen merkitykset todettiin suuriksi. Varsinkin muutoksissa henkilöstö odotti vahvaa, tasa-arvoista ja oikeudenmukaista johtamista. Yhteistyö ja tiedotuksen rehellisyys ja oikea-aikaisuus olivat tärkeitä. Vastaajien ilmaisemat johtamiseen liittyvät ongelmat tiivistän: johtaminen on vallankäyttöä, johtaminen on kyvyttömyyttä, johtaminen on eriarvoistamista ja johtaminen on ongelmien mitätöintiä. Luottamuspula johtoon oli suurta. (Suonsivu 2003.)

Tutkimukseni (Suonsivu 2003) tulosten mukaan jokaisella tutkimuksessa mukana olevalla organisaatiolla ja työyhteisöllä oli oma kulttuurinsa. Työyhteisöihin ajan mukana muodostuneet ajattelu- ja toimintatavat aktivoivat muutostilanteissa omanlaiset työyhteisölliset ongelmat. Työyhteisöjen kulttuuri on kokemuksellinen. Siellä työskentelevät kokevat sen omalla tavallaan, omista todellisuuksistaan ja mielikuvistaan käsin. Kulttuuria ei voi mitata. Se sisältää paljon näkymätöntä ja sanomatonta. "Näin meillä on aina tehty" - lause sisältää usein kaikkien työntekijöiden tiedossa olevan yhteisesti sovitun tiedon toiminnan tavoista. Sitä ei ole kirjattu eikä välttämättä edes keskusteltu. Toimintatapa voi perustua luuloon siitä, että kaikki ovat siitä samaa mieltä. Asia on lähtenyt elämään ja muuttunut kulttuurin osaksi vähitellen. Työkulttuureille oli tunnusomaista:

Yhteiset koko organisaatiota koskevat tavoitteet puuttuivat. Se, miten käytännössä nykytilasta päästään tavoiteltuun tilaan oli masentuneille hoitotyöntekijöille epäselvää. Arvot eivät olleet organisaatiossa yhteneviä

Osaamisen arvostus oli hyvin erilaista eri organisaatioissa ja työyhteisöissä. Osaaminen ei ollut arvo sinänsä, eikä sitä juurikaan palkittu

Oman tehtävän hahmottaminen osaksi kokonaistoimintaa oli sidottu yksilön jaksamiseen ja organisaation johtajuuteen

Oman työn kehittämiseen oli mahdollisuuksia, samoin vakinaisen henkilöstön kouluttautumiseen. Sijaisten kehittymis- ja koulutusmahdollisuudet olivat kehnot.

Osassa työyhteisöjä olivat oppimisen mahdollistavat kokeilut miltei kiellettyjä. Myös virheitä ei näissä työyhteisöissä sallittu

Suuressa osassa organisaatioita ei johto toiminut oppimisen esimerkkinä ja johtajana

Tiedon kulku koettiin kehnoksi. Sitä ei mielletty verkostomaisesti liikkuvaksi, vaan lähinnä ylhäältä alaspäin tulevana tiedon saantina. Alhaalta ylöspäin liikkuvan tiedon esteinä koettiin kiire sekä johdon kuuntelemattomuus

Oppivan organisaation mukaisia tiimejä oli jonkin verran. Ne eivät toimineet kuitenkaan organisaatioiden perusyksikköinä. Jonkin verran tiimit toimivat yli työyksikkörajojen, harvoin yli organisaatiorajojen.

Organisaatiot olivat osin avoimia. Yhteistyökumppaneiden ja sidosryhmien kanssa tehtiin työtä yhä enemmän. Muodostuneet verkostot eivät toimineet yhteisessä oppimiskulttuurissa.

Organisaatioissa ja työyhteisöissä vallitsi uudenlainen työkulttuuri, joka nimettiin "mikään ei riitä" -kulttuuriksi. Se tarkoitti sitä, että hoitotyöntekijöiden mielestä oltiin siirrytty nk. markkinatalouden malliin, että aina tehokkuutta pitää lisätä. Vastaajien mukaan ei ollut mahdollista koko ajan vaatia työntekijöiden inhimillisiä voimavaroja lisättäviksi, koska hoitotyön tekeminen ja tulokset mahdollistuvat vain niiden avulla.

Päinvastoin hoitotyöntekijät odottivat inhimillisten voimavarojen aktivoinnin ja tukemisen olevan organisaatioissa/työyhteisöissä yksi tärkeimmistä kehiteltävistä asioista.

Nopeasti ja hallitsemattomasti toteutettavat muutokset ovat terveydenhuollon arkipäivää. Säännöllinen yhteisten tavoitteiden, suunnitelmien ja toteuttamismahdollisuuksien, arvioinnin ja strategisten linjausten läpikäyminen on tärkeätä. Avoin keskustelu eri muodoissaan ja kokoonpanoissa on tärkeä. Hallitsematon muutos on selkeästi yhteydessä henkilöstön masennuksen kokemuksiin. Jotta jaksaminen mahdollistuu pitää organisaation satsata menneisyyden, nykyisyyden ja tulevaisuuden analysointiin ja arviointiin. Jotta henkilöstö voi motivoitua ja sitoutua työhön, pitää se tuntea merkitykselliseksi. Henkilöstön pitää tietää oma asemansa organisaatiossa. Muutoskoulutus ja -valmennus ovat ensisijaisen tärkeitä.

Organisaatioissa muutosten valmistelut todettiin puutteellisiksi. Ne toteutettiin nopeasti ja käskytyksinä ylhäältä alaspäin. Muutosten perustelut todettiin hatariksi. Sisällöllisten ja järjestelmien (rakenteiden) samanaikainen kehittäminen olisi vaatinut aikaa ja syvämuutosten saavuttamiseksi yhteistyössä muutosten toteutusta, koulutusvalmennusta ja kenties kokeiluja ennen varsinaisia päätöksiä. Pääosin lamakauden aiheuttamat muutokset, jotka toteutettiin nopeasti ja joihin yhdistyivät resurssien niukentamiset, aiheuttivat syvenevän ongelmien ketjun. Yksilötasolla ne aiheuttivat jaksamattomuuden ja osaamattomuuden tunteita. Työn kuormitus, "ihmisyyden", tunnekokemusten ja tarpeiden ohitus johdon taholta syvenivät masennuksen kokemuksiksi. Muutoksissa kyseenalaistettiin ammatillisuus/kyvykkyys. Ammatillinen identiteetti rikkoutui. Henkilöstön subjektiivista tietämystä ei otettu käyttöön laaja-alaisesti. Sitä ei kokemusten mukaan arvostettu.

Kohdeorganisaatiot eivät ensisijaisesti tukeneet hoitohenkilöstön jaksamisesta. Monet tutkimukseen osallistuneiden hoitotyöntekijöiden työyhteisöistä olivat vastaajien mukaan kriisiytyneitä. Terveydenhuollon johtaminen todettiin kapea-alaiseksi ja käskyttäväksi. Johtaminen muuttui vähemmän yhteistyökykyiseksi ja jalkautuvaksi muutosvaiheessa. Johtaminen etääntyi ydintyöstä ja käytännöstä. Edellä oleva ilmensi keinottomuutta vaikeuksien ilmetessä. Johto hallitsi tilannetta omalla tavallaan, eriytymällä ja astumalla askeleita taaksepäin kehityksen tiellä. Terveydenhuollon organisaatioista puuttuivat siis toimintamallit ja keinot hoitaa vaikea tilanne. Johtamiseen kohdistuneiden odotusten taustalla oli, että haluttiin selkeitä ohjeita, miten toimia uudessa tilanteessa, tukea, mukaanottoa ja vastuullisuutta organisaation sisällä. Toisaalta on todettava, että johto joutui toimimaan "välikätenä" luottamushenkilöiden, kunnan johdon ja oman henkilöstön välissä. Taloudelliset seikat ohjasivat muutoksia ja johdon toimintaa. Taloudellisten resurssien puutteellisuuden vuoksi tuli ennakoimattomia muutoksia, jotka organisaation johdon oletettiin toteutettavan.

Kun taloudelliset arvot olivat muodostuneet monissa organisaatioissa vallitseviksi, heikensi se työhön sitoutumista ja motivaatiota. Organisaatioiden yhteisten tavoitteiden ja linjausten hämärtyessä työn merkitys kärsi. Kirjalliset tavoitteet olivat asiakassuuntautuvia. Henkilöstö koki ne omakseen. Kun niitä käytännössä tarkasteltiin, jäi vaatimusten ja mahdollisuuksien välille iso ero. Ne eivät olleet toiminnassa toteutettavissa, koska annetut resurssit eivät vastanneet organisaatiolle asetettuja vaatimuksia. "Juhlapuheissa" huomioitiin henkilöstön inhimillisten voimavarat eli osaaminen, yksilöllisyys, hiljainen tieto, tunneäly, empatia ja sosiaaliset taidot. Arjen toiminnassa niitä ei arvostettu (hallintoihmiset, johto, luottamushenkilöt) eikä niihin systemaattisesti satsattu, näin koettiin. Organisaatioissa elettiin kahdella tasolla - hallinnon ja ruohonjuuritason. Potilaat, omaiset ja henkilöstö arvostivat ja tarvitsivat päivittäin näitä perustaitoja. Työyhteisöjä oli vaikeata johtaa, koska suunnitelmia jouduttiin muuttamaan nopeastikin. Rahoitusbudjetti saattoi myös muuttua varsin tiheästi.

Muutokset toteutettiin liian kiireellisellä aikataululla ilman muutosvalmennusta. Osoituksena tästä ilmeni yksilötasolla masennuksen kokemukset, kriisiytyneet ja jähmeät työyksiköt ja organisaatiot, joilla ei ollut muutos- ja taantumatilanteessa keinoja kokonaisvaltaisten järjestelmien avulla selvitä uudessa tilanteessa ja auttaa henkilöstöä selviytymään epävarmaksi koetusta ajanjaksosta. Johdon (johtamisen) tasolla ilmeni palautumista vanhoihin johtamistapoihin (byrokraattisiin) ja eriytymiseen ydintyöstä.

6 Lopuksi

Masennushäiriöt ovat maailmanlaajuisesti merkittävä kansanterveydellinen ongelma. Suomessa mielenterveyshäiriöt ovat yleisimpiä kansanterveysongelmia kaikissa ikäryhmissä, suuri osa alkaa lapsuus- ja nuoruusiässä. Tällä hetkellä noin 40 % työkyvyttömyyseläkkeistä myönnetään mielenterveyssyistä. (Erhola 2017.) Suomessa masennuksen esiintyvyyttä, pitkäaikaisennustetta ja riskitekijöitä on tutkittu Terveys 2000- ja Terveys 2011 -tutkimusaineistoissa. Vuonna 2011 oli Markkulan ja Suvisaaren (2017) mukaan masennushäiriö yhdellä kymmenestä aikuisikäisestä. Vuoteen 2000 verrattuna oli erityisesti naisten masennus lisääntynyt. Masentuneista 11 vuoden seurannassa oli kolme neljästä toipunut. Mielenterveyshäiriöt olisivat siis valtaosin hoidettavissa. Esimerkiksi varhain havaitun ja asianmukaisesti hoidetun masennuksen ennuste on hyvä. (Erhola 2017.) Hoitamaton masennus johtaa usein inhimilliseen yksilön ja hänen lähipiirinsä kärsimykseen, työkykyongelmiin ja taloudellisiin vaikeuksiin. Hoidon oikea-aikaisuus ja sen sisältö on tärkeää. (Erhola 2017.) Osalla masentuneista tauti uusiutuu. Riskiä kasvattavat muun muassa nuori ikä, lievät masennusoireet ja lapsuuden vastoinkäymiset. Kuolemanriski kaksinkertaistuu masentuneilla. Masennuksen ehkäisyyn ja masennusjaksojen hyvään hoitoon on kiinnitettävä entistä enemmän huomiota. (Markkula & Suvisaari 2017.)

Meri Liukkonen (2017) kirjoittaa kolumnissaan siitä, miten Suomessa "moni sinnittelee liian pitkään yksin masennuksen kanssa". Joka viides suomalainen sairastuukin elämänsä aikana masennukseen. Mielenterveysongelmat ovat niin yleisiä, että jokaisen perheessä, työpaikalla tai tuttavapiirissä joku luultavasti sairastaa sressiä, uupumusta tai masennusta. Useat julkisuuden henkilöt ovat viime vuosina kertoneet avoimesti masentuneisuudestaan. Se on sairautena on muuttunut aiempaa arkipäiväisemmäksi. Silti mielenterveyshäiriöihin liittyy yhä ennakkoluuloja ja negatiivisia asenteita. masennukseen liittyy edelleen leimautumisen, hylätyksi tulemisen pelkoa ja häpeää. Masentuneen on vaikeata hakea apua. Liukkonen toteaa myös, että toisinaan apua haetaan tai saadaan melko myöhäisessä vaiheessa.

Wahlbeckin (2017) mukaan "masennustilaa kokeva joutuu usein kamppailemaan kahden ongelman kanssa. Ensinnäkin häntä kuormittavat masennustilan oireet ja niiden aiheuttama kärsimys. Toisena taakkana ovat masennustilaan liitetyt yleistykset, väärät käsitykset ja kielteiset asenteet sekä niihin pohjautuva leimaava asennoituminen eli stigmatisointi. Masennukseen liittyy useita myyttejä, joita voi rikkoa oikean tiedon avulla". Tällaisia myyttejä ovat: "Masennus on merkki heikkoudesta, masennuksen ensiapu on ryhdistäytyminen, kukaan ei voi auttaa, masennus on häpeällistä, ongelmat ratkeavat itsehoidolla, masentuneen kannattaa antaa olla rauhassa, lääkkeet ovat hyödyttömiä tai apua ei voi saada".

Nykyisin masennusta tutkitaan aktiivisesti ja erilaisia hoitomuotoja kehitetään laaja-alaisesti. Yhtenä tutkimuksen kiinnostuksen kohteena ovat sähköiset hoitomuodot. kohteita. Toinen kuuma tutkimusaihe on suolisto ja ravinto. Pertti Huovinen ja Eveliina Munukka kertovat Aamulehdessä 21.7.2018 tutkimuksistaan suoliston merkityksistä ihmiselle. Heidän mukaansa suolisto on ihmisen toiset aivot. Suoliston ja aivojen välillä on havaittu kommunikaatioreitti, suoli-aivoakseli, jossa kulkevat viestit suolistosta aivohin ja päinvastoin. Suolistolla on havaittu olevan yhteys myös masennukseen. Se vaatii paljon lisätutkimuksia. (Talvio 2018.)

On myös erittäin tärkeätä kehittää masennuksen tunnistamista ja yksiköllistä ennaltaehkäisyä. Masennus on kansantauti, siksi sen ehkäisyyn pitäisi kiinnittää paljon huomiota ja resurssoida riittävästi. Yksilötasolla mielenterveyttä edistävät ja masennustilan kehittymisen vaaraa voivat vähentää esimerkiksi kohtalainen määrä liikuntaa, riittävä unen määrä ja laatu, tupakoinnin lopettaminen, hyvän ruokavalion noudattaminen sekä stressi- ja masennuksen vaaratekijöiden minimointi ja erilaisten tukimuotojen asianmukainen käyttö. Vaaravyöheellä ovat esimerkiksi synnyttäneet äidit, somaattista sairautta sairastavat, kipupotilaat, alkoholin riskikäyttäjät, työttömät ja taloudellisesta ahdinkosta kärsivät.

Marita Erhola, Terveyden ja hyvinvoinnin laitoksen ylijohtaja, kirjoittaa lokakuun 2017 Helsingin Sanomissa seuraavasti:

> "Maassamme on tehty systemaattista työtä mielenterveyshäiriöiden varhaiseksi tunnistamiseksi, häiriöiden ehkäisemiseksi ja hoidon kehittämiseksi. Mielenterveyshäiriöiden ja päihdeongelmien hoitoa on kehitetty kohti yhden

oven periaatetta monella alueella hyvin tuloksin. Paljon on vielä tehtävääkin. Moni päihdepotilas putoaa oikean avun parista ja tulee pallotelluksi järjestelmän eri osien välillä ollessaan liian "päihde" tai liian "motivoitumaton" tai kaiken kaikkiaan liian "komplisoitu". Kuka kantaa vastuun, jos nuori potilas on yksinkertaisesti liian sairas tai toimintakyvytön huolehtiakseen itsestään? Kuluneen vuoden aikana useat omaiset ovat pyytäneet apua läheisensä, usein erityisesti nuoren, tilanteeseen sanomalehtien mielipidesivuilla. Näkemykseni mukaan meidän pitäisi pystyä paljon parempaan. Kenenkään ei tarvitse selvitä yksin. Ei oireilevan potilaan, omaisen eikä hoitavan ammattilaisen. Yhteisvastuun käsitettä sopii elvyttää. Kysymykseen, kuka vastaa, vastaus voi olla myös, että kukin vastaa. Kukin tekee oman osansa niin hyvin kuin jaksaa.

Mielenterveyshäiriöiden hoito on tarpeen nostaa sote-uudistuksen keskiöön. Siihen on monia perusteita: 1) Häiriöiden yleisyys 2) niiden aiheuttamat kansantaloudelliset seuraukset ja 3) niiden valtaosin hyvä ennuste hoidettuna. Asiakasseteli soveltuisi erityisen hyvin lyhytkestoiseen hoidolliseen psykoterapiaan. Sen hallittu käyttöönotto loisi edellytyksiä potilaiden terveydentilan ja toimintakyvyn paranemiseen. Tämä vähentäisi välillisiä kustannuksia, jotka muodostavat suurimman osan (arviolta 2/3) yleisesti mielenterveyshäiriöiden kokonaiskustannuksista."

Oman tutkimukseni (Suonsivu 2003) mukaan masennus on monenlaisten ihmisten kokemus. Se on hyvin monimuotoinen kokemus. Terveydenhuoltotyö vaatii hoitavalta "avoinna olemista" vuorovaikutuksen suhteen masentunutta hoidettaessa. Hoitavan on oltava herkkä näkemään ja kuulemaan ihmisen odotukset ja tarpeet. Tämä herkkyys altistaa työntekijän masennukselle silloin, kun organisaatio on erityisesti paineiden kohteena. Autettavat tarvitsevat tervehtymisprosessissaan avuksi hoitavan herkkyyttä tajuta toisen tarpeita. Tutkimuksen mukaan organisaation (tai ulkopuolisten) asettamat vaatimukset vaativat työntekijöiltä toisenlaista "kovaa" lähestymistä asioihin. Työntekijän pitää "taistella" etujensa puolesta, jottei työkuormitus nousisi liian suureksi, tasa-arvo toteutuisi tai esim. palkkauksen ja työolojen kehittäminen jatkuisi. Vastaajista koki 80% työn kuormittuneisuutta. Kaikki masentuneet kokivat itsensä kuormittuneiksi. Kuormitus oli pääasiassa psyykkistä. Se muodostui peloista, uhista, uusista tehtävistä, kunnioituksen ja arvostuksen puutteesta, osin osaamattomuuden tunteista, luottamuksen puutteesta, yhteistyövaikeuksista ja siitä, ettei muutosvaiheessa kokenut voivansa vaikuttaa asioihin ja omaan työhönsä. Työn kuormituksena ei koettu niinkään potilaiden hoitoon liittyviä asioita eikä fyysisiä kuormitustekijöitä. Kiireen tuntu koettiin pääasiassa uusien tehtävien ja toiminnan koordinoimattomuudesta. Murrosvaihe aiheutti henkistä kuormittuneisuutta. Kun työntekijä masentui, hän vetäytyi "muurin" suojaan. Kyynistävä työote oli osa hänen työ- ja itsehallintaansa. Tämä osaltaan toimi hyvän työtoiminnan toteutuksen esteenä. Työntekijä ei kyennyt masentuneena olemaan läsnä ihmisen tarpeisiin nähden. Masennuksen kokemusten merkitysten moninaisuutta on vaikeata pelkistää lähtökohtiinsa. Kokemukset olivat moninaisen asioiden ja tekijöiden yksilöllisesti koettu summa.

Työntekijän masennuksen kokemukset ovat yhteydessä työyhteisöllisiin tekijöihin. Tärkeimpinä tekijöinä muutoksiin liittyvien ongelmien lisäksi olivat organisaatioiden/työyhteisöjen ajautuminen toimintamalleihin, joissa he selviytyivät huonosti. Terveydenhuollon organisaatioissa unohdettiin ydintyöhön keskittyminen ja ajauduttiin liiaksi toimimaan taloudellisten tavoitteiden saavuttamiseksi. Tässä tilanteessa odotukset suuntautuivat organisaatioiden johtoon ja lähiesimiehiin. Johtamiselta odotettiin oikeudenmukaisuutta, luotettavuutta, jämäkkyyttä, rehellisyyttä ja kohtaamista "ihmisinä", eikä ainoastaan johtamisen kautta. Tämä tarkoitti tunteiden hyväksymistä osaksi työelämää. Tunteiden tunnistaminen ja kohtaaminen hallitusti "aikuisena" tunnetasolla korostui. Työkuormitus, hallinnan menetys ja kiire olivat yhteydessä masennuksen kokemuksiin. Edelleen se, että hallinto/johto työskenteli paljolti puhe- ja "paperitasoilla", aiheutti ahdistuneisuutta. Johtamisen pahimpina puutteina todettiin ensinnä se, ettei hoitotyöntekijöitä kohdattu työntekijöinä, joiden kanssa työskenneltäisiin arvostavassa yhteistyössä perustellen toiminnan suunnitelmat ja tapahtuvat muutokset. Johdolta odotettiin luottamusta työntekijöiden kyvykkyyteen käsitellä organisaation/työyhteisön yhteisiä asioita. Työntekijöiden subjektiivista tietämystä ei otettu tarpeeksi käyttöön ja se arvostamatta ohitettiin. Toisena johtamisen puutteena todettiin se, ettei suunnitelmien ja sovittujen asioiden käytäntöön viennissä tuettu. Keinojen ja menetelmien kehittämiseksi ei resursoitu työntekijöitä, rahaa eikä aikaa.

Masennus oli myös yksilön hallintakeino tukalaksi koetussa tilanteessa. Kriisiytyminen ja jähmeys toimivat työyksikön ja organisaation hallintakeinoina. Johdon (johtamisen) hallintakeinona toimi käskytys, ulkopuolisten toimintamalleihin turvautuminen ja ulkopuolisiin auktoriteetteihin tukeutuminen. Terveydenhuolto on perinteisesti hyvin byrokraattinen ja melko hitaasti muuttuva organisaatioalue. Se on ollut normitettua ja säänneltyä. Johtamisen perinne on ollut määräyksien antamista. Ammatillisuus on ollut vahvaa ja arvostettua. Organisaatiokulttuuri on ollut joustamaton: "näin meillä on aina tehty" viestitti urautuneisuutta ja halua pitää kaikki ennallaan. Ei oltu varauduttukaan uuteen "laajentamalla henkisyyden seiniä" ulommaksi ja joustaviksi. Organisaatiokulttuuri sisälsi paljon näennäisyyttä, myös näennäisvahvuutta, myös yksilötasolla. Työntekijä vaati paljon itseltään, masennus oli osoitus heikkoudesta, josta ei puhuttu avoimesti.

Vuosikymmenten aikana työ on ollut turvallisuuteen pohjautuvaa. Resurssit lisääntyivät miltei vuosittain. Kärjistäen; vaikka hoitotoiminta on paljolti kehittynyt, niin perustehtävät ovat pääosin pysytelleet samoina. Terveydenhuollon alueella toiminta on ollut sidoksissa potilaiden hoitamiseen. Viime vuosina ns. välillinen työ on lisääntynyt. Työtoiminnan pohja on erilaistunut, tieteellistynyt ja vaatimukset moninaistuneet. Lamavuosien vaatimukset toivat esille sen, ettei terveydenhuollossa ollut järjestelmiä, joiden avulla hoitaa yhteisöjä, jotka joutuivat elämään epävarmuudessa. Samalla peräänkuulutettiin henkilöstön tukijärjestelmiä. Kun keinoja ei ollut uudessa tilanteessa, palattiin vanhoihin kaavoihin. Määräyksillä vahvistettiin arvovaltaa ja uskottiin parannettavan toiminnan sujuvuutta. Sekä johto että henkilöstö palautui vanhaan tuttuun ja ennen turvalliseksi koettuun. Samalla se aiheutti tunteenpurkauksia ja johdolle osoitettiin uudentyyppisiä odotuksia henkilöstön huomioinnista.

Samanaikaisesti johtaminen koki erilaisia muutoksia, kuten tulosjohtaminen, laatujohtaminen, voimavarajohtaminen. Laadun kehittäminen on ollut leimallista organisaatioissa ja työn, tuotanto- ja toimintatapojen muutokset ovat perustavanlaatuista. Työn pysyvyydestä ei ollut enää takeita. Uudet toimintamallit vaativat muuntumisensa vuoksi jatkuvaa uuden oppimista. Samalla, kun "entinen" perustyö terveydenhuollossa eli potilaan hoito on ydintyönä, sen oheistukseen on tullut jäädäkseen projektityö eli terveydenhuollossa lähinnä laadun kehittäminen dynaamisena prosessina. Tähän on liittynyt ATK-työ, joka osaltaan sijoittuu palvelemaan ydintyötä, osin kehittämisprosesseja. Toiminta on siis samanaikaisesti kehittyvää, mutta pysyvää potilaan hoitoa ja välillistä, syklittäisesti etenevää, muuttuvaa (kehittämistyö) työtä. Näitä ei ole mielletty saman työn eri ulottuvuuksiksi, vaan ne ovat eriytyneet. Tämä aiheuttaa erilaisia arvostukseen ja oppimiseen liittyviä ristiriitoja. Työn sisällöllinen muutos on siirtymässä pysyvästi osin projektiluonteiseen, prosessimaiseen työskentelytapaan, joka vaatii elinikäistä oppimista ja kyvykkyyden, asiantuntijuuden uudistamista. Nykyisin johtamiselta odotetaan entistä enemmän palvelevaa johtamistapaa. Läsnäoleva ja empaattinen johtaja kuuntelee henkilöstöään, luoden samalla toimimisen mahdollisuuksia.

Tutkimuksessani (Suonsivu 2003) todettiin, että terveydenhuollon työorganisaatio oli menneisyytensä vanki, joka 1990-luvulla joutui irrottautumaan vanhoista kaavoista ja vähitellen uusiutumaan. Vaade kasvoi myös arvojen perinpohjaiselle tarkastelulle ja uusiutumiselle. Nyt ne olivat vinoutuneet. Työntekijöiden lausahduksesta: "Mikään ei riitä" on eräs esimerkki organisaatioiden "vinoutuneista" arvoista. Kun henkilöstö tekee työssä parhaansa, sen tulisi riittää terveydenhuollon tulokseksi.

2010-luvulla sosiaali- ja terveydenhuollon toimintaympäristöjen rakennemuutokset, kansallisten ja paikallisten vaatimusten lisääntyminen, taloudellinen niukkuus, arvojen muutokset ja vanhusväestön määrän lisääntyminen luovat uudenlaisia paineita terveydenhuollolle. Sosiaali- ja terveysalan työelämän muutosten lisäksi myös kansainvälistyminen ja muu kilpailu haastavat niin julkiset kuin yksityiset alan organisaatiot lisäämään innovatiivisia ja uudentyyppisiä joustavia ratkaisuja sekä moderneja rakenne- ja toimintamalleja. Kun sosiaali- ja terveydenhuollossa joudutaan entistä nopeammin sopeutumaan monimutkaisempaan ja vaikeammin ennakoitavaan tarve- ja markkina- sekä kilpailuympäristöön, niin sopeutumisvaateet ja kehittämispaineet ovat siirtyneet ilmeisen pysyviksi toimintaa ohjaaviksi elementeiksi myös vanhustoiminnan työpaikoille.

Nyt vuonna 2018 terveydenhuollon organisaatiot ovat edelleen kulttuurisesti, rakenteellisesti ja toiminnallisesti murrosvaiheessa. Ongelmat olivat niin moninaiset, että organisaatiot vaativat syvällisiä muutoksia niin rakenteellisia kuin sisällöllisiäkin. Onnistuakseen ne vaativat valtakunnallisen tarkastelun ja uudistamisen tästä näkökulmasta. Kehitteillä oleva Sote-uudistus pyrkii vastaamaan näihin vaateisiin.

Terveydenhuollossa ei ole nykyisinkään kokonaisvaltaisesti koordinoitua ja organisoitua kokonaistoimintaa, jonka yhtenä osa-alueena olisi sellaisten toimintamallien kehittäminen, joka tunnistaisi työyhteisön konflikteja ja nopeasti tekisi asialliset väliintulot, jottei tilanteet pahenisi nykyisiin näkyvillä oleviin työyhteisöjen toimimattomuuden ja yksilöiden masennuksen mittoihin.

Tutkimuksessani (Suonsivu 2003) toiveita masennuksen ehkäisemistoimenpiteiksi kohdistettiin hallinnolle ja organisaatiolle runsaasti. Eniten odotuksia ilmaistiin johdolle, toiseksi eniten esimiehille, kolmanneksi työtovereille ja neljänneksi työterveyshuollolle. Vastaajat asettivat myös itselleen odotuksia. Johtoon liittyvät odotukset olivat konkreettisia tukitoimia, (kuten resursseihin/muutoksiin liittyviä, erilaisiin virkistystoimiin liittyviä), johtamisen tapaan, (kuten arvoihin, oikeudenmukaisuuteen ja tasa-arvoisuuteen liittyviä) ja "ihmisyyteen" liittyviä (kuten yksilöitä kuuleva, kunnioittava ja tunteita huomioiva johtajuus).

Työyksikkötasolla toivottiin oikeudenmukaista, vahvaa ja kyvykästä esimiestä. Työn organisointiin liittyi paljon odotuksia, jotta kiire ja paineet laantuisivat. Työtovereilta odotettiin kannustavaa, luottamuksellista, avointa, arvostavaa ja tukevaa otetta. Peloton ilmapiiri ja hyväksytyksi tuleminen olivat tärkeitä odotuksia työyhteisön jäsenille. Omalta itseltä vastaajat odottivat nykyistä enemmän uskallusta toimia omana itsenään, ottaa vastuuta omasta työstä ja työyhteisön yhteisistä asioista. Työryhmään kuuluminen osoittautui vastaajille erityisen tärkeiksi masennuksen tukikeinona.

Eniten toivottiin reilua ja rehellistä yhteistyötä koko organisaation jäsenten kesken. Sitä, että puhallettaisiin "yhteen hiileen". Vastaajien mielestä runsaatkaan muutokset eivät masentaneet, jos niille löytyi järkiperusteet ja ne toteutettiin yhdessä henkilöstön kanssa, eikä niin, että työskenneltiin ikään kuin kahdella irrallisella organisaation tasolla; johto ja henkilöstö erillään toisistaan. Sen sijaan, jos toteutettavat muutokset olivat "järjenvastaisia", eikä lopulta voitu osoittaa niiden avulla tulevan säästöjä, vaan ainoastaan seurauksena oli inhimillistä hätää, niin silloin muutoksia vastustettiin. Kun henkilöstön vastustus ei tuottanut tuloksia, vaan muutokset toteutettiin, niin silloin osa vastaajista alkoi syyttää omaa ammattitaidottomuuttaan. Tähän saattoi liittyä masennuksen tuntemuksia. Tällöin osa henkilöstöstä ulkoisti masennuksensa syyttäen esimiehiä.

Vastaajat pohtivat omaa vastuuta hyvinvoinnistaan sekä organisaation tukea "yksilön tehtävänä on huolehtia terveydestään parhaansa mukaan ja ammatillisesta kyvykkyydestä ja sitoumuksesta työhön. Organisaation tulee tukea ja saada esiin kyvykkyys, resurssit, motivoida ja luoda työn merkityksiä. Ihmisen kyvykkyyteen vaikuttavat työyhteisötekijät, ulkoiset tuet, resurssit, mahdollisuudet ja vaatimukset ja sisäiset resurssit, tasapaino, tuet, mahdollisuudet ja vaatimukset. Jotta sisäinen voima olisi käytössä, pitää esteet, rajoitteet poistaa. Sen mahdollistaa henkilöstön sisäinen tasapaino ja kokemusten merkitysten kuuleminen ja kohtaaminen. Jotta yksilönä voi toimia täysipainoisesti ja tiimissä täysivaltaisesti, pitää henkilöllä olla oma itsenäisyys. Tällainen itsenäisyys ei tule ulkoapäin annettuna vaan se mahdollistuu henkilön oman halun ja hyvien ympäristötekijöiden yhteisvaikutuksena. Itsenäisyys kasvaa henkilön itsetunnon, itsetuntemuksen ja tasapainoisuuden myötä. Tällaiset yksilöt voivat työskennellä itseohjautuvissa tiimeissä. Työyhteisössä tämä tapahtuu yksilön kuulemisen ja kohtaamisen kautta, eikä esimerkiksi työntekijän tarpeiden tai yksilöllisyyden ohittamisen tai mitätöinnin avulla. Tämän vuoksi moderni työyhteisö, jossa vallitsee tasa-arvoisuus, on tavoiteltavaa."

Koska masennus on kokemus, jonka merkitykselliset tekijät löytyvät asianomaisen itsen "sisäisen maailman" lisäksi toimijan ympäristötekijöistä, on hoidon ja toimenpiteidenkin oltava sekä yksilöön että työympäristöön kohdistuvia. Tämän vuoksi terveydenhuollon organisaatioihin tulee kehittää yhteistyössä koko organisaatioissa toimivien kesken toteutettavat kokonaisvaltaiset muutoksen- ja jaksamisen sekä masennuksen hallintajärjestelmät, joissa varmistetaan myös se, että tehtävät toimenpiteet kohtaavat ja toteutuvat käytännön arjessa työyksiköissä. Edelleen pitäisi toteuttaa toimintamallien kokonaisvaltainen kehittäminen niin, että rakenteet ja sisällöt kehittyvät samanaikaisesti, jotta ne tukisivat toisiaan, tukitoimien kehittämisessä   huomio on kiinnitettävä sekä yksilöllisiin että koko työyhteisön/organisaation työkulttuuriin, sen työoloihin ja -ympäristöön.

Tiimityössä voidaan hakea yhteisvahvuudet verkostoitumalla. Tärkeitä ovat työyksikköihin luodut toimivat, luottamukselliset areenat, joiden sisältöinä on henkilöstöä tukevat ja kuuntelevat säännölliset keskustelut.

Tavoitteena on, että työyhteisö joustaa henkilöstön mukaan eikä toisin päin. Henkilökunta mielletään monipuoliseksi resurssiksi ja mahdollistajaksi, kun kyseessä on laadukkaan hoidon toteutus käytännössä. Henkilökuntaa ei mielletä vain menoeräksi. Kyseessä ei ole henkilökunnan tarpeista lähteminen sinänsä, vaan he antavat käyttöön voimavaroja johdon ja koko henkilöstön kasvamiseksi yhteistyöhön ja vastuuseen.

Lähteet ja kirjallisuutta

Aaltonen, T., Pajunen, H. & Tuominen, K. (2005). Syty ja Sytytä. Valmentavan johtamisen filosofia. Helsink: Talentum.

Achté, K & Tamminen, T. (1993). Depressio ja sen hoito. Jyväskylä: Recallmed.

Ahola, K. (toim.) (2011). Tue työkykyä – käsikirja esimiestyöhön. Helsinki:Työterveyslaitos.

Ahola K, Sirén I, Kivimäki M, Ripatti S, Aromaa A, Lönnqvist J, Hovatta I. (2012). Work-related exhaustion and telomere length: A population-based study. PLoSONE 2012;7:e40186.

Ahola, K., Honkonen, T., Kalimo, R., Nykyri, E., Aromaa, A. & Lönnqvist. J. (2004). Työuupumus Suomessa. Terveys 2000-tutkimuksen tuloksia. Suomen Lääkärilehti 2004: 59 (43): 4109–3113.2005.

Alasoini, T. (2000). Suomalainen työelämän kehittämiskokeilu 1996–99. Kokemuksia, näkemyksiä ja tuloksia Kansallisesta työelämän kehittämisohjelmasta. Helsinki: Työministeriö.

Alasoini, T. (2006). Työteon mielekkyyden muutos Suomessa vuosina 1992–2005. Tykes raportteja 45. Helsinki: Työministeriö.

Alasoini, T. (2011). Hyvinvointia työstä. Kuinka työelämää voi kehittää kestävällä tavalla? Helsinki: Tykes.

Ammattitaudit (2002). Työperäisten sairauksien rekisteriin ilmoitetut uudet tapaukset. Helsinki: Työterveyslaitos.

Basten, O. (2011). Valmentava johtajuus ja sen kehittäminen kohdeorganisaatiossa. Yrittäjyyden ja liiketoimintaosaamisen koulutusohjelma. Ylempi AMK, Satakunnan ammattikorkeakoulu.

Barry, T. (1994). How to be a good coach. Management Development Review 7: 4, 24–30.

Bass, B.M. (1985). Leadership and Performance Beyond Expectations. New York: The Free Press.

Bass, B., Jung, D., Avolio, B. & Berson, Y. (2003). Predicting unit performance by assessing transformational and transactional leadership. Journal of Applied Psychology 88:2, 207-226.

Bardy, M. 2007. Taiteen paluu arkeen. Teoksessa: Taide keskellä elämää. Bardy, M., Haapalainen, R., Isotalo, M. & Korhonen, P. (toim).

Beck, A.T. (1976). Cognitive therapy and the emotional disorders. New York: International Universities.

Bercik P, Denou E, Collins J, et al. (2011). The intestinal microbiota affect central levels of brain-derived neurotropic factor and behavior in mice. Gastroenterology. 2011;141(2):599-609, 609.e1-3.

Bluckert, P. (2005a). The foundations of a psychological approach to executive coaching. Industrial and Commercial Training 37: 4, 171–178.

Bluckert, P. (2005b). The similarities and differences between coaching and therapy. Industrial and Commercial Training 37: 2, 91–96.

Bordi, Heikkilä-Tammi, Laine, Mäkiniemi & Seppänen (2014). Psykososiaalisiin kuormitus-ja voimavaratekijöihin liittyvä työhyvinvointitutkimus Suomessa 2010 -2013. Sosiaali- ja terveysministeriön raportteja ja muistioita 2014:18. Helsinki: Sosiaali- ja terveysministeriö 2014.

Branderburg von, C. (2008). Kulttuurin ja hyvinvoinnin välisiä yhteyksiä. Näköaloja taiteen soveltavaan käyttöön. Opetusministeriön julkaisuja 2008:12.

Burdett, J.O. (1998). Forty things every manager should now about coaching. Journal of Management Development 17: 2, 142– 158.

Burhani MD, Rasenick MM. (2017). Fish oil and depression: The skinny on fats. Journal of Integrative Neuroscience. 2017:16(s1):S115-S124.

Carlsson, M. & Forssell, C. (2008). Esimies ja coaching – Oivaltava coaching johtamisen työkaluna. Tietosanoma OY. Porvoo: WS Bookwell OY.

Castren E. (2009). Hermoston muovautuvuus ja masennuksesta toipuminen. Duodecim 2009; 125(16): 1781-1786.

Castrén E, Rantamäki T. (2010).The role of BDNF and its receptors in depression and antidepressant drug action: reactivation of developmental plasticity. Dev Neurobiol 2010:70(5):289–97.

Ceroni, B.G., Neri, C. & Pezzoli, A. (1984). Chronicity in major depression: A naturalistic prospective study. Journal of Affective Disorders, 7, 123-132.

Cipriani ym.(2009) Lancet-lehdessä helmikuussa julkaistu Oxfordin yliopiston tutkimusraportti.

Colaizzi, P. F. (1978). Psychological research as the phenomenologist views it. In: Valle, R. & King, M. Existential-phenomenological alternatives for psychology. New York. Oxford University Press, 48–71.

Cunningham, I & Hyman, J. (1999). "Devolving human resource responsibilities to the line: Beginning of the end or a new beginning for personnel?", Personnel Review, Vol. 28 Iss: 1/2, pp. 9–27.

Dachler, H.P. & Hosking, D.M. (1995). The primacy of relations in socially constructing organizational realities. Teoksessa D. M. Hosking, H. P. Dachler & K. J. Gergen (toim.). Management and Organization: Relational Alternatives to Individualism. UK: Aldershout. 1–35.

Downey, M. (2003). Effective coaching: Lessons from the coach's coach. 2. painos. New York: Texere.

Duman RS, Heninger GR, Nestler EJ.(1997). A molecular and cellular theory of depression. Arch Gen Psychiatry 1997;54(7):597–606.

Ellinger, A.D. & Bostrom, R.P. (1999). Managerial coaching behaviors in learning organizations. Journal of Management Development 18: 9, 752–771.

Ellinger, A.D., Ellinger, A.E. & Keller, S.B. (2003). Supervisory coaching behavior, employee satisfaction, and warehouse employee performance: A dyadic perspective in the distribution industry. Human Resource Development Quarterly 14: 4, 435– 461.

Ellinger, A.E., Ellinger, A.D. & Keller, S.B. (2005). Supervisory coaching in a logistics context. International Journal of Physical Distribution & Logistics Management 35: 9, 620–638.

Ellinger, A.D., Hamlin, R.G. & Beattie, R.S. (2008). Behavioural indicators of ineffective managerial coaching: a cross-national study. Journal of European Industrial Training 32: 4, 240–259.

Ellinger, A.D., Watkins, K.E. & Bostrom, R.P. (1999). Managers as facilitators of learning in learning organizations. Human Resource Development Quarterly 10: 2, 105–125.

Erkkilä, J. & Tervaniemi, M. (2012). Musiikkiterapia masennuksen hoidossa. Katsausartikkeli Suomen Lääkärilehti 21/2012 vsk 67/1658 – 1661.

Evered, R.D. & Selman, J.C. (1989). Coaching and the art of management. Organizational Dynamics 18: 2, 16–34.

Eväsoja, M. (2010). Taiteet terveyden, hyvinvoinnin ja työssä jaksamisen edistäjinä. Tieteessä tapahtuu 3/2010. Helsinki.

Forma   P. (2012).   Työterveysyhteistyö kunta-alalla vuonna 2012. Kevan tutkimuksia1. Helsinki: Keva.

Gangwisch, JE, Hale, L, Garcia, L, Malaspina, D, MG , Rossom, RC Lane, D. (2015). The American Journal of Clinical Nutrition, Volume 102, Issue 2, 1 August 2015, Pages 454–463, https://doi.org/10.3945/ajcn.114.103846.

Gilley, A., Gilley, J.W. & Kouider, E. (2010). Characteristics of managerial coaching. Performance Improvement Quarterly 23: 1, 53–72.

Glen I. Spielmans & Peter I. Parry (2009). Evidence-based Medicine to Marketing-based Medicine: Evidence from Internal Industry Documents.

Goleman, D. (1997). Tunneäly. Otava.

Gould, R., Ilmarinen, J., Järvisalo, J. & Koskinen, S (toim.) (2006). Työkyvyn ulottuvuudet. Terveys 2000- tutkimuksen tuloksia. Eläketurvakeskus, Kansanterveyslaitos, Työterveyslaitos ja Kansaneläkelaitos. Helsinki.

Gould, R. Grönlund, H., Korpiluoma, R., Nyman, H. & Tuominen, K.(2007). Miksi masennus vie eläkkeelle? Helsinki: Eläketurvakeskuksen raportteja 2007: 1.

Haakana, S. (2000). Näin hoidan työuupumusta. Lääketieteellinen aikakauskirja Duodecim 116/12, 1311 -1313.

Hamlin, R.G., Ellinger, A.D. & Beattie, R.S. (2006). Coaching at the heart of managerial effectiveness: A cross-cultural study of managerial behaviours. Human Resource Development International 9: 3, 305–336.

Hanson, R & Mendius, R. (2011). Buddhan aivot.

Harisalo, R. (2009). Organisaatioteoriat. Tampere: Tampereen Yliopistopaino Oy – Juvenes Print. 2 painos.

Harju. K. (2002). Johda rohkeaksi. Liiderin arkea kiireorganisaatioissa. Helsinki: Tammi.

Heidegger, M. (1967). Wegmarken. Vittorio Klostermann Frankfurt am Main, 187.

Heikkinen, K. (2012). Musiikki tehoaa kuin lääke. Hyvä terveys -lehti.

Helasti, K. (1999). Depressiopotilaan omaisen kuormittuminen . Kela. Sosiaali ja terveysturvan tutkimuksia, 51: Helsinki.

Helldom, K.; Mauro, S. & Salo, M. (2006). Johtaminen nyt, tietoinen läsnäolo johtajuuden kivijalkana. Helsinki: Edita.

Hensch TK. (2005). Critical period plasticity in local cortical circuits. Nat Rev Neurosci 2005:6(11):877–88.

Heslin, P.A., Vandewalle, D. & Latham, G.P. (2006). Keen to help? Managers' implicit person theories and their subsequent employee coaching. Personnel Psychology 59, 871–912.

Honkonen, T. (2010). Työ ja mielenterveys. Teoksessa: Työstä terveyttä. (Toim.) Martimo, K-P, Antti-Poika M & Uitti, J. Helsinki: Duodecim.

Honkonen,T& Gould, R. (2011). Masennusperusteisen työkyvyttömyyden määrä on taittunut. Suomen Lääkärilehti 66 (2011), 3296–3297.

Hosking, H. P. Dachler & K. J. Gergen (toim.). (1995). Management and Organiation: Relation Alternatives to Individualism. Aldershot: Avebury, 1995.

Huttunen, M. (2017). Kaamosmasennus. Lääkärikirja Duodecim 10.9.2017.

Huttunen MO, Kalska H (toim.). (2015). Psykoterapiat. 3. painos. Kustannus Oy: Duodecim.

Huttunen, MO. (2008). Psyykkiset ja somaattiset sairaudet. Suomalainen Lääkäriseura Duodecim 2008.

Huttunen, MO. (2010). Masennus. Suomalainen Lääkäriseura Duodecim 2010.

Huttunen, MO.& Socada, I. (2017). Psyykenlääkkeet ja niiden käyttö. Kustannus Oy Duodecim 2017.

Huttunen, M. (2017). Sosiaalisten tilanteiden pelko. Lääkärikirja Duodecim 10.9.2017.

Huttunen, M. (2015). Masennuslääke vai vitamiinit? Hyvä terveys 26.5.2015.

Jackson, C. (2005). The experience of a good day: a phenomenological study to explain a good day as experienced by a newly qualified RN. International Journal of Nursing Studies 42: 85–95.

Jylhä, P. (2008). Depression, Anxiety, Psychiatric Comorbidity and Dimensions of Temperament and Personality. Kansanterveyslaitoksen julkaisuja A6/2008.

Kabat-Zinn, J. (1994). Olet jo perillä, tietoisen läsnäolontaito.

Kanter, R. (1989). When giants learn to dance. New York: Simon and Shuster.

Karpova N.N. Pickenhagen A, Lindholm J, Tiraboschi E, Kulesskaya N, Agústsdóttir A, et al.(2011). Fear erasure in mice requires synergy between antidepressant drugs and extinction training. Science 2011;334(6063):1731–4.

Kasvio, A. & Huuhtanen, P. (2007). Työ ja työntekijät. Teoksessa: Kauppinen, T, Hanhela, R, Heikkilä, P, Kasvio, A, Lehtinen, S, Lindström, K, Toikkanen, J. & Tossavainen, A. (toim).Työ ja terveys Suomessa 2006. Helsinki: Työterveyslaitos.

Kauppinen, T, Mattila-Holappa, P. Perkiö- Mäkelä, M, Saalo, A, Toikkanen, J. Tuomivaara, S, Uuksulainen, S, Viluksela, M. & Virtanen, S. (2013). Työ ja terveys Suomessa 2012. Seurantatietoa työoloista ja työhyvinvoinnista. Helsinki: Työterveyslaitos.

Launis, K., Kantola, T., Niemelä, A-L & Engeström, Y. (1998). Työyhteisöt vanhan ja uuden murroksessa. Helsinki: Työterveyslaitos.

Kets de Vries, M. F. R. (1994). "The Leaderets de Vries, M. F. R. "The Leadership Mystique," Academy of Management Executive 8 (3): 73–92.

Kessler, R., Berglund, P, Demler, O., Jin, R., Koretz, D., Merikangas, K. et ai. (2003). The epidemiology of major depressive disorder: Results from the National Comorbidity Survey Replication (NCS-R). Journal of the American Medical Association, 289, 3095-3105.

Keller, M., Klerman, G., Lavori, R, Coryell, W., Endicott, J. & Taylor, J. (1984). Long-term outcome of episodes of major depression: Clinical and public health significance. Journal of the American Medical Association, 252, 788-792.

Kiikkala, I (1995). Masennus käsitteenä. Teoksessa Munnukka, T. (toim.). Hoitotyön vuosikirja 1996. Hygienia. Helsinki: Kirjayhtymä.

Kiikkala I. (1996.) Mielenterveystyön opettajien laatimiin määrittelyihin perustuva masennus-käsitteen sisällön tarkastelu ja alustava uudelleen määrittely. Teoksessa: Munnukka T, Halme S, Kiikkala, I & Willman, H (toim). Hoitotyön vuosikirja 1996. Kirjayhtymä. Helsinki. 30-45.

Kirmeyer, S.L. & Dougherty, T.W. (1988). Work load, tension, and coping: moderating effects of supervisor support. Personnel Psychology 41: 125–142.

Kivimäki M, Leino-Arjas P, Luukkonen R, Riihimäki H, Vahtera J, Kirjonen J. (2002). Work stress and risk of cardiovascular mortality: Prospective cohort study of industrial employees. BMJ 2002;325:857–60.

Kivimäki, M., Vahtera, J., Pentti, J. & Ferrie, J.E.(2000). Factors underlying the effect of organisational downsizing on health of employees: a longitudinal cohort study. BMJ 2000;320:971–5.

Koski, P. (2017). Iltalehti 29.12.2017.Masennusta esiintyy monissa muodoissa. Alkuperäinen lähde: Medical Xpress, JAMA Psychiatryn tiedote.

Koskinen, O. (2005). Asia- ja ihmisjohtajien eroavaisuudet. Väitöskirja. Acta Wasaensa. Nro 134. Universitas Wasaensis, 28–41.

Korkeila, J. (2017).Toipumisorientaation paluu. Lääkärilehti 8.12.2017. 49/2017, vsk. 72, s. 2865.

Kotter, J.P. (1996). Muutos vaatii johtajuutta. Helsinki: Rastor.

Kupczyk, T. (2013). Relations between management competences and organizational success considering gender issues – Research results. China-USA Business Review 12: 3, 307–326.

Laaksonen, H. (2008). Luottamukseen ja perustuvan voimistavan johtamisen prosessimalli ja työyhteisön hyvinvointi. Akateeminen väitöskirja. Vaasa. Vaasan yliopisto. Hallintotieteiden tiedekunta, 220–231.

Langer, J.W (2000). Joka neljännellä on apea mieli. Tieteen Kuvalehti, 14, 60–67.

Lehtinen, V. Veijola, J, Lindholm, T, Väisänen, E, Moring, J & Puukka, P (1991). Mielenterveyden pysyvyys ja muutokset suomalaisilla aikuisilla. Helsinki: Kansaneläkelaitoksen julkaisuja AL:33.

Lehtinen, V.(1994). Depression hoito terveyskeskuksissa. Stakes oppaita 22. Jyväskylä: Gummerus.

Lehtinen, V. (1996). Mieli maasta meidän kunnassa! Miten sosiaali- ja terveystoimi voi yhdessä auttaa masennuksesta kärsivää? Toimintamallin runko. Aiheita 11/1996. Helsinki: Stakes.

170

Lehtonen, J (1995). Mitä depressio on? Teoksessa Depressio – tunnistaminen ja hoito. Helsinki: Suomen Akatemian julkaisuja 1/1995, 14–22.

Leppänen, H. (1999). Eheyden tunne vaikuttaa myös terveyteen. Aamulehti, alakerta 20.7.1999.

Leppämäki S. Liikunta ja depressio. (2007.) Duodecim 6/2007: 123:629-630.

Leppämäki S. (2006). The effect of exercise and light on mood. Publications of National Public Health Institute 8/2006. Kansanterveyslaitos (KTL), Helsinki.

Liukkonen, M. (2017). Moni sinnittelee yhä liian pitkään yksin masennuksen kanssa 8.12.2017 Kolumni. HSMetro.

Lindström, K. & Kandolin, I (1996). Työyhteisön terveys eri toimialoilla. Helsinki: Työterveyslaitos.

Lindström, K. (2008). Työ ja ihminen. Tutkimusraportti 32. Helsinki. Työterveyslaitos.

Luoma, M. & Salojärvi, S. (2007). Coachingilla menestykseen – tulevaisuuden lupaavin johdon kehittämisen menetelmä. Teoksessa Räsänen, M. (toim.) Coaching ja johtajuus. Valmentava ote esimiestyössä. Helsinki: Edita.

Lukkarinen, H. (2001). Ihmisten kokemukset hoitotieteellisenä tutkimusilmiönä. Fenomenologinen lähestymistapa. Teoksessa: Hoitotieteen tutkimusmetodiikka. Janhonen, S & Nikkonen, M. (toim.) Laadulliset tutkimusmenetelmät hoitotieteessä. Helsinki. WSOY, 116–164.

Macneil, C. (2001). The supervisor as a facilitator of informal learning in work teams.

Maes M, Mihaylova I, Kubera M, et al.(2010). Increased plasma peroxides and serum oxidized low density lipoprotein antibodies in major depression: Markers that further explain the higher incidence of neurodegeneration and coronary artery disease. J Affect Disord. 2010 Jan 16.

Maya Vetencourt JF, Sale A, Viegi A, Baroncelli L, De Pasquale R, O'Leary OF, et al. (2008).The antidepressant fluoxetine restores plasticity in the adult visual cortex. Science 2008;320(5874):385–8.

McLean G.N., Yang, B., Kuo, M-H.C., Tolbert, A.S. & Larkin, C. (2005). Development and initial validation of an instrument measuring managerial coaching skill. Human Resource Development Quarterly 16: 2, 157–179.

Manka, M-L. (2008a). Tiikerinloikka työniloon ja menestykseen. Helsinki. Talentum, 222–232.

Manka, M-L, Kaikkonen, M-L. & Nuutinen, S. (2007). Hyvinvointia työyhteisöön. Eväitä kehittämistyön tueksi. Tampere. Tutkimus- ja koulutuskeskus Tampere. Synergos. Tampereen yliopisto & Euroopan Sosiaalirahasto, 14–16.

Markkula, N. & Suvisaari, J. (2017). Masennushäiriöiden esiintyvyys, riskitekijät ja ennuste. Katsausartikkeli. Lääketieteellinen aikauskirja Duodecim 2017;133(3):275-82.

Mason RP. & Jacob RF.(2015). Eicosapentaenoic acid inhibits glucose-induced membrane cholesterol crystalline domain formation through a potent antioxidant mechanism. Biochimiva and Biophysica Acta. 2015

Matikainen, E. & Männistö, P. (2000). Työelämän kehittämistyöryhmän muistio. Selvitys kunta-alan henkilöstön työssä selviytymisestä sekä ehdotuksia toimenpiteiksi henkilöstön työkyvyn ylläpitämiseksi ja edistämiseksi. Kuntien eläkevakuutuksen julkaisuja 2/2000. Helsinki: Kuntien eläkevakuutus.

Matikainen, E (2000). Kuntatyö kunnossa. Kuntien eläkevakuutuksen julkaisuja 3. Helsinki: Kuntien eläkevakuutus.

Mead, GE, Morley W, Campbell P, McMurdo M, Lawlor DA. (2009). Exercise for depression. Cochrane Database of Systematic Reviews 2009, Issue 3. Art. No.: CD004366. DOI: 10.1002/14651858.CD004366.pub4. Luettu 3.7.2018.

Merlcau-Ponty, M. (2000). Esipuhe "Havainnot fenomenologiaan" (Suom. Kauppinen, A.). Tiede ja edistys, 3,170–182.

McDonald, M. (2010). Aivot, käyttäjän käsikirja. WSOYpro Oy. Saarijärven Offset Oy.

McLean G.N, Yang, B, Kuo, M-H.C, Tolbert, A.S. & Larkin, C. (2005). Development and initial validation of an instrument measuring managerial coaching skill. Human Resource Development Quarterly 16: 2, 157–179.

Melartin TK, Isometsä ET. (2009). Miksi ihminen masentuu? Duodecim 2009;125(16):1771-9.

Melartin T, Kuosmanen L & Riihimäki, K. (2010). Tosi mies ei masennu? Suomen Lääkärilehti 65, 169-173.

Melartin TK, Rytsälä HJ, Leskelä US, Lestelä-Mielonen PS, Sokero TP, Isometsä ET.(2005). Continuity is the main challenge in treating major depressive disorder in psychiatric care. J Clin Psychiatry 2005:66:220–227.

Moorman, R. H. (1991). Relationship Betteen organizational Justice and organizational citizenship behavior: Do fairness perseption influence employee citizenship. Journal of Applied Psychology 76 (6), 845– 855.

Mäkelä, L. & Viitala, R. (2010). Looking Coaching Leadership Through LMX Theoretical Lenses: A Future Research Agenda. Työelämän tutkimuspäivät 2009. Työn ja elämän laatu. Työelämän tutkimuspäivien konferenssijulkaisuja 1/2010. Työelämän tutkimuskeskus. Yhteiskuntatutkimuksen instituutti. Tampere: Tampereen yliopisto. Luettu 10.4.2017.

Mykkänen, P. (2010). Miljoonat saattavat syödä turhaan masennuslääkkeitä. Helsingin Sanomat 8.1.2010, B3.

Niskanen, P. & Mikkonen, T. (1999). Masennus ja työkyvyttömyys. Katsausartikkeli. Suomen lääkärilehti 31. vsk. 54, 3823 –3827.

Oksanen, T (toim.) (2012). Hyvinvointihavaintoja–tutkimustietoa kunta-alalta. Helsinki: Työterveyslaitos.

Orth, C.D., Wilkinson, H.E. & Benfari, R.C. (1987). The managers role as coach and mentor. Organizational Dynamics 15, 66– 84.

Paasivaara, L. (2002). Tavoitteet ja tosiasiallinen toiminta. Suomalaisen vanhusten hoitotyön muotoutuminen monitasotarkastelussa 1930 -luvulta 2000-luvulle. Akateeminen väitöskirja. Oulu. Oulun yliopisto. Hoitotieteen ja terveyshallinnon laitos.

Paluska SA, Schwenk TL. (2000). Physical Activity and Mental Health. Sports. Med. 2000; 29: 167-180.

Park S, Cho MJ, Cho SJ, Bae JN, Lee JY, Park JI, Kim JY, Lee DW, Hong JP. (2011).Relationship between physical activity and mental health in a nationwide sample of Korean adults. Psychosomatics 2011; 52.

Partonen T. (2005). Mielenterveyden häiriöt. Teoksessa: Vuori I, Taimela S, Kujala U. (toim.) Liikuntalääketiede. Helsinki: Duodecim 2005, 3. painos.

Pedersen BK, Saltin B. (2006). Evidence for prescribing exercise as therapy in chronic disease. Scandinavian Journal of Medicine & Science in Sports and Exercise 2006; 16:3-63.

Pelttari, P. (1997). Sairaanhoitajan työn nykyiset ja tulevaisuuden kvalifikaatiovaatimukset. Stakes: Tutkimuksia 80. Jyväskylä. Gummerus kirjapaino Oy.

Pensola,T, Gould, R ja Polvinen; A. (2010). Ammatit ja työkyvyttömyyseläkkeet. Masennukseen, muihin mielenterveyden häiriöihin sekä tuki- ja liikuntaelinten sairauksiin perustuvat eläkkeet. Sosiaali- ja terveysministeriön selvityksiä. 2010:16.Helsinki: Yliopistopaino. STM.

Perraton LG, Kumar S, Machotka Z. (2010).Exercise parameters in the treatment of clinical depression: a systematic review of randomized controlled trials. Journal of Evaluation in Clinical Practice 2010; 16:597-604.

Perttula, J. (2000). Kokemuksista tiedoksi: fenomenologisen metodin uudelleen muotoilua. Kasvatus, 444–448. Peterson, D.B. & Little, B. (2005). Invited reaction: Development and initial validation of an instrument measuring managerial coaching skill. Human Resource Development Quarterly 16: 2, 179–188.

Peterson, D.B. & Little, B. (2005). Invited reaction: Development and initial validation of and instrument measuring managerial coaching skill. Human Resource Development Quarterly 16: 2, 179–188.

Pettigrew, A.M., Woodman, R.W. & Cameron, K.S. (2001). Studying organizational change and development: challenges for future research. Academy of Management Journal 44: 4, 697–719. Phillips, R. (1994). Coaching for higher performance. Management Development Review 7: 5, 19–30.

Phillips, R. (1994). Coaching for higher performance. Management Development Review

7:5, 19–30.

Popper, M. & Lipshitz, R. (1992). Coaching on leadership. Leadership & Organization Development Journal 13: 7, 15–18.

Poutanen,O(1996). Depressio terveyskeskuspotilailla.Väitöskirjatyö.Tampere: Tampereen yliopisto.

Priest, R, G. (1994). The treament of depression in general partice in the UK Educational Programme: Focus on Depression and Anxiety 5.

Raglin, J., Wilson, G. & Galper, D. (2007). Exercise and its effects on mental health. Teoksessa C. Bouchard, S. Blair & W. Haskell (toim.) Physical activity and health. Champaign, IL: Human Kinetics, 247–257.

Randolph, A. (1995). Navigating the Journey to Empowerment. Organizational Dynamics 23(4), 19–33.

Rantala, M.J., Luoto, S., Krams, I. ja Karlsson, H. (2018). Depression subtyping based on evolutionary psychiatry: Proximate mechanisms and ultimate functions. Brain, Behavior and Immunity. Volume 69, March 2018, 603-717.

Rantamäki,T. (2013). Masennuslääkkeet edistävät hermoverkkojen muovautuvuutta – mitä hyötyä siitä on aivoille? Katsaus-artikkeli. Suomen Lääkärilehti 42/2013 vsk 68.

Rauhala, L. (1998). Ihmisen ainutkertaisuus. Helsinki: Yliopistopaino University Press, 29.

Rauhala, L. 1986. Ihmiskäsitys ihmistyössä. Helsinki: Gaudeamus.

Rauhala, L.(1988). Subjektitieteellisestä ajattelutavasta ja sen soveltamisesta sosiaalipolitiikan ja sosiaalityön tutkimukseen. Vammala. Sosiaalipolitiikka.

Rauhala, L.(1989). Ihmisen ykseys ja moninaisuus. Helsinki: Sairaanhoitajien kuntoutussäätiö.

Rauhala, L. (1991). Humanistinen psykologia. Helsinki: Yliopistopaino.

Rauhala, L. (1996). Tajunnan itsepuolustus. Helsinki: Yliopistopaino.

Rees DI, Sabia JJ. (2010). Exercise and adolescent mental health: new evidence from longitudinal data. Journal of Mental Health Policy and Economics 2010; 13:13-25.

Repo, P (1995). Masennus on yleisempi syy työkyvyttömyyseläkkeeseen kuin skitsofrenia. Helsingin Sanomat 3.3.1995.

Ristikangas, M-R. & Ristinkangas, V. (2010). Valmentava johtajuus. Helsinki: WSOY.

Rogers, A. (2000). The ingredients of good coaching. Works Management 53: 6, 14– 19.

Ropo, A, Eriksson, M, Sauer, E, Lehtimäki, H, Keso, H, Pietiläinen, T.& Koivunen, N. (2005). Jaetun johtajuuden särmät. Helsinki: Talentum.

Prabhu, V.B. & Robson, A. (2000). Impact of leadership and senior management commitment on business excellence: an empirical study in the North East of England. Total Quality Management 11: 4–6, 399–409.

Ruoranen, R. (2011). Miten strategia kiteytetään 90 minuuttiin? Tutkimus kehityskeskusteluista. Akateeminen väitöskirja. Tampere: Tampereen yliopisto. Terveystieteiden yksikkö, 26–44.

Russell, R. (2001). The role of values in servant leadership. Leadership & Organization Development Journal 22(2), 76–83.

Saarinen, M. (2007). Tunneälykäs esimiestyö. Esimiesten kykypohjaisen tunneälyosaamisen laadullinen kuvaaminen ja määrällinen mittaaminen. Doctoral Dissertation Series 2007/2. Espoo. Teknillinen korkeakoulu, 35 –40.

Salminen, A. (2004). Hyvän hallinnon etiikka. Kolmen profession arvioita hallinto- ja johtamistyön eettisistä kysymyksistä. Vaasa: Vaasan yliopiston julkaisuja, tutkimuksia 245, hallintotiede 29, Vaasan yliopisto.

Salokangas, R. (1997). Kliininen depressio. Mitä se on ja miten sitä hoidetaan? Helsinki-Porvoo-Juva: WSOY.

Salokangas, R. (1996). Depression hoidon toteutuminen terveyskesksuksessa. Alkuperäistutkimus. Duodecim 1996: 112:265-271.

Scarnati, J. & Scarnati, B.(2002). Empowerment: the key to quality. The TQM Magazine 14(2), 110–119.

Seeck, H. (2008). Johtamisopit Suomessa – taylorismista innovaatioteorioihin. Helsinki: Gaudeamus.

Senge, P.M. (2000). Reflection on "a leader's new work: building learning organizations. Teoksessa D. Morey, M. Maubury & B. Thuraisingham (toim.). Knowledge Management. Classic and Contemporary Works. Cambridge: The MIT Press. 53–65.

Seppälä, J. (2012). Depressive Symptoms, Metabolic Syndrome and Diet.Publications of the University of Eastern Finland Dissertations in Health Sciences Department of. Psychiatry, Institute of Clinical Medicine, School of Medicine, Faculty of Health Sciences. Kuopio: Kopijyvä.

Sevastos, P., Smith, L. & Cordery, J.(1992). Evidence on the reliability and contruct validity of Warr"s

174

(1990) well-being and mental health measures. Journal of Occupational and organizational. Psychology 65.

Siegel, D. (2007). The Mindful Brain: Reflection and Attunement in the Cultivation of Well-Being. New York: WW Norton & Company.

Sihvonen, A. (1997). Miten ehkäisen työuupumuksen. Suomen Mielenterveysseura. Helsinki: SMS-julkaisut.

Sinkkonen, S. & Taskinen, H. (2005). Johtamisosaamisen vaatimukset terveydenhuollossa. Teoksessa: Vuori, J. & Siltala, J. Terveys ja johtaminen, terveyshallintotiede työyhteisöissä. Vuori, J. (toim.). Helsinki. WSOY.

Sjösten N, Kivelä SL. (2006). The effects of physical exercise on depressive symptoms among the aged: a systematic review. Int J Geriatr Psychiatry 2006;21:410-8.

Soininen, M. (2016). Masennuksen hoidon seuraavat trendit. Lääkäri lehti 36/2016 vsk 71. s. 2164 - 2167.

Sosiaali- ja terveysministeriö. (2016). Hallituksen tasa-arvo-ohjelma 2016–2019. Sosiaali- ja terveysministeriön julkaisuja 2016:4. Lönnberg Print & Promo, Helsinki.

Sosiaali- ja terveysministeriö. (2014). Hyvinvointi on toimintakykyä ja osallisuutta. Sosiaali- ja terveysministeriön tulevaisuuskatsaus 2014. Julkaisuja 2014:13. Helsinki. Juvenes Print – Suomen Yliopistopaino Oy, Tampere.

Sosiaali- ja terveysministeriö. (2013). Laatusuositus hyvän ikääntymisen turvaamiseksi ja palvelujen parantamiseksi. Sosiaali- ja terveysministeriön julkaisuja 2013:11. Helsinki: Sosiaali-terveysministeriö, Kuntaliitto.

Sosiaali- ja terveysministeriö. (2011). Masennusperäisen työkyvyttömyyden vähentämiseen tähtäävän hankkeen toiminta ja ehdotukset. Masto-hankkeen (2008–2011) loppuraportti. Sosiaali-ja terveysministeriön selvityksiä 2011:15. Helsinki: STM.

Sosiaali- ja terveysministeriö. (2008). Masto-hankkeen toimintaohjelma 2008–2011. Masennuksen ehkäisyyn ja masennuksesta aiheutuvan työkyvyttömyyden vähentämiseen tähtäävä hanke. Sosiaali- ja terveysministeriön selvityksiä 2008:41.Helsinki: STM.

Sosiaali- ja terveysministeriö. (2005). Työhyvinvointitutkimus Suomessa ja sen painoalueet terveyden ja turvallisuuden näkökulmasta. Sosiaali- ja terveysministeriön selvityksiä 2005:25. Helsinki: Yliopistopaino Oy.

Sosiaali- ja terveysministeriö. (2004). Valtioneuvoston periaatepäätös Työterveys 2015. Työterveyshuollon kehittämislinjat. Sosiaali- ja terveysministeriön julkaisuja 2004:3 Helsinki: STM.

Spielmans, I & Peter I. (2009). From Evidence-based Medicine to Marketing-based Medicine: Evidence from Internal Industry Documents. ParryReceived: 2 October 2009 /Accepted: 15 December 2009 # Springer Science+Business Media B.V. 2010.

Styhre, A. (2008). Coaching as second-order observations: Learning from site managers in the construction industry. Leadership & Organization Development Journal 29: 3, 279–293.

Suomen Akatemian julkaisuja (1995). Depressio – tunnistaminen ja hoito. Helsinki: Suomalainen Lääkäriseura Duodecim 1/ 1995. Suomen Lääkärilehti 1-2/2008: Onko tietoisuustaitojen harjoittelulla terveysvaikutuksia?

Su KP, Yang HT, Chang JP, et al. (2017). Eicosapentaenoic and docosahexaenoic acids have different effects on peripheral phospholipase A2 gene expressions in acute depressed patients. Progress in Neuropsychopharmacology and Biological Psychiatry. 2018 Jan 3;80(Pt C):227-233. doi: 10.1016/j.pnpbp.2017.06.020. 2.

Suonsivu, K. (1997). Miten hoitaja jaksaa? Helsinki: Kirjayhtymä.

Suonsivu, K. (2003). Kun mikään ei riitä. Akateeminen väitöskirja. Tampere: Tampereen yliopisto. Hallintotieteen laitos.

Suonsivu, K .(2004). Puun ja kuoren välissä. Tehyn julkaisusarja A: tutkimuksia 1/2004. Tehy. Helsinki: Multiprint Oy.

Suonsivu, K. (2008). Työhyvinvointityö laitoshoidon tuotantoalueella. Työhyvinvointisuunnitelma vuosille 2008–2012. Tampereen kaupungin hyvinvointipalvelut. Julkaisuja 4/2008. Tampere: Tampereen Yliopistopaino Oy. Painatuskeskus.

Suonsivu, K. (2008). Tilaaja-tuottaja-toimintamallin arviointia työhyvinvoinnin näkökulmasta. Kunnallistieteellinen Aikakauskirja 3/2008.

Suonsivu, K. (2009). Katsaus henkilöstön työhyvinvointiin ja sen johtamiseen. Tampereen kaupungin hyvinvointipalvelut. Tampere: Tampereen Yliopistopaino Oy. Painatuskeskus.

Suonsivu, K. Mäkipää, P. & Annala, H. (2009). Eettisiä pohdintoja laitoshoidossa. Tampere: Tampereen kaupunki. Tietotuotannon ja laadunarvioinnin julkaisusarja 11/2009.

Suonsivu, K. (2011). Henkilöstön työhyvinvointi laitoshoidon tuotantoalueella. Työhyvinvoinnin tarkastelua vanhusten hoitotyössä. Tampereen kaupungin Tietotuotannon ja laadunarvioinnin julkaisusarja A 14/2011. Työsuojelurahasto. Tampere: Juvenes Print Tampereen Yliopistopaino Oy.

Suonsivu, K. (2014a). Työhyvinvointi osana henkilöstöjohtamista. Kuopio: UniPress Oy.

Suonsivu, K. (2014b). Valmentava johtaminen henkilöstöjohtamisen muotona. Kunnallistieteellinen aikakauskirja 42 (2014) : 3, s. 265-284

Suonsivu, K. (2013). Työhyvinvoinnin johtaminen vanhusten hoitotoiminnassa. Työelämän tutkimuspäivät 2012. Suomella töissä? Kestämistä ja kestävyyttä. Työelämän tutkimuspäivien konferenssijulkaisuja 4. Tampere: Tampereen yliopisto. Yhteiskunta- ja kulttuuritieteiden yksikkö. Työelämän tutkimuskeskus, 253–266.

Suonsivu, K. & Surakka, T. (2014). Laitoshoidossa työskentelevien lähiesimiesten uupumuksen kokemukset. Hallinnon tutkimus, 33 (3), Hallinnon Tutkimuksen Seura r.y, 243-260.

Suonsivu, K. (2014). Luottamus ja epäluottamus esimiestyössä vanhusten hoitotoiminnassa. Työelämän tutkimuspäivät 7.–8.11.2013. Työn tulevaisuus. Työelämän tutkimuspäivien konferenssijulkaisuja 5/2014. Tampereen yliopisto. Yhteiskunta- ja kulttuuritieteiden yksikkö. Työelämän tutkimuskeskus, 298 - 312.

Suonsivu, K. (2015). Kohti riittävyyttä -matkalla työhyvinvointiin. UniPress Oy. Painettu EU:ssa.

Suonsivu, K. (2018). Artikkeli: Media ja työhyvinvointi. Mediakasvatuksen käsikirja. Veera Willman (toim.). UNIpress. Painettu EU:ssa.

Suvisaari, J, Ahola, K, Kiviruusu, O, Korkeila, J, Lindfors, O, Mattila, A, Markkula, N, Marttunen, M, Partonen, T, Peña, S, Pirkola, S, Saarni, S, Saarni, S & Viertiö, S (2012). Psyykkiset oireet ja mielenterveyden häiriöt. Teoksessa Koskinen, S, Lundqvist, A-M, Ristiluoma, N (toim.). Terveys, toimintakyky ja hyvinvointi 2011. Raportti 68. Helsinki: Terveyden- ja hyvinvoinnin laitos, 96 -98.

176

Sydänmaanlakka, P. (2007). Intelligent Self Leadership. Espoo. Pertec Consulting.

Syväjärvi, A.; Lehtopuu, H.; Perttula, J.; Häikiö, M. & Jokela, J. (2012). Inhimillisesti tehokas sairaala – työn mielekkyys henkilöstön kokemana. Lapin yliopistokustannus, Juvenes Print, Tampere, 18–21.

Syvälahti, E (1994). Biologiset tekijät vakavissa masennustiloissa. Lääketieteellinen aikakauskirja Duodecim, 110 (3), 261–266.

Sädevirta, J. (2000). Työkykyä ylläpitävä toiminta henkilöstövoimavaran strategisen johtamisen tutkimisen kannalta. Helsinki. Kuntien Eläkevakuutuksen julkaisuja 3/2000, 61–84.

Talvio, E. (2018). Huovinen & Munukka: Suoliston merkitys ihmiselle. Aamulehti 21.7.2018.

Tamminen, T. (2001). Mielet maasta. Depression tietokirja. Klaukkala: Recallmed.

Terveyden ja hyvinvoinnin laitos. (2012). Psykiatrian luokituskäsikirja. Tautiluokitus ICD-10:n psykiatriaan liittyvät diagnoosit. Luokitukset, termistöt ja tilasto-ohjeet 1/2012. Tampere:Terveyden ja hyvinvoinnin laitos.

Teychenne M, Ball K, Salmon J. (2010).Sedentary behavior and depression among adults: a review. International Journal of Behavioral Medicine 2010; 17:246-254.

Teychenne M, Ball K, Salmon J. (2008).Associations between physical activity and depressive symptoms in women. The International Journal of Behavioral Nutrition and Physical Activity 2008; 6:5-27.

Teychenne M, Ball K, Salmon J. (2008).Physical activity and likelihood of depression in adults: a review. Preventive Medicine 2008; 46:397-411.

Their, S. (1994). Det pedagogiska ledarskapet. Tampere: Tammer-paino Oy.

Tietäväinen, S. (2002). Vanhuus on elämänvaihe, ei sairaus. Aamulehti; alakerta 3.5.2002.

Tuori, T (1996). Mitä masennus on – toiminta vai rakennemuutos? Teoksessa Sihvo, S & Hemminki, E (toim.). Lääkkeet ja Suomen kansan masennus. Aiheita 5. Helsinki: Stakes, 7-9.

Työterveyslaitos. (2010). Kunta10-tutkimuksen tulokset. Helsinki. Työterveyslaitos.

Työterveyslaitos. (2013). Työ ja Terveys Suomessa 2012. Seurantatietoa työoloista ja työhyvinvoinnista. Tampere: Tammerprint Oy.

Työterveyslaitos. (2006). Työ ja terveys - haastattelututkimus. Helsinki: Työterveyslaitos.

Työterveyslaitos. (2004). Työ ja terveys Suomessa 2003. Helsinki: Työterveyslaitos.

Vahtera, J & Pentti, J. (1999). Työntekijät talouden ristiaallokossa: psykososiaalisten työalojen kehitys vuosina 1990–97. Helsinki: Työterveyslaitoksen julkaisuja.

Vahtera, J., Kivimäki, M. & Virtanen, M. (2002). Työntekijöiden hyvinvointi ja terveys kunnissa ja sairaalassa. Tutkittua tietoa ja haasteita.Helsinki: Työterveyslaitos. Työterveiset 2/2004, s. 4-6

Vanhala, S. & Kotila, O. (2006). Korkean tuloksellisuuden ja työhyvinvoinnin kytkennät henkilöstövoimavarojen johtamisen tutkimuksessa. Työelämän tutkimus 2, 63– 79.

Vanhala, S. & Tuomi, K. (2006). HRM, company performance and employee well-being. Management Revue 17: 3, 240–256.

Viinamäki, H. (1998). Psykiatriseen hoitoon lähetetyn masennuspotilaan työkyky. Alkuperäistutkimus. Duodecim 1998:114, 2575 – 2580.

Viitala, R. (2007a). Esimiehestä coach. Teoksessa M. Räsänen (toim.). Coaching ja johtajuus. Valmentava ote esimiestyössä. Edita.

Viitala, R. (2007b). Henkilöstöjohtaminen. Helsinki. Edita Publishing Oy. Edita.Helsinki.

Vince, R. & Saleem, T. (2004). The Impact of Caution and Blame on Organizational Learning. Management Learning 35.

Virolainen, I. (2010). Johdon coaching: Rajanvetoja, taustateorioita ja prosesseja. Acta Universitasis Lappeenrantaensis 394. Akateeminen väitöskirja. Lappeenranta: Lappeenrannan teknillinen yliopisto.

Vogt, J. & Murrell, K. (1990). Empowerment in Organization. How to Spark Exceptional Performance. San Diego: Pfeiffer & company. Acta Wasaensia 263.

Vuori, J (toim.). (1995). Terveys ja johtaminen, terveyshallintotiede työyhteisöissä. Helsinki: WSOY.

Weissman, M., & Olfson, M. (1995). Depression in women: Implications for health care research. Science, 269, 799-801.

White, D. (2006). Coaching leaders: quiding people who quide others. San Francisco: Jossey – Bass.

Wickström, G, Laine, M, Pentti, J, Elovainio, M. & Lindström, K. (2000). Työolot ja hyvinvointi sosiaali- ja terveysalalla – muutokset 1990 –luvulla. Työterveyslaitos. Miktor.

Wickström, G, Laine, M, Pentti, J, Lindström, K. & Elovainio, M. (2002). Tyytyväisyys julkisen terveydenhuollon työssä. Helsinki. Työterveyslaitos.

Zeus, P. & Skiffington , S. (2010). The coaching at work toolkit. 5th ed. Sydney. The McGraw – Hill.

178

WWW-SIVUT ja painamattomat lähteet

www.fi: Aaltovesi, V. (2018). Terveellinen ruoka avuksi masennukseen? Suomalaislääkäri: Syy-seuraussuhde vielä epäselvä. Me Naiset- lehti 2018. Viitattu 24.4.2018.

www.helsinki.fi/biosciences/physiology/rantamaki Castrén E.(2017). Is mood chemistry? Nat Rev Neurosci 2005;6(3):241–6. Luettu 12.7.2018.

Depressio,   Käypä   hoito   -suositus
http://www.kaypahoito.fi/web/kh/suositukset/naytaartikkeli/tunnus/hoi50023. Viitattu 2.5.2018.
Depressio (online). Käypä hoito -suositus. (2014). Suomalaisen Lääkäriseuran Duodecimin ja Suomen Psykiatriyhdistys ry:n asettama työryhmä. Helsinki: Suomalainen Lääkäriseura Duodecim. Saatavilla Internetissä: http://www.kaypahoito.fi. Viitattu 2.5.2018. Psychenet.

http://www.duodecim.fi/xmedia/duo/pilli/duo99726x.pdf. Viitattu 4.11.2017.

https://www.etk.fi/tietoa-etk-sta/ (2017). Luettu 13.7.2018.

www.fi: Helsingin Sanomat 29.10.2017. Marina Erhola. Johtuuko masennuksen lisääntyminen siitä, että onnen korostaminen on mennyt överiksi? Viitattu 3.11.2017.

www.fi: Harisalo, R. & Stenvall, J. (2001). Luottamus kansalaisyhteiskunnan peruskivenä. Kansalaisten luottamus ministeriöön. Viitattu 12.11.2017.

Honkonen, T. (2008). Luento: Tartutaan masennukseen – Keinoja työkyvyttömyyden ehkäisyyn. Masto hanke. 4.11.2008. Tampere-talo.

www.fi: Hovatta,I. (2012). Luento: Mindfulness ja aivot 20.9.2012. Helsingin yliopisto. Luettu 12.7.2018.

https//psyhenet.wordpress.com/mielen-tutkimus- ja -hoito/aivot- ja mieli/. Ilmoniemi, R. (2016). Aivojen rakenne ja toiminta. Aivot ja meli. Viitattu 12.4.2018.

www.käypä hoito.fi: Katsausartikkeli: Ketamiini-infuusio lääkeresistentissä depressiossa. Isometsä, E. (2014). Luettu 08.06.2018.

https://yle.fi/aihe/artikkeli/2012/02/21/kurkistus-paan-sisaan-tms-laitteella. Akuutti: Kangaspunta, I. (2015). Kurkistus pään sisään TMS-laitteella. Luettu 2.7.2018.

www.fi: Kiviniemi, A. (2015). Glamour -lehti. Viitattu 24.3.2018.

www.fi: Maes, M. (2011). Masennus on biologinen sairaus. Viitattu 28.7.2017.

Manka, M-L. (2008b). Hyvinvointivalmentajien koulutusohjelma. Tampere. Tampereen yliopisto, Kauppa- ja hallintotieteellinen tiedekunta, Tutkimus- ja koulutuskeskus Synergos.

www.fi: mielenterveyden keskusliitto/etusivu/tutkimukset (2017). Luettu 12.7.2018.

www.fi Marjovuo, A. Masennus – tietoa ja apua masennukseen. Viitattu 30.6.2017.

www.laakarilehti.fi/tieteessa/alkuperaistutkimukset/.(2017).
Melartin,TK.Terveyskeskuksenkonsultoivan psykiatrin potilaiden mielenterveyden häiriöt. Luettu 2.8.2018.

Neilimo, K. (2008). Luento: Strateginen suunnittelu, jalkautus ja arvoketjuajattelu sekä strategian pääpiirteet tulevaisuudessa. Hyvinvointipalveluiden johdon valmennusohjelma. Edutech 15.10.2008 Ikaalinen.

https://www.avoineettinenfoorumi.fi/arkisto/12. Numminen, A (2013). Musiikin merkitys ja mahdollisuudet terveydenhuollossa. Luettu 3.7.2018.

Park, S., McLean, G.N. & Yang, B. (2008). Revision and Validation of an Instrument Measuring Managerial Coaching Skills in Organizations. Konfrerenssiartikkeli esitetty the Academy of Human Resource Development International Research Conference in the Americas (Panama City, FL, Feb 20–24, 2008). [Verkkodokumentti]. Saatavissa: http://eric. ed.gov/id=ED501617. Viitattu 3.11.2017.

https./www.iltalehti.fi/terveys/2017. Salmi, A. (2017). Liiallinen itsekriittisyys voi johtaa mielenterveysongelmiin -psykologi: "Tarkkaile ilmaantuvia oireita". Luettu 3.8.218.

https://helda.helsinki.fi/bitstream/handle/10138/28015/. Partonen, T.(2005). Masennus ja mielialaongelmien ehkäisy. Luettu 2.8.2018.

www.fi: Pfizer (1998) Kaamosmasennus ja –väsymys. Luettu 2.2.2018.

https://www.tiede.fi/artikkeli/jutut/artikkelit/.Rantamäki, T. (2018). Lääke antaa masentuneelle mahdollisuuden. Luettu 12.7.2018.

www.fi/docplayer.fi/17267867-Liikunta-depression-hoidossa-aikuisilla.html. Santosin ym. (2007). Liikunta depression hoidossa aikuisilla. Luettu 6.8.2018.
www. google.fi Hyvä Terveys-lehti.fi Seppälä, L. (2015). Luettu 10.06.2018.

www.fi: Stenvall, J. (2008). Henkilöstövoimavarojen ja työyhteisön johtaminen. Luentosarja. Lapin yliopisto. Viitattu 12.11.2017.

www.stm: Ikääntyneen väestön toimintakyvyn tukeminen ja ikääntyneiden sosiaali- ja terveyspalvelut (ns. vanhuspalvelulaki). Viitattu 16.6.2018.

http://www.thl.fi/toimia/tietokanta/mittariversio/83/:www.terveysportti.fi/dtk/ltk/koti?Viitattu 2.11.2017.

http://www.thl.fi/masennus (2018). Luettu 6.8.2018.

www.tilastokeskus.fi/tilastot (2017). Luettu 13.7.2018.

https://www.thl.fi/tilastoraportti 11/2017. THL (2017). Luettu 18.6.2018.
www.ttl.fi/masennuksenhoito. Luettu 3.8.2018.
www.fi: https: vastaamo.fi/masennus. Viitattu 2.4.2018.

http://.fi.wikipedia.org/wiki/dialogi.Viitattu12.7.2018.

www.fi:luotain.net. Mind Vilanen (2018) Luettu 1.7.2018.

www.mielenterveysseura.fi: Wahlbeck , K. (2017) Kahdeksan myyttiä masennuksesta – näin niitä voi murtaa. Luettu 2.7.2018.

www.fi: ttl/.(2018).

www.fi:stm/.(2018).